JN276044

衛生学・公衆衛生学

第2版

公益社団法人 東洋療法学校協会 編

浜崎　　景 著
姫野誠一郎
出嶋靖志
笹澤吉明

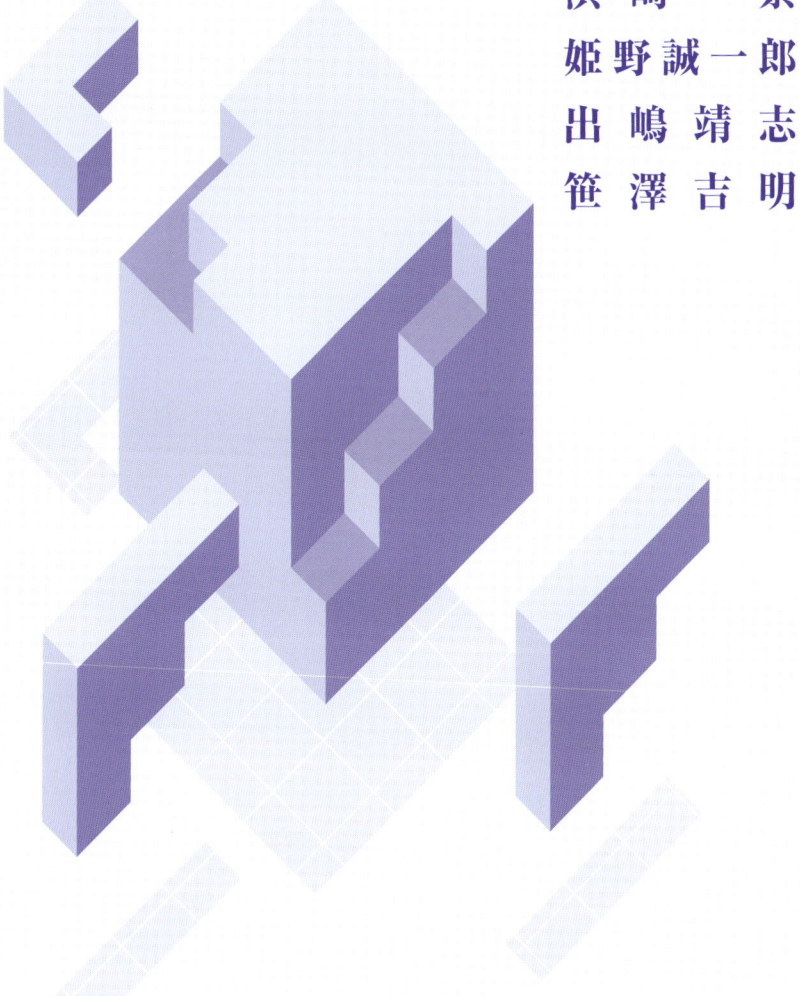

医歯薬出版株式会社

編 者 序

　あん摩マッサージ指圧師，はり師，きゅう師を取り巻く環境の変化は，社会保障政策の改革や社会構造そのものの変化という大きなうねりの中で，われわれが予想していた以上のスピードで激動していくものと思われる．日本における東洋療法1300年の歴史の中で，新しい未来につながる大転換期の時機を迎えているといっても過言ではない．また，欧米における東洋療法への期待の広がりは，われわれの想像以上に加速している．これら内外の変化と期待を受け止め，これからの国民の健康にどのように寄与していけるか，何を望まれているのかというニーズをしっかりと把握し，目先だけの利にとらわれずに大所高所からの展望が必要である．

　㈳東洋療法学校協会では，教育こそ次代を担う人材育成の重要な柱であるとの認識から，定期的な教員研修，学生のための学術大会，学校倫理綱領の採択，OSCE（客観的臨床能力試験）の導入研究，卒業生や学生対象の調査研究等に取り組んできたが，なかでも15年来にわたり，学校教育の質向上を図るため，全国標準教科書の作成に力を注ぎ，その時代時代の変化に対応して改定を重ね，今日に到っている．

　平成12年に，厚生労働省の学校認定規則が改正された．カリキュラムが大綱化（科目を細かく規定することなく，教育内容の表示とする）され，単位制が導入されるなど，これからの新しい時代を展望した内容となっており，各学校ごとの特色を発揮することも可能な柔軟性もある．しかし一方，教育内容の一定水準維持は，あん摩マッサージ指圧・はり・きゅう治療を望む国民への責任として，各学校が果たさなければならない義務である．本協会は，全国盲学校長会との共同で，標準的教育内容を示した「教育ガイドライン」を平成12年11月に作成し，教育の一定水準の質の確保に努めてきた．

　こうした時代への対応に合わせ，本協会は，教科書の大改訂，新たに必要となった教科書の刊行へと，会員各校，教材研究部教科書委員会ならびに執筆者のご努力により，着々と成果をあげてきつつある．

　伝統の知恵と新しい知恵が盛りこまれた新標準教科書を，新設校を含めた全国の学校はじめ，多くの皆様がご活用され，学校教育が充実することを期待するものである．

2005年2月

社団法人（現・公益社団法人）　東洋療法学校協会
会　長　後　藤　修　司

公益社団法人　東洋療法学校協会

教材研究部教科書委員会（平成16年度）（順不同）

部　　長	坂本　歩	（学校法人呉竹学園）
委　　員	平　英治	（北海道鍼灸専門学校）
	国分　壮一	（赤門鍼灸柔整専門学校）
	松浦由紀子	（国際メディカルテクノロジー専門学校）
	今井　佳江	（埼玉東洋医療専門学校）
	小林　賢次	（東京医療専門学校）
	市川　敏男	（東洋鍼灸専門学校）
	鈴木　盛夫	（早稲田医療専門学校）
	殿村　康一	（東京医療福祉専門学校）
	谷　美樹	（東京衛生学園専門学校）
	大場　雄二	（日本鍼灸理療専門学校）
	篠田　英文	（長生学園）
	廣瀬　直子	（日本指圧専門学校）
	田中順一郎	（国際鍼灸柔整専門学校）
	木原　和彦	（両国柔整鍼灸専門学校）
	谷口　祥子	（中央医療学園専門学校）
	高知尾厚志	（関東鍼灸専門学校）
	太田　和幸	（湘南医療福祉専門学校）
	齊藤　秀樹	（呉竹鍼灸柔整専門学校）
	長谷川賢司	（神奈川衛生学園専門学校）
	濱添　閏弘	（新潟リハビリテーション専門学校）
	水野　浩一	（東海医療学園専門学校）
	下村　壯介	（専門学校浜松医療学院）
	兵藤　平	（名古屋鍼灸学校）
	清水　洋二	（中和医療専門学校）
	浜中亜希子	（佛眼鍼灸理療学校）
	田中　健一	（行岡鍼灸専門学校）
	安藤　文紀	（明治東洋医学院専門学校）
	山本　博司	（関西医療学園専門学校）
	房前　素徳	（森ノ宮医療学園専門学校）
	堀川　隆志	（履正社学園コミュニティ・スポーツ専門学校）
	野々井康治	（兵庫鍼灸専門学校）
	山田新一郎	（IGL医療専門学校）
	遠藤　陽子	（四国医療専門学校）
	大竹　秀信	（鹿児島鍼灸専門学校）
	半田美香子	（日本医学柔整鍼灸専門学校）
	住山　征三	（日本健康医療専門学校）
	笠井　直洋	（東京スポーツ・レクリエーション専門学校）
	幸村　清志	（大川学園医療専門学校）
	鍵谷　方子	（新宿鍼灸柔整専門学校）
協力会員校	広島聖光学園	

改訂第2版 発行から10年の節目に

　本書の初版は，1986年初版の『シンプル 衛生公衆衛生学』（南江堂）を母体にして養成校の教育過程を取り込んで編集し，1991（平成3）年に初版を出版，その後2005（平成17）年に第2版を出版して今に至っている．

　初版以来25年なのに改訂が1回のみと少ないのだが，実は毎年1回増刷をしており，その度に必要な統計数値の更新と法令の改廃に伴う解説の変更なども含めた小改訂を行ってきたので，同じ改訂2版でも刷ごとに内容が新しくなっている．毎年の増刷ごとに，内容の更新を行った事項と節の新旧対照表を盛り込んだ冊子を養成校に配布して対応してきた．

　衛生学・公衆衛生学には，国民が知らなければならない保健医療福祉の基本的事項があるし，東洋療法の専門技術者として，患者に必要な保健衛生の知識や療養・リハビリテーション・生活の仕方・制度などについての新しい情報を伝えて指導することも要請される．社会は日進月歩に変化するから，衛生学・公衆衛生学で学ぶ内容も新しくなるので，それを反映するために教科書を毎年小改訂して新しくしておかねばならない．

　この10年間に本書に取り込んだ主な新しい事項・内容には，たとえば次のようなものがある．平均余命，有病率，喫煙率など公表されている毎年更新の保健衛生統計数値；少子高齢化，失業，貧困，ニートや未婚者の増加；保健組合主導の特定健診・特定保健指導による生活習慣病の予防；結核予防法などの廃止と感染症改正など法令の改廃と制定；がん対策基本法の制定；高齢者医療保険制度の新設；「健康日本21」の発足と評価など厚生労働行政施策の動向；在宅での医療・介護の充実；放射能汚染とその影響などの環境保健の問題，などであった．

　この5年の社会情勢では，わが国の人口の少子高齢化はますます顕著になり，保健，医療，福祉，介護，リハビリテーション等の領域では，介護保険法の下に「地域包括支援センター」の整備が進められている．医療介護総合確保法（2014年）では，各種専門機能（各種東洋医療も含む）が連携した総合的効率的な管理を目指している．さらに，生活習慣病では高度専門医療に対して，全人的かつ連携重視の統括医療の重要性が再認識されている．職域では過重労働や過労死防止，心の健康保持増進が重要課題となり，学校ではいじめ防止対策が急がれている．環境保健では新しい感染症と消毒薬，地球温暖化の影響，原発事故による放射能汚染の評価と対策が重要課題となった．

　東洋療法学校協会には引き続きご指導をお願いする．医歯薬出版編集部には毎年小改訂を伴う本書の製作を今後もお願いする．御両者に記して感謝する．教員諸兄姉と学生諸君には引き続きご愛用とご叱声をいただき，さらに良い本にしていきたい．

　2015（平成27）年12月吉日

著者代表　鈴木　庄亮

第2版の序

　衛生学と公衆衛生学は，疾病予防と健康の保持・増進のための科学であり，活動である．このための行動・活動はすべての個人と集団にとって欠かせないことである．

　人々の健康の保持・増進のためには，それぞれの家庭・学校・職場・地域社会，生活環境，食事と栄養，運動と休養，メンタルヘルス，法律・制度などが適正で，よく整備・運用されていることが必要である．

　私達は幼児，学童，生徒の年少時代以降，「保健」の名のもとに日常生活の適切な保健行動が身につくよう，養育・教育されてきた．「保健」をさらにくわしく専門的にしたものが衛生学・公衆衛生学であるといってもよい．

　衛生学と公衆衛生学は，医学の一部であると同時に，物理学，化学，生物学，地球科学，心理学，社会学，建築学，栄養学，薬学，看護学，社会福祉学，経済学，法学など人々の生活に関係する学問領域の一部でもある．健康な生活をおくるための科学であるから，多くの専門領域の参加と協力が必要である．

　米国各地に30校近く設立されている公衆衛生大学院（School of Public Health）は，4年制の人文・社会・工・環境・看護などの学部から入学する修士と博士課程の大学院大学である．ここを修了した者の多くは，地方公務員として就職し，保健衛生福祉の行政部門・機関で働いている．

　また，医学・医療のなかでは，患者個人の診療を担当するのが臨床医学であり，地域・学校・職域などの集団を対象に疾病の予防と健康増進に寄与するのが公衆衛生学などの社会医学であり，両者は車の両輪を構成している．

　あん摩マッサージ指圧師，はり師，きゅう師の活動についても，各施術者が，あん摩・マッサージ・指圧，はり，きゅうの診療活動とともに，病気の予防や健康増進の知識と技術およびこれらが展開される保健福祉の法制・倫理の両方をわきまえておくことは必要不可欠である．

　あん摩マッサージ指圧師，はり師，きゅう師の更新されたカリキュラムでは，衛生学・公衆衛生学とならんで，関係法規および医療概論の3科目が，あん摩マッサージ指圧師，はり師，きゅう師活動の社会的側面を担当するようになっている．

　本書は1991年の初版から毎年数値などを更新して10数年を経た．2000年に全国盲学校長会と社団法人東洋療法学校協会によって，あん摩マッサージ指圧師，はり師，きゅう師の教育ガイドラインが改定されたので，最新のあん摩マッサージ指圧師，はり師，きゅう師国家試験出題基準も参考にして，このたび新しい3人の著者が参加して大改訂を行った．さらに，初校の段階で同学校協会教科書委員会の点検と貴重なご指摘・ご要望を頂くことができたので，それらに基づいてかなりの修正と追加を行った．各位に深く感謝したい．

　本書が十分に利用され，初期の目的を達成されることを願うとともに，読者諸兄姉のご意見・ご叱正を賜り，今後，よりよいものにしていくことを念じつつ，ここに新世紀版をおくる．

　2005年　春

著者代表　鈴木　庄亮

目 次

第1章 衛生学・公衆衛生学の意義　1
（姫野誠一郎）

1. 衛生学・公衆衛生学とは……… 1
2. 衛生学・公衆衛生学の歴史……… 2
   1) 衛生学・公衆衛生学の成立と
      その源流……………………… 2
   2) 日本の衛生学・公衆衛生学の歴史
      ……………………………………… 5
3. 衛生学・公衆衛生学の活動と意義
   ……………………………………… 8

第2章 健　康　11
（浜崎　景）

1. 健康の概要……………………… 11
   1) 健康をどう考えるか………… 11
      (1) 病気の反対の概念としての健康… 12
      (2) 生活概念としての理想的健康像… 12
      (3) 環境適応能あるいは体力としての
          健康…………………………… 13
      (4) 自己実現の手段としての健康…… 13
      (5) 自覚的健康と客観的健康………… 13
      (6) 身体障害者の健康………………… 13
   2) 病気と健康-その連続性……… 14
      (1) 病気と疾病………………………… 14
      (2) 疾病の自然史……………………… 15
      (3) 疾病の予防………………………… 16
2. 健康管理………………………… 18
   1) 健康管理…………………………… 18
      (1) 健康管理の構成…………………… 18
      (2) 集団検診（スクリーニング検査）… 19
   2) 健康増進…………………………… 22
      (1) 運動・活動………………………… 23
      (2) 休養とストレス解消……………… 24
      (3) 飲酒………………………………… 25
      (4) 喫煙………………………………… 26
      (5) ソーシャル・ネットワーク
          ＝対人関係網…………………… 27
   3) 衛生行政…………………………… 28
      (1) 保健所の機構……………………… 29
      (2) 市町村の役割……………………… 31
      (3) 関連機関の役割…………………… 32
      (4) 保健・医療・環境関係の法律…… 33
   4) 医療制度と医療保障……………… 34
      (1) 保健医療の専門職者……………… 34
      (2) 医療施設とその連携……………… 36
      (3) 医療保障…………………………… 36
      (4) 国民医療費………………………… 38
      (5) 保健活動と医療の倫理…………… 38

第3章 ライフスタイルと健康　41
（笹澤吉明）

1. 食品と栄養……………………… 41
   1) 食品の意義と食生活…………… 41
   2) 保健機能食品…………………… 50
   3) 食品と疾病……………………… 51
      (1) 栄養素の欠乏または過剰………… 51
      (2) 経口感染症と経口的寄生虫症…… 56

(3)慢性疾患など ………………… 58
4）食品加工と添加物 ……………… 59
　(1)指定添加物（いわゆる合成添加物）
　　　　………………………………… 60
　(2)指定添加物以外の食品添加物
　　〔既存添加物（いわゆる天然添加物）〕
　　　　………………………………… 61
　(3)添加物の分類 ………………… 61
　(4)食品添加物の安全性 ………… 62
5）食中毒 …………………………… 64
　(1)細菌性食中毒 ………………… 64
　(2)ウイルス性食中毒 …………… 68
　(3)自然毒性食中毒 ……………… 69
　(4)化学物質性食中毒 …………… 69
　(5)寄生虫性食中毒 ……………… 70
6）BSE ……………………………… 71
7）遺伝子組替え食品 ……………… 71
8）アレルギー物質を含む食品 …… 72
2．運動と健康 ………………………… 72
1）運動の意義 ……………………… 72
2）運動と健康の保持・増進 ……… 73

第4章 環境と健康　77　　　　　　（出嶋靖志）

1．環境とは ………………………… 77
1）環境のとらえ方 ………………… 77
　(1)環境と人間の相互作用 ……… 78
　(2)環境要因 ……………………… 78
　(3)外部環境と内部環境 ………… 78
2）生態系の基礎 …………………… 78
　(1)エネルギーの移動 …………… 79
　(2)物質循環と食物連鎖 ………… 80
3）環境への適応 …………………… 80
2．日常生活環境 …………………… 81
1）物理学的環境要因 ……………… 82
　(1)温熱 …………………………… 82
　(2)騒音・振動 …………………… 86
　(3)電離放射線と非電離放射線 … 90
2）化学的環境要因 ………………… 94
　(1)空気 …………………………… 94
　(2)水 …………………………… 101
　(3)栄養素と毒性物質 ………… 104
　(4)有機リン系農薬 …………… 108
　(5)有機塩素系化合物 ………… 109
　(6)有機金属系化合物 ………… 111
　(7)廃棄物 ……………………… 113
3）生物学的環境要因 …………… 115
　(1)室内の生物学的環境要因 …… 115
　(2)し尿（屎尿）処理 ………… 117
3．環境問題 ………………………… 118
1）公　害 ………………………… 118
　(1)大気汚染 …………………… 118
　(2)水質汚濁 …………………… 119
　(3)土壌汚染 …………………… 123
　(4)騒音・振動 ………………… 123
　(5)地盤沈下 …………………… 124
　(6)悪臭 ………………………… 125
2）地球規模の環境問題 ………… 125
　(1)生体内蓄積と生物濃縮 …… 126
　(2)POPs（残留性有機汚染物質）… 126
　(3)内分泌撹乱化学物質
　　（環境ホルモン） …………… 126
　(4)オゾン層の破壊 …………… 128
　(5)地球温暖化 ………………… 128
　(6)酸性雨 ……………………… 132
　(7)砂漠化 ……………………… 132
　(8)熱帯雨林の減少 …………… 133
　(9)生物種の減少 ……………… 133
　(10)食糧大量生産と飢餓 ……… 133

第5章 ❖ 産業保健　137　　　　　　　　　　　　　　　　　　　　　（浜崎 景）

1. **産業保健の意義** ･････････ 137
2. **労働衛生行政** ･････････ 137
3. **労働環境と健康** ･････････ 138
    1）労働環境 ･････････ 138
    2）作業条件と時間 ･････････ 139
4. **労働災害とその対策** ･････････ 141
5. **業務上疾病とその対策** ･････････ 143
    1）じん肺・一酸化炭素中毒・酸素欠乏症・有機溶剤中毒・金属中毒 ･････････ 143
    2）熱中症・減圧症・騒音性難聴・放射線障害 ･････････ 144
    3）腰痛・VDT作業 ･････････ 144
    4）過重労働・ストレス・メンタルヘルス ･････････ 145
    5）対策 ･････････ 145

第6章 ❖ 精神保健—精神の健康と精神障害　147　　　　　　　　　（笹澤吉明）

1. **精神保健の意義** ･････････ 147
2. **精神の健康** ･････････ 148
    1）精神の健康とは ･････････ 148
    2）精神保健（活動） ･････････ 149
3. **精神障害の現状と分類** ･････････ 150
    1）精神障害の現状 ･････････ 150
    2）精神障害の分類 ･････････ 150
        (1)原因による分類 ･････････ 151
        (2)DSM分類 ･････････ 151
        (3)ICD分類 ･････････ 152
    3）おもな精神科疾患 ･････････ 152
        (1)統合失調症 ･････････ 152
        (2)気分障害（躁うつ病） ･････････ 153
        (3)てんかん ･････････ 153
        (4)知的障害（精神遅滞） ･････････ 153
        (5)適応障害 ･････････ 154
        (6)認知症 ･････････ 154
        (7)アルコール依存 ･････････ 154
        (8)薬物乱用および薬物依存 ･････････ 154
        (9)神経症と心身症 ･････････ 154
    4）精神保健教育と患者の転帰 ･････････ 155
        (1)精神障害の早期発見 ･････････ 155
    5）精神保健福祉法 ･････････ 156
    6）精神障害者に対する医療および保護 ･････････ 157
        (1)入院医療 ･････････ 157
        (2)通院医療 ･････････ 158
        (3)デイ・ケア医療 ･････････ 159
        (4)精神障害者の保護 ･････････ 159
        (5)アルコール依存対策 ･････････ 161

第7章 ❖ 母子保健　163　　　　　　　　　　　　　　　　　　　　　（笹澤吉明）

1. **母子保健の意義** ･････････ 163
2. **母体の健康** ･････････ 165
    1）妊産婦死亡の現状 ･････････ 165
    2）妊産婦保健 ･････････ 165
3. **乳幼児の健康** ･････････ 166
    1）乳幼児保健の意義 ･････････ 166
    2）乳幼児保健の対策 ･････････ 168
4. **母体保護と家族計画** ･････････ 169
5. **少子化問題と子育て支援** ･････････ 169
    1）少子化問題 ･････････ 169
    2）健やか親子21 ･････････ 171

第8章 学校保健　173　　(笹澤吉明)

1. 学校保健の意義 ……………… 173
2. 学校保健とその構造 ………… 174
   1) 学校保健とは ……………… 174
   2) 学校保健を担う人々 ……… 174
   3) 学校保健の構造 …………… 175
3. 保健教育 ……………………… 177
   1) 保健教育の目的 …………… 177
   2) 保健学習の内容 …………… 177
   3) 保健学習の方法 …………… 178
   4) 保健指導 …………………… 178
4. 保健管理 ……………………… 179
   1) 保健管理とは ……………… 179
   2) 健康診断 …………………… 179
   3) 健康相談 …………………… 181
   4) 学校環境衛生 ……………… 181
5. 学校において予防すべき感染症
   ……………………………………… 182
6. 学齢期の健康状態 …………… 185
   1) 児童生徒の死亡の状況 …… 185
   2) 児童生徒の身体の健康の状況 … 187
   3) 児童生徒の心の健康の状況 … 188

第9章 成人・高齢者保健　189　　(笹澤吉明)

1. 成人・高齢者保健の意義 …… 189
2. 加齢と老化 …………………… 192
3. 生活習慣病の特徴と対策 …… 193
   1) 悪性新生物の予防と対策 … 193
   2) 心臓疾患の予防と対策 …… 196
   3) 高血圧・脳卒中の予防と対策 … 198
      (1) 高血圧 …………………… 198
      (2) 脳卒中 …………………… 199
   4) そのほかの生活習慣病（成人病）の予防と対策 …………… 200
      (1) 糖尿病 …………………… 200
      (2) 前立腺肥大 ……………… 201
4. 高齢者の保健福祉対策 ……… 202
   1) 高齢者の医療の確保に関する法律（旧，老人保健法） ……… 202
   2) 老人福祉法 ………………… 202
5. 介護保険 ……………………… 204
6. 難病対策の現状 ……………… 206

第10章 感染症とその対策　207　　(浜崎　景)

1. 感染症の意義と種類 ………… 207
   1) 感染症の意義 ……………… 207
   2) 感染症の分類 ……………… 209
      (1) 真菌，原虫とその感染症 … 210
      (2) リケッチア，スピロヘータ，クラミジアとその感染症 … 211
      (3) 細菌とその感染症 ……… 212
      (4) ウイルスとその感染症 … 214
2. 発生要因 ……………………… 217
   1) 感染と潜伏期 ……………… 217
3. 感染症予防の原則 …………… 218
   1) 感染源対策 ………………… 218
   2) 感染経路対策 ……………… 219
      (1) 直接感染 ………………… 219
      (2) 間接感染 ………………… 221
4. 免疫 …………………………… 222
   1) 免疫とその種類 …………… 222
   2) 免疫作用 …………………… 223
   3) 予防接種 …………………… 224

第11章 消毒法　229
（出嶋靖志）

1. 消毒法一般 ………………………… 229
   1）消毒法の定義 ………………… 230
   2）病原微生物の種類 …………… 230
2. 消毒の種類 ………………………… 230
   1）物理的方法 …………………… 231
     (1) 熱 ………………………… 232
     (2) 光線 ……………………… 232
     (3) 高周波 …………………… 233
     (4) 濾過 ……………………… 233
   2）化学的方法 …………………… 233
     (1) フェノール類 …………… 235
     (2) 逆性石けん（陽性石けん）… 236
     (3) アルコール類 …………… 236
     (4) 塩素系消毒剤 …………… 236
     (5) ビグアナイド系消毒剤 … 236
     (6) ヨウ素系消毒剤 ………… 237
     (7) 重金属類 ………………… 237
     (8) アルデヒド系消毒剤 …… 237
     (9) 酸化剤 …………………… 237
     (10) ガス滅菌 ………………… 237
     (11) 消毒剤使用時の注意 …… 238
3. 消毒の実際 ………………………… 239
   1）医療における消毒の意義 …… 239
   2）対象と方法 …………………… 239
     (1) 加療者 …………………… 239
     (2) 患者 ……………………… 240
     (3) 室内 ……………………… 240
     (4) 器具 ……………………… 241
     (5) 無菌的な手法 …………… 242
4. 医療関連感染（院内感染）の予防 … 243
   1）標準予防策（スタンダードプリコーション）……………………… 243
   2）感染経路別予防策 …………… 244
     (1) 接触感染予防策 ………… 244
     (2) 飛沫感染予防策 ………… 244
     (3) 空気感染予防策 ………… 245
5. 医療廃棄物 ………………………… 246
   1）医療廃棄物・感染性廃棄物処理の法的整備 …………………… 247
     (1) 医療廃棄物処理ガイドライン … 247
     (2) 廃棄物処理法の改正 …… 247
     (3) 廃棄物処理法に基づく感染性廃棄物処理マニュアル ……… 247
     (4) 廃棄物処理法に基づく感染性廃棄物処理マニュアルの改正 … 247
   2）廃棄物の判定と処理 ………… 247

第12章 疫　学　249
（笹澤吉明）

1. 疫学の概念と意義 ………………… 249
   1）疫学の概念―病気の流行 …… 249
   2）疫学の特徴と意義 …………… 250
2. 疾病の頻度の測定 ………………… 251
3. 疫学調査研究の段階と実例 ……… 253
   1）記述疫学 ……………………… 253
   2）病気の原因―因果関係のモデルと判定 …………………………… 254
   3）分析疫学 ……………………… 255

第13章 保健統計　259
（姫野誠一郎）

1. 保健統計の意義 …………………… 259
2. おもな保健統計とその意義 ……… 260

1）人口統計 …………………… 260
　2）疾病統計およびその他の保健統計
　　　………………………………… 261
3．主要な保健統計指標 …………… 261
　1）人口および人口増加率 ………… 262
　2）性・年齢別人口構成 …………… 263
　3）出生数と出生率 ………………… 265
　4）年齢別出生率および合計特殊出生率
　　　………………………………… 266
　5）粗死亡率 ………………………… 267
　6）年齢別死亡率 …………………… 268
　7）年齢調整死亡率 ………………… 268
　8）死因別死亡率 …………………… 270
　9）生命表 …………………………… 272
　10）有訴者率 ………………………… 275
　11）受療率 …………………………… 276
　12）致死率 …………………………… 277

第1章 衛生学・公衆衛生学の意義

1. 衛生学・公衆衛生学とは
2. 衛生学・公衆衛生学の歴史
   1）衛生学・公衆衛生学の成立とその源流　　2）日本の衛生学・公衆衛生学の歴史
3. 衛生学・公衆衛生学の活動と意義

1. 衛生学・公衆衛生学とは

　健康に暮らしたり，病気になったり，あるいは怪我をしたりすることには，どのようなことが関連しているのだろうか．年をとることや生活環境・生活習慣などが関与しているといえるだろう．これらを含め，健康に影響を与えるさまざまな事項は，遺伝的要因あるいは環境要因としてとらえることができる．

　衛生学・公衆衛生学は，人間の生存に影響を及ぼすさまざまな関連要因をふまえ，健康の保持（維持）・増進を目的とする学問である．健康の保持・増進をめざす科学的活動あるいは実践的活動のなかで，環境要因にはとくに注意を向ける．環境要因が健康の保持・増進あるいは破綻に大きく影響するからである．環境はいくつかに分類することができる．たとえば，物理的環境，化学的環境，生物的環境，社会的環境などである．あるいは，自然環境と人為環境というようにも分類することができる．

　体系化された科学としての衛生学は，ミュンヘン大学に衛生学講座が世界ではじめて開設された19世紀なかばに始まったといっていいだろう．また，公衆衛生学はハーバード大学に公衆衛生学部が開設された20世紀初頭に始まったといえよう．衛生学は英語ではハイジーン（hygiene）で，ギリシャ神話の健康の女神ヒギエイア（Hygieia）に由来する．公衆衛生学は英語ではパブリックヘルス（public health）で，公衆がpublicに当たり，衛生学がhealthに当たる．衛生学に当たる部分がhygieneではなく，healthである．衛生学も公衆衛生学もともに上記の目的をもつ科学であるが，強いて

違いをあげれば，衛生学がより実験的，基礎的であるのに対して，公衆衛生学はより実践的，応用的であり，public（公衆），すなわち集団を強く念頭において社会科学的アプローチも活用している点が異なるといえよう．

2．衛生学・公衆衛生学の歴史

人間は700万年に及ぶその歴史の過程で，生活様式を大きく変貌させてきた．はじめは狩猟採集により小集団単位で移動しながら生活をしていたが，1万年ほど前に農耕を開始すると同時に定住し，それを基盤に村や都市が発達し，多くの人々がひとつの地域に共同で暮らすようになった．こうしたなかエジプト，バビロニア，ギリシャ，中国などで古代文明が成立した．その後18世紀にイギリスで始まった産業革命以降，産業化の進展とともに人口の都市集中が加速した．それに続く社会・経済・人口などの大きな変革の時代を私たちは生きている．もちろん，日本を含め世界には農村，漁村，山村，都市などさまざまな社会が現存していることを忘れてはならない．

1）衛生学・公衆衛生学の成立とその源流

文明の成立以前にも人々は何らかの衛生学的行動をとっていたに違いないし，それぞれの文明もそれぞれに衛生学的・公衆衛生学的機能をもっていたが，ここでは現代の医療に直接つながる西欧近代医学の歴史的背景を述べる．

表1-1に古代ギリシャから20世紀初頭までの衛生・公衆衛生に関連する主要な歴史的事項を年表として示した．西欧近代医学の源流は，2,400年ほど前に古代ギリシャで活躍したヒポクラテス（B.C. 460〜370年）（**図1-1**）に求めることができる．ヒポクラテスは「医学の父」「医聖」といわれ，ヒトの体液は血液，黄胆汁，粘液，黒胆汁から成るとする四体液説に基づいて，人々の暮らしの観察から，健康の維持や破綻について環境や生活様式が重要であることを説いた．四体液説の正否はともかく，環境や生活様式を重視することの大切さは，現在でも変わらない．医学の進歩とともに，疾病の直接的原因が解明されるにつれ，単純な因果関係で健康や疾病を理解してしまう傾向に対して「ヒポクラテスに帰れ」といわれるのは，彼の見方が重要だからである．

ローマ時代には，ガレヌス（A.D. 130〜200年）（**図1-2**）が活躍し，疾病の発生について衛生学的に論ずるなどの貢献をしている．彼の医学，とくに解剖学と生理学は近代医学の草創期まで千数百年にわたって支配的な影響を及ぼした．なお，衛生という概念

2. 衛生学・公衆衛生学の歴史

表1-1 衛生・公衆衛生に関連するおもな歴史的事項（古代ギリシャから20世紀初頭まで）

紀元前4世紀頃	古代ギリシャでヒポクラテスが活躍する．
紀元後2世紀頃	ローマ時代にガレヌスが活躍する．
14世紀	ペストが大流行する．
1383年	検疫（マルセイユ港海港検疫法）始まる．
1546年	G.フラカストロが伝染病に関する科学論文『伝染・伝染病とその治療法』を発表する．
1662年	J.グラントが衛生統計の論文『ロンドン市の出産・死亡に関する統計的研究』を発表する．
1673年	A.レーベンフックが顕微鏡により原生動物や細菌を発見する．
1700年	B.ラマッツィーニが職業病についての研究を行い，『働く人々の病気』を刊行する．
1796年	E.ジェンナーが種痘法を創始する．
1842年	E.チャドウィックが『大英帝国における労働人口集団の衛生状態に関する報告書』を発表する．
1848年	イギリスで「公衆衛生法（Public Health Act）」が制定される．
1854年	J.スノウが『コレラの流行様式』を著す．
1866年	ミュンヘン大学に世界ではじめて衛生学講座が開設され，M.ペッテンコーフェルが初代教授となる．
1882年	R.コッホが結核菌を発見する．
1888年	パスツール研究所が設立される．
1909年	ハーバード大学公衆衛生学部が開設される．
1910年	P.エールリッヒと秦佐八郎がサルバルサン*の合成に成功する．
1929年	A.フレミングが青かびからペニシリン（抗生物質）を抽出する．

*サルバルサン▶梅毒・ワイル病などスピロヘータの化学療法薬で，エールリッヒ（Paul Ehrlich）と秦 佐八郎が梅毒の治療を目的として合成したひ素剤である．1940年代半ば以降，梅毒の治療にペニシリンが使用されるまで，特効薬として広く使用された．

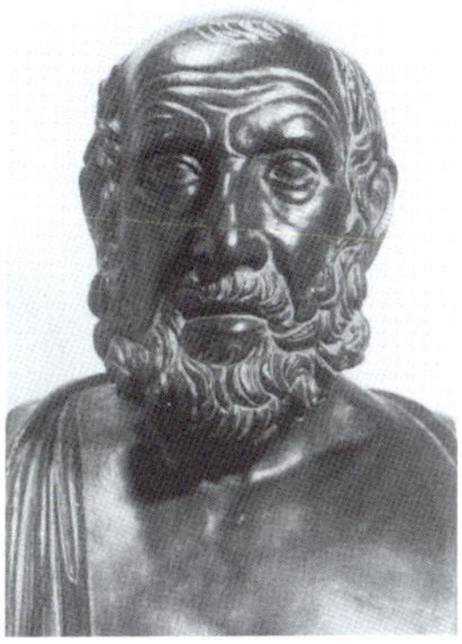

図1-1 ヒポクラテス（B.C. 460～370） 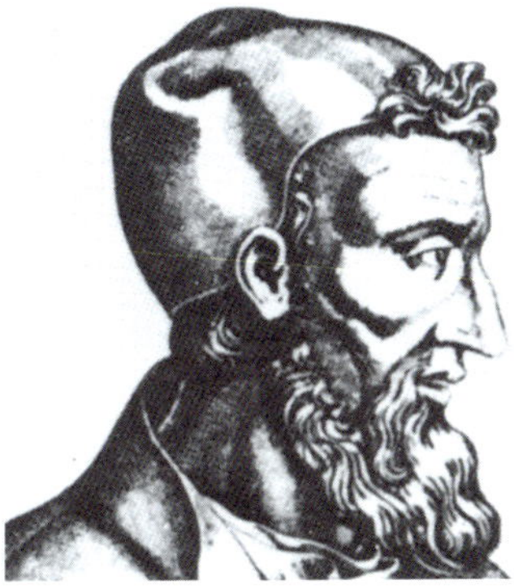　　　図1-2 ガレヌス（130～200）

に対してハイジーン（hygiene）という語を用いたのはガレヌスが最初とされている．

ガレヌスの時代に続くヨーロッパ中世は「停滞の時代」「暗黒時代」などといわれ，衛生・公衆衛生に関しても特記すべき進展がなかったという評価が一般的である．この時代にはペストや痘そうなどの疫病がたびたび流行した．十字軍の遠征や交易によって

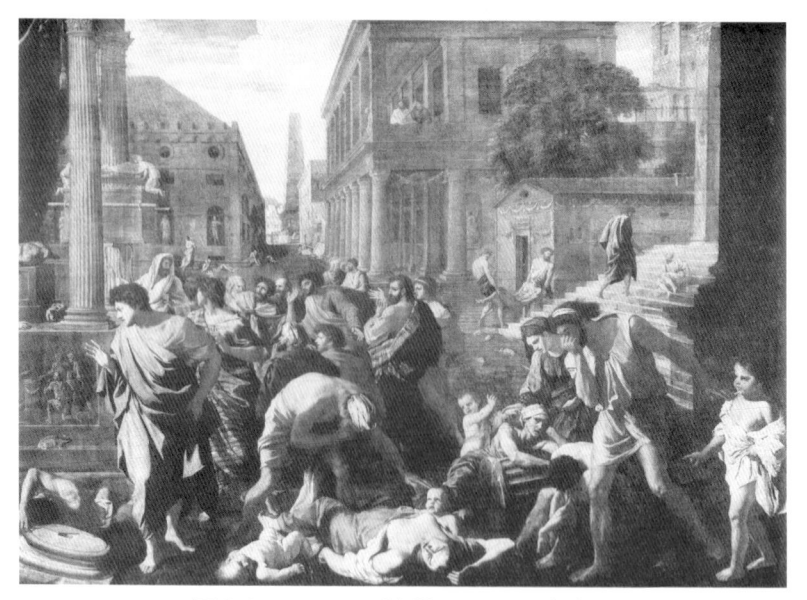

図1-3 ヨーロッパ中世のペストの大流行
『アシドドのペスト』（部分）（ニコラ・プッサン，1630年，ルーブル美術館蔵）

　流行は拡大し，14世紀のペストの大流行（**図1-3**）では，ヨーロッパの人口の約4分の1に当たる2,500万人が死亡したとされている．こうした疫病のたび重なる流行は，防疫対策の契機となった．マルセイユ港海港検疫法（1383年）はその一例である．

　16世紀以降，衛生・公衆衛生に関する科学的研究が徐々に現れてくる．とくに，グラントの『ロンドン市の出産・死亡に関する統計的研究』（1662年）やラマッツィーニの『働く人々の病気』（1700年）あるいはチャドウィックの『大英帝国における労働人口集団の衛生状態に関する報告書』（1842年），スノウの『コレラの流行様式』（1854年）は歴史的にも重要である．そして，1848年にイギリスで「公衆衛生法（Public Health Act）」が制定されている．

　19世紀には相次いで，細菌が発見されることになる．コッホ（**図1-4**）やパスツール（**図1-5**）の仕事は，人類にきわめて大きな貢献をしたといえる．顕微鏡が発明されたのは16世紀末〜17世紀であるが，1673年には，レーベンフックが原生動物や細菌を発見している．科学としての衛生学はこの時期に成立したといえる．ミュンヘン大学に世界ではじめて衛生学講座が開設され，ペッテンコーフェルが初代教授になったのは1866年である．

　20世紀に入ってからは，細菌よりも小さな病原微生物（リケッチア，クラミジア，ウイルス）が発見されていく．また，サルファ剤などの化学療法剤，ペニシリン，ストレプトマイシンなどの抗生物質が用いられるようになり，感染症対策に大きな効果を果たすことになる．一方，イギリスなどで進展した公衆衛生が，学問体系として成立した

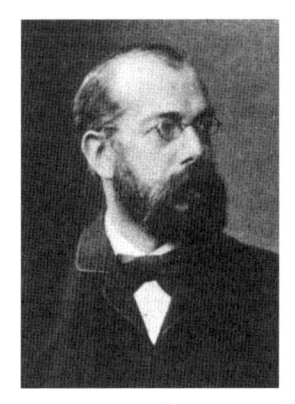

図 1-4　コッホ（1843～1910）　　　図 1-5　パスツール（1822～1895）

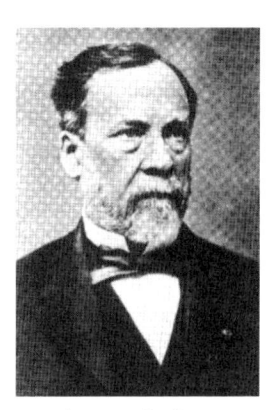

のは 20 世紀初頭といえる．なお，1909 年にアメリカ合衆国のハーバード大学に公衆衛生学部が開設された．

　20 世紀後半になると，先進国では感染症は克服されたかにみえたが，1980 年代に確認された HIV（human immunodeficiency virus：ヒト免疫不全ウイルス）によるエイズ（AIDS：acquired immune deficiency syndrome，後天性免疫不全症候群）や 2020 年にパンデミック（世界的流行）となった新型コロナウイルス感染症（COVID-19），あるいは結核やマラリアなど，新興・再興感染症が現在大きな脅威となっている．また同時に，地域あるいは地球規模の環境問題や人口問題に関連する健康問題や生活習慣病などが衛生学・公衆衛生学上の重要な課題となっている．これらの問題の多くは，WHO（World Health Organization：世界保健機関）などによる国際的な取り組みが必要とされている．表 1-2 に衛生・公衆衛生に関連する国際社会の近年の動向をあげた．

2）日本の衛生学・公衆衛生学の歴史

　日本の衛生学・公衆衛生学は，明治時代になってヨーロッパ，とくにドイツの衛生学を範として導入することから始まったといえる．ただし，江戸が当時，世界でも有数の大都市であったことから，衛生・公衆衛生的機能をもっていたことは確かである．貝原益軒の『養生訓（ようじょうくん）』が健康を維持するための個人生活の指導書として江戸時代に書かれたことは，特筆すべきであろう．

　明治時代には文明開化とともに，日本の衛生行政の制度の確立が急がれた．上述したようにドイツ医学を範とするため，緒方正規，坪井次郎，森 林太郎（鷗外）らがペッテンコーフェルのもとで，また北里柴三郎，志賀潔らがコッホのもとで学び，その知識と経験を日本に持ち帰った．表 1-3 に日本の衛生・公衆衛生行政の年譜をあげる．1872 年に文部省に医務課が設置され，1875 年にその業務を移管して内務省に衛生局が

表1-2 衛生・公衆衛生に関連する国際社会の近年の動向

年	出来事
1945年	国際連合が設立される.
1946年	WHO憲章が採択される.
1948年	国連総会で世界人権宣言が採択される. WHOが正式に発足し,WHO憲章が発効する(4月7日).
1964年	ヘルシンキ宣言が採択される.
1972年	国連人間環境会議(ストックホルム会議)が開催される.
1974年	世界人口会議が開催される.
1978年	アルマアタ宣言のなかで,プライマリヘルスケアが提言される.
1980年	痘瘡が根絶される.
1981年	エイズがはじめて報告される.
1986年	オタワ憲章*が採択される.
1992年	環境と開発に関する国際会議(地球サミット)が開催される.
1994年	国際人口開発会議(カイロ会議)が開催される.
1997年	地球温暖化防止に関する京都議定書が採択される.
2000年	ヘルシンキ宣言が改訂される.国連ミレニアムサミットで,ミレニアム開発目標(MDGs)が掲げられる.
2002年	世界エイズ・結核・マラリア対策基金が設立される.
2003年	たばこ規制枠組条約が採択される.
2005年	国際保健規則が改正される.
2015年	持続可能な開発目標(SDGs)が国連総会で採択される.
2020年	新型コロナウイルス感染症(COVID-19)がパンデミックとなる.

*オタワ憲章▶ 1986年にカナダのオタワ市で開催された「ヘルスプロモーションに関する第1回国際会議」で採択された.健康増進の考え方と活動方針を提示した宣言で,健康を生きる目的ではなく,毎日の生活の資源としてとらえるよう提言している.ヘルスプロモーションという言葉は,この宣言によって重要な概念として定着した.

設置された.これが1938年に設置される厚生省の前身である.この間,伝染病予防法,種痘法,結核予防法,トラホーム予防法,寄生虫予防法などが制定された.この時期,日本の衛生・公衆衛生上の重要事項が感染症と寄生虫症のコントロールであったことがわかる.

第2次世界大戦後はアメリカ合衆国の公衆衛生の影響を強く受けることになる.戦後まもなく,各大学に公衆衛生学講座が設置された.1937年に制定された保健所法は1947年に改正され,衛生行政の第一線機関として,改めて保健所が発足した.この時期,戦後の混乱の中さまざまな感染症が蔓延し,国民の栄養状態も悪化したが,保健所の公衆衛生活動がその改善に果たした役割,とくに結核対策に果たした役割はきわめて大きい.また,同年には食品衛生法,労働基準法,児童福祉法が制定された.

戦後の混乱が改善されていくと同時に,めざましい経済発展期に入り,人口,とくに若年層の都市集中が進むとともに,人口流出地域である農山村地域の過疎問題が生じる.高度経済成長は,国民に豊かな生活をもたらしたが,一方で,深刻な環境問題を引き起こし,大気・水・土壌の汚染による公害が国民の健康をむしばんだ.この間,1967

表 1-3 日本の衛生・公衆衛生に関連する主要事項―衛生・公衆衛生行政を中心に―

年	事項
1713 年（正徳 3 年）	貝原益軒が『養生訓』を著わす．
1858 年（安政 5 年）	神田お玉ヶ池に種痘所が開設される．
1872 年（明治 5 年）	文部省に医務課が設置される．
1874 年（明治 7 年）	医制が公布される．種痘規則が公布される．
1875 年（明治 8 年）	内務省に衛生局が設置される（文部省医務課の業務移管）．
1897 年（明治 30 年）	伝染病予防法が制定される．
1900 年（明治 33 年）	下水道法が制定される．
1910 年（明治 43 年）	種痘法が施行される．
1919 年（大正 8 年）	結核予防法，トラホーム予防法が制定される．
1932 年（昭和 7 年）	寄生虫予防法が施行される．
1937 年（昭和 12 年）	保健所法が制定される．
1938 年（昭和 13 年）	厚生省が設置される．
1947 年（昭和 22 年）	保健所法（改正），食品衛生法，労働基準法，児童福祉法が制定される．
1965 年（昭和 40 年）	母子保健法が制定される．
1967 年（昭和 42 年）	公害対策基本法が制定される．
1972 年（昭和 47 年）	労働安全衛生法が施行される（1992，1996，1999 年に改正）．
1974 年（昭和 49 年）	国立公害研究所（現国立環境研究所）が設立される．
1982 年（昭和 57 年）	老人保健法が制定される．
1989 年（平成元年）	後天性免疫不全症候群の予防に関する法律が施行される．
1993 年（平成 5 年）	環境基本法が制定される．
1994 年（平成 6 年）	地域保健法が制定される（1997 年に全面施行される）．新ゴールドプラン策定される．
1997 年（平成 9 年）	介護保険法が制定される．
1999 年（平成 11 年）	感染症法が施行される．新エンゼルプランが策定される．
2000 年（平成 12 年）	介護保険法が施行される．ゴールドプラン 21 が開始される．健康日本 21 が開始される．
2001 年（平成 13 年）	厚生労働省が設置される．健やか親子 21 が開始される．
2003 年（平成 15 年）	健康増進法が施行される．
2004 年（平成 16 年）	健康フロンティア戦略が策定される．
2006 年（平成 18 年）	老人保健法が「高齢者の医療の確保に関する法律」に改正される．
2013 年（平成 25 年）	健康日本 21（第 2 次）が開始される．
2018 年（平成 30 年）	介護保険法の改正（2017 年）「地域包括ケアシステムの強化のための介護保険法等の一部を改正する法律」が施行される．
2023 年（令和 5 年）	内閣感染症危機管理統括庁が発足

年に公害対策基本法が制定され，1974 年に国立公害研究所（現国立環境研究所）が設立され，環境問題対策が推進され，公害防止技術の発展とともに，「公害先進国」の汚名を返上することができた．

戦後から現在までに，乳児死亡率の低下や平均寿命の延長など，保健統計上の改善が顕著に示されている．ただし，平均寿命の延長や'豊かさ'あるいは生活様式の変化がもたらした生活習慣病は，衛生学・公衆衛生学上の重要な課題になっている．また，少子化や人口の高齢化などの人口問題が社会に大きな影響を及ぼしており，その対策が模索されている．高齢者の医療の確保に関する法律（老人保健法の改正による），地域保健

法（本法の制定により，保健所法という名称の法令はなくなった），介護保険法などが制定され，「ゴールドプラン」などが策定されている．また，「エンゼルプラン」，「健やか親子21」などが少子化対策の一環として策定されている．このような新たな課題に対応し，国民全体の健康増進を目的として，2000年から健康日本21が開始された（表1-3）．約10年ごとに第一次，第二次と進められ，2024年度から第三次が運用されている．適正体重，1日の歩数などについて細かく目標を設定しているのが特徴である．

他方，国際化時代を迎え，新興・再興感染症などの感染症対策を念頭に，感染症法（「感染症の予防及び感染症の患者に対する医療に関する法律」）が制定された．感染症法の施行（1999年）に伴い，従来の伝染病予防法，性病予防法，後天性免疫不全症候群の予防に関する法律は廃止された．また，結核予防法は2007年に感染症法に統合された．なお，2020年1月からのCOVID-19による世界的なパンデミック発生により感染症対策が大きく変化した．COVID-19は，様々な変異株の流行と終息を繰り返し，感染症法における扱いも指定感染症，新型インフルエンザ等感染症（2類），5類感染症と変化した．将来の新たなパンデミック発生に備え，2023年9月には内閣感染症危機統括庁が発足した．そのほか，外因性内分泌撹乱化学物質（環境ホルモン）などの影響をはじめ，さまざまな衛生学・公衆衛生学上の課題が生じている．国際社会の動向についても言えることだが，時代とともに変貌する状況に対応し，新たな知見と考え方に基づいて，現在でもさまざまな対策が立てられ，衛生学・公衆衛生学の活動が進行している．

3．衛生学・公衆衛生学の活動と意義

衛生学・公衆衛生学が人間の生存に影響を及ぼすさまざまな関連要因をふまえ，健康の保持・増進を目的とする学問であることはすでに述べたが，ここでは現在の社会状況の観点からとくに重要な衛生学・公衆衛生学の活動を概観する．

個人の健康と疾病だけでなく，集団をより強く念頭におくのが公衆衛生学である．近代公衆衛生の基礎を築いたウィンスローは公衆衛生を「組織された共同体の努力を通じて疾病を予防し，生命を延長し，身体的精神的能率を増進させる技術および科学」としている．さらに，WHOはこの定義に修正を加え，「公衆衛生は疾病予防，生命延長，および精神的・肉体的な健康と能力の保持増進の科学・技術であって，地域社会の組織的な努力によって環境衛生，伝染病予防，個人衛生における個人の衛生教育，疾病の早期診断と予防的治療のための医療と看護の組織化，および人々の健康保持に必要な生活

水準を保障する社会機構の開発を図るものであり，これらの諸活動の組織化によって，すべての人々が生来の権利とする健康と長寿を実現させることができる」とした．この説明には，公衆衛生の実践的活動目標ばかりでなく，公衆衛生学の意義がよく表現されている．

WHO は国際連合の専門機関として，1948 年に発足し，現在まで世界の衛生・公衆衛生の指導的立場を有してきた．その活動は，感染症対策，水質などの基準づくり，医薬品の供給，技術協力，研究開発，世界各国の保健統計の刊行などであり，1948 年 4 月 7 日に効力を発揮することとなった WHO 憲章に基づいている．

WHO のさまざまな活動のうち，世界各地域での健康問題への取り組みとして，その理念と方向性を示し，その後の大きな潮流となったものに，プライマリヘルスケア（PHC）がある．1978 年に WHO とユニセフが共催して，旧ソ連（現カザフスタン）のアルマアタ市で開催された国際会議で，各国によってアルマアタ宣言が採択された．この宣言に示された健康問題への取り組みの基本方針がプライマリヘルスケアである．

プライマリヘルスケアは，地域社会に根ざした方法と資源で，住民自らが参加した保健医療システムをつくることをめざしており，専門病院をつくったり高度医療を提供したりすることではなく，身近で包括的，継続的な保健サービスが得られるようにすることを目的としている．

ここでいう包括的とは，健康の保持・増進，疾病の予防・早期発見，災害予防に始まって，健康相談や健康教育などから疾病管理，リハビリテーション，ターミナルケアにいたる総合的な保健医療をさしており，包括医療あるいは総合保健として，1960 年代以降世界的な潮流となっている．そして，包括医療は地域保健を支える重要な考え方となっている．

日本では近年，地域包括ケアシステムが進められ，介護と医療のシームレス化，地域保健への多職種の協力体制の確立，地方自治体の積極的な関与が図られている．このように時代の変化に対応して，衛生学・公衆衛生学も進展し続けている．

今まで述べてきたように，人々の健康の保持・増進をめざすための地域の活動，あるいは制度や環境づくりといった実践的活動に衛生学・公衆衛生学が基礎科学として，また実践科学として果たす役割と意義はきわめて大きい．

第2章 健康

1．健康の概要
 1）健康をどう考えるか〔(1)病気の反対の概念としての健康/(2)生活概念としての理想的健康像/(3)環境適応能あるいは体力としての健康/(4)自己実現の手段としての健康/(5)自覚的健康と客観的健康/(6)身体障害者の健康〕
 2）病気と健康－その連続性〔(1)病気と疾病/(2)疾病の自然史/(3)疾病の予防〕
2．健康管理
 1）健康管理〔(1)健康管理の構成/(2)集団検診（スクリーニング検査）〕
 2）健康増進〔(1)運動・活動/(2)休養とストレス解消/(3)飲酒/(4)喫煙/(5)ソーシャル・ネットワーク＝対人関係網〕　3）衛生行政〔(1)保健所の機構/(2)市町村の役割/(3)関連機関の役割/(4)保健・医療・環境関係の法律〕　4）医療制度と医療保障〔(1)保健医療の専門職者/(2)医療施設とその連携/(3)医療保障/(4)国民医療費/(5)保健活動と医療の倫理〕

　現代社会における健康の考え方と意義，病気の予防や健康増進のための社会的取り組みについて学ぼう．

1．健康の概要

1）健康をどう考えるか

　病気になって初めて健康のありがたさがわかる，というように，病気や死亡は具体的

である．しかし「健康とは何か」と改めて問われると，うまく答えられない．

「健康」は，日常の会話では「元気」，「丈夫」，「調子がいい」，古い言葉では「すこやか」，「達者」，「つつがなし」などである．「健」は人が堂々と立っていることを意味し，「康」は稲の実りがよく，安らかであることを意味する．

英語ではヘルス（health）が，日本語の健康や保健に対応する用語である．これは，心身や生活に欠けるところなく全体（hal＝whole）として機能するというのが語源である．

日本国憲法の第25条に「すべて国民は，健康で文化的な最低限度の生活を営む権利を有する」と生存権が保障されるとともに，つづいて「国は，すべての生活部面について，社会福祉，社会保障および公衆衛生の向上に努めなければならない」と，国民の健康と福祉の向上について国の義務が規定されている．ここでいう「公衆衛生」（public health）は，「人びとの健康」の意味である．

憲法にまで現れた健康の概念と意義について，もう少し詳しくみてみよう．

（1）病気の反対の概念としての健康

これははじめに述べたように，死や病気や病弱でないのが健康であるとするものである．いわば「健康」の反対の概念によって健康を定義しようとするものである．抽象的な「健康」を具体的に理解するうえでは，これほど便利で明確な定義はないであろう．そのうえ，ある集団の死亡や病気が少ないほどその集団は健康であるといえるので，乳児死亡率，平均寿命，有病率などを使うことによって集団の健康水準の指標にもなる．これらの数量化された健康指標は集団の健康管理や衛生行政上も十分役立っている．

個人の健康を扱う場合には，この定義は通俗的であいまいな点が問題となる．たとえば，頭痛がするため自宅で寝込んでいればその人は病気であるが，登校し学習している場合は病気かどうか？　家族の一員として毎日元気に暮らしている精神遅滞者は病気かどうか？　などである．

（2）生活概念としての理想的健康像

1946年，WHOはその憲章のなかで，健康について次のように述べた（1948年発効）．

「健康は身体的にも精神的にも社会的にも完全に良好な状態をいい，単に病気がないとか病弱でないということではない．（Health is a complete physical, mental and social well-being, not merely the abscence of disease or infirmity.）」

ひきつづいて，次のことが述べられている．

「到達し得る最高の健康水準を享受することは，万人の基本的権利であり，人種・宗教・政治的信条・社会経済条件のいかんを問わない事項である．それぞれの人間集団が

健康であることは，平和と安寧（あんねい）を得る上で不可欠のことがらであり，このためには個人も国もお互いに十分協力しなければならない.」

この健康概念には，「個人の心身の健康」はもとより「社会的健康」が入っているので，家庭や友人・知人との生活，学校や職場での生活という生活概念が，はっきり取り込まれていることに特徴がある.

さらに，「完全に」良好な状態といっている．これでは先の精神遅滞者は永久に「健康」ではあり得なくなってしまうし，現実に「完全に良好な状態」の人はあまりいないであろう．しかし，私たちは「完全に良好な状態」，すなわち「理想的健康像」を思い描くことはできるので，集団が到達すべき目標としてこの健康を掲げるのは，むしろ適切といえよう.

(3) 環境適応能あるいは体力としての健康

たえず変化する人間の環境要因（暑さ寒さ，侵入する病原微生物や発がん物質など）にうまく対応（適応）して冒されないのを健康という．心身を鍛練すれば適応能を高めることができる．予防接種や運動の励行（体力をつけること）も，適応能を高めることのひとつである.

(4) 自己実現の手段としての健康

自分の好みや規範あるいは人生の目標を達成するのが自己実現であるが，健康を自己実現の目的ではなく，手段として位置づける考えもある．ある肥満の生理学者は，運動をすると頭が空（から）になるような気がするという理由で，たばこを喫い，運動と食事には一向に注意しない．彼にとっては，生命は太く短くても，頭の機能を最高度に保つ（？）ことが，自己実現に最適なのであろう.

(5) 自覚的健康と客観的健康

自分で自分の状態を評価して，「非常に健康」，「まあまあ健康」などと表現するのが自覚的健康である．これに対して周囲の者や保健医療の専門家によって評価されるのが，客観的健康である．両者はおおむね合致するが，そうでない場合もある．自覚的健康はその人の幸福感に直結するばかりでなく，死亡リスクと強い関連がある.

(6) 身体障害者の健康

手術をして切り取ったため片肺しかない人や，肢体不自由者，あるいは高血圧者の健康をどう考えたらよいであろうか．WHOは従来，障害を「国際障害分類」によって機能障害（impairment），能力障害（disability），社会的不利（handicap）の3つに分類

表 2-1　国際生活機能分類 ICF（2001）の 3 つの次元と対応概念

次元	国際障害分類 ICIDH(1980)	国際生活機能分類 ICF(2001)	
	否定的表現	否定的表現	肯定的表現
臓　器	機能障害 Impairment	機能障害 Impairment	心身機能・構造 Body Function and Structure
個　体	能力障害 Disability	活動制限 Activity Limitation	活動 Activity
社　会	社会的不利 Handicap	参加制約 Participation Restriction	参加 Participation
包括用語	病気の諸帰結 Consequences of Disease (Disablement)	障害 Disability	生活機能 Functioning

ICIDH：International Classification of Impairment, Disability and Handicap, 2001

してきたが，こうしたマイナス面の視点からの分類を改訂し，2001年から心身機能，身体構造，活動と参加，環境因子といった生活機能という包括的な視野に立つ「国際生活機能分類」（ICF：International Classification of Function, Disability and Health）によって評価している．

　このような位置づけのなかで身体障害者の健康を考えてみると，これらの人たちは医学・生物学的には異常であり正常に戻す方法はない．しかし，社会的あるいは生活という立場からは，これらの人たちがそれなりに立派にやっていけるようにすることが必要であり，可能性もある．表 2-1 に示すように，悪い部分の機能回復に努め，心身の能力を高め，生活力をつけ，環境を整え，ふつうの生活を送るための援助が必要である．

2）病気と健康——その連続性

(1) 病気と疾病

　医学的に診断された心身の異常の場合を，疾病，傷病あるいは疾患（disease）という．国際疾病分類の疾病はこれである．機能障害は，疾病と，疾病までは進んでない異常あるいは病変とを含む．

　「患者」（patient）とは，医療機関を受診してなんらかの疾病の診断の下に医療を受けている者をいう．疾病をもっていても，患者でない者（医療を受けていない者）は多い．

　「病気」（sickness）は，心身の異常のために家で寝込んでいて仕事や勉学ができないという，社会生活を含めた行動上の概念である．仮病，詐病もこの行動上の概念である．

　「具合がわるい」（illness）は，疾病の通俗的あるいは主観的表現である．

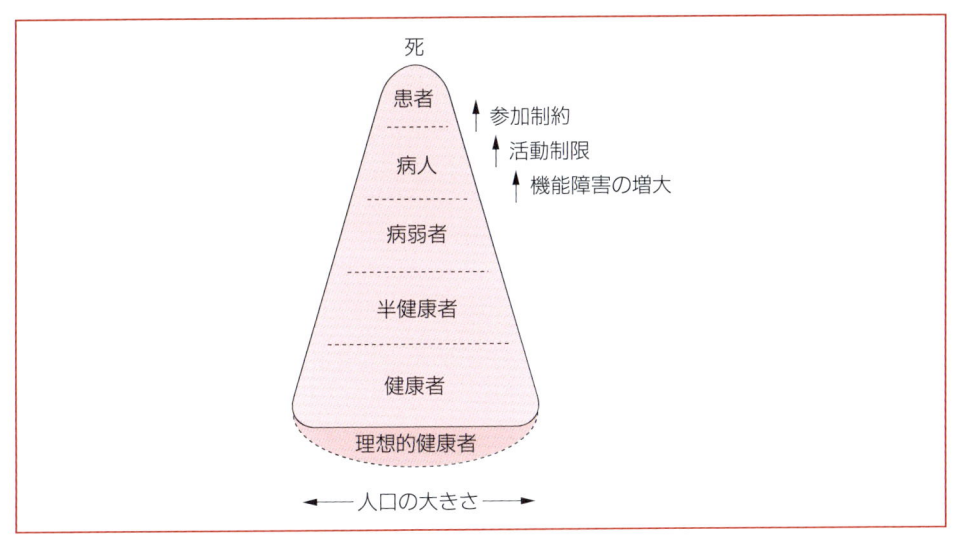

図 2-1 病気と健康のピラミッド
大部分の人は健康でふつうに生活しているが，一部重い病気の人もいる．その中間にさまざまな段階がある．

このように「病気」にはさまざまな側面があり，程度がある．程度の段階は，**図 2-1** のように境界がはっきりしない．ちょうど動脈硬化症や血圧値のように，連続している場合が多い．これが基礎病変となって，あるとき血管が破裂したりつまったりして，脳卒中や心筋梗塞となって発症する．

(2) 疾病の自然史

すべての疾病は，起こるべくして起こるものである．そして，それぞれの経過をもつ．たとえば，高食塩・低たんぱく質摂取→動脈硬化→高血圧→舌のもつれの発生→脳卒中発作→半身不随→回復して治癒または後遺症を残して歩行可能，などの経過である．他の疾病についてもそれぞれの経過があり，この一連の因果関係や経過を，疾病の自然史という．

疾病の自然史とその段階を図にすると，**図 2-2** のようである．

まず感受性期は，臓器や組織にその疾病による変化は何もなく，将来罹患しうる感受性のある時期である．この時期に，健康増進をしたり，予防接種をしたりして疾病にかかりにくくすることができる（第一次予防）．要介護状態になるのを防ぐことを介護予防という．

次は，発病しているが本人はまだ気づかず，したがって医療を受けていない発症前期（前臨床期）である．この時期には，検診で発見される可能性がある．すなわち早期発見である．つづけて早期治療をすれば，完全に元の時期に戻れる（第二次予防）．

疾病が進行すると自覚症状が現れ，医療機関を受診するようになる（患者）．これが

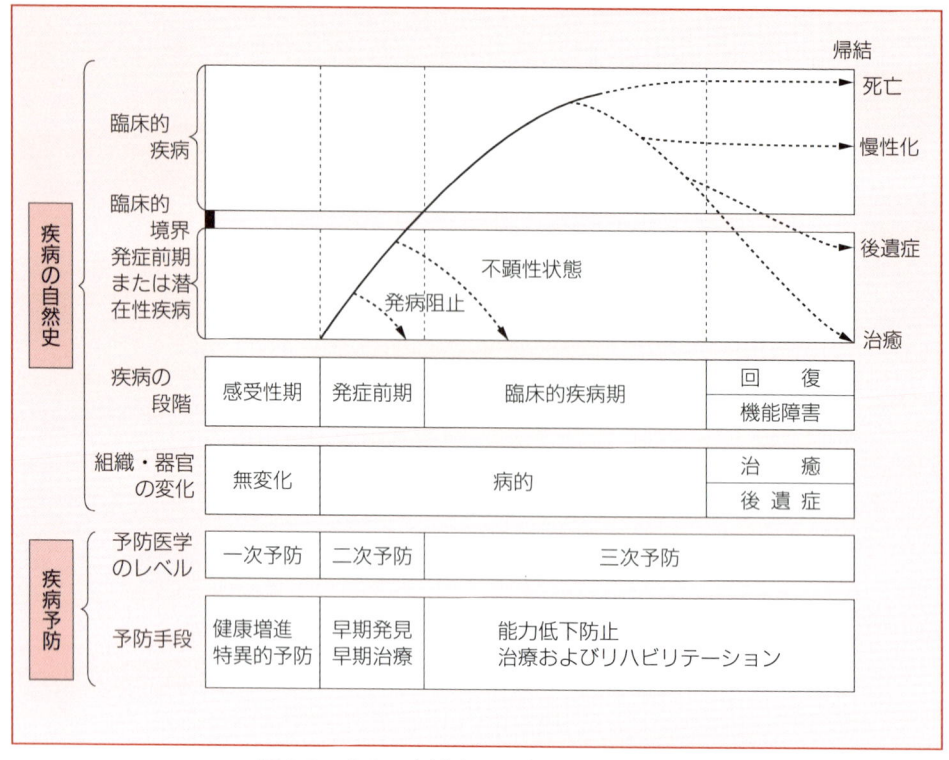

図 2-2 疾病の自然史と予防手段の適用段階
(Mausner, J. S., Kramer, S.：Epidemiology—An Introductory Text, 2nd Ed., Saunders, 1985 を一部改変）辻 一郎，西野善一：疾病リスクと予防医学．小山・辻編：シンプル衛生公衆衛生学 2024．南江堂，2024，p.56 より一部改変引用）

臨床的疾病期である．医療を加えて疾病の進行をくいとめ，治療し，リハビリテーションを行い，再発防止と社会復帰を図る（第三次予防）．疾病の進行の程度によって，治癒，後遺症，慢性化あるいは死亡の経過をたどる．

(3) 疾病の予防

　これは単に疾病にかからないようあらかじめ防ぐだけでなく，上記の疾病の自然史のすべての段階（感受性期，発症前期，臨床的疾病期）にわたって行われるものである．この3期での予防を，それぞれ第一・第二・第三次予防という．「第」を省略してもよい．

　一次予防は，まだ疾病をもたない時期に環境改善，健康増進，予防接種などの手段で病気にかからないようにすることである．一次予防は，健康増進と特異的予防に分けて考えるとよい．

　健康増進は，生活環境の改善，適切な食生活，日常の運動，禁煙，適正飲酒，気ばらしと休養などによって疾病から遠ざかろうとするものである．

1. 健康の概要

表2-2 疾病予防（一・二・三次予防）とその内容

段　階	内　容	具　体　例
一次予防	健康増進	生活環境の改善 適切な食生活 運動・活動の励行 適正飲酒，禁煙 ストレス解消，介護予防
	特異的予防	予防接種，事故防止， 職業病対策，公害防止対策
二次予防	早期発見	健康診断（スクリーニング）， 人間ドッグ
	早期治療	臨床的治療
三次予防	機能低下防止，治療 および リハビリテーション	適切な治療，傷病進行阻止， 理学療法，作業療法，機能回 復訓練，日常生活動作訓練， 言語療法，視能訓練，介護予 防，職業訓練，職場復帰

　特異的予防は，特定の疾病に対する特定の対策による予防をいう．麻疹や結核に対する予防接種はこれに含まれる．事故防止，職業病対策などもこれに含まれる．

　二次予防は，すでに発生している疾病をより早期に発見し（健康診断），早期に疾病対策をたてることである．がんは，これにより生存期間が健常者と同じにもなる．感染症の場合は，早期発見のため患者本人の健康回復を早めるだけでなく，他人への感染を防ぐことができる．

　三次予防は，医療の最初から回復後を考慮して，うまく社会復帰でき，かつ生活の質（quality of life）を守れるように医療や介護を行うことである．四肢を良肢位に保って拘縮を防ぐなどは，この例である．ベッド上で長く安静にしておくと，ほんとうに寝たきりになってしまう（廃用症候群）．精神病患者はあまり永年入院させておくと，ついには社会生活を忘れてしまう．

　この一・二・三次予防とその内容を，まとめて表2-2に示す．このようにまったく健康な時期から入院治療の時期まで，それぞれの段階で予防対策を適切に実行すれば，疾病の発生を防ぎ，発生しても完全な対策ができ，上手に治療することによって疾病をもちながら残された機能を大事に伸ばすなど，いきいき長生きできるようになる．日本における最近の40年の平均寿命の延伸は，乳児死亡率の改善よりも，民間や自治体の健康管理施策（活動）による，中年以後の健康水準の向上によってもたらされている部分が大きい．

2．健康管理

1）健康管理

　健康管理の「管理」は，「品質管理」とか「管理職」の「管理」と同じ意味である．人の健康を合理的に良好な状態に維持する働きを，健康管理といってよいだろう．健康管理は，「保健」と同様な意味をもつ．小鳥の水浴びやねこの毛づくろいは，保健行動のひとつである．これをもう少し合理的かつ組織的に行うと，健康管理になる．

　健康の保持増進からリハビリテーションまでの健康管理の領域は，**表 2-3** のようである．

　狭義の健康管理は，健康の保持増進，疾病予防，健康相談，健康教育および健康診断であるといえる．このスペクトルのなかでは，またとくに慢性疾患では，臨床的治療の役割は全体の小部分であることがわかる．

（1）健康管理の構成

　健康管理では，いわゆる健康な人びとが対象であるから，彼らの生活の場すなわち地域，学校，職場での生活集団として扱う．それぞれの生活の場には，特有の環境や問題や方法がある．

　健康管理を行う側の活動を，健康管理活動という．健康管理は，サービスを受ける対象者（受益者），サービスや管理を提供する者（提供者），管理に必要なさまざまな技術と資源，これらの関係を支える法規などからなっている（**図 2-3**）．

　健康管理を行う者は，その主催者ないし責任者と，その実務を担当する専門技術者に分けられる．小学校を例にとると，前者は校長であり，後者は学校医や養護教諭などである．これらの者を健康管理サービスの提供者という意味で，プロバイダー（provid-

表 2-3　健康管理活動の領域

健康を保持・増進するための活動	健康の保持・増進 (health maintenance & promotion) 疾病・災害の予防 (disease & accident prevention) 健康相談 (health counceling) 健康教育 (health education) 健康診断 (health examination) 救急処置 (first aid) 疾病管理 (disease control) 臨床的診断と治療 (clinical diagnosis & therapy) リハビリテーション (rehabilitation) と終末医療 (terminal care)	健康破綻からの回復 (recovery) QOL の確保

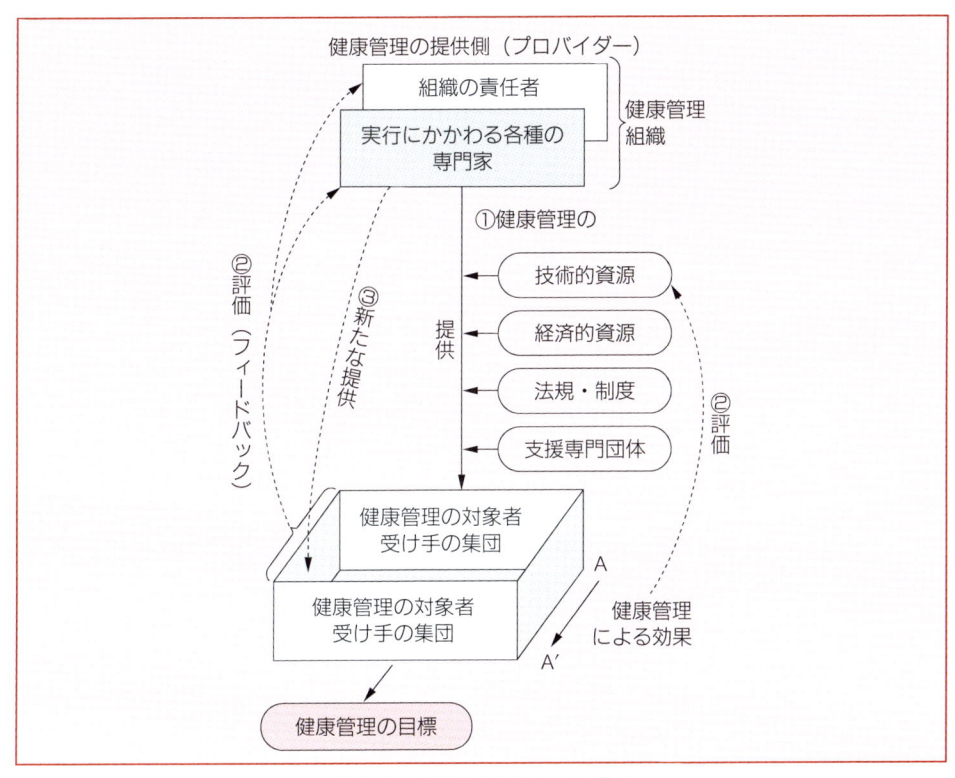

図2-3 健康管理プロセス構成

er）という．プロバイダーは一定の組織（学校保健委員会など）をつくり，法律や制度（学校保健法など）のもとに活動を行い，サービスを提供する．これには，保健医療技術，機器，資金などの資源が必要である．

この活動（たとえば健康診断）によって，健康管理の対象者（受益者）は疾病が早期発見されたり，保健指導が行われたりして健康管理の効果があがり，管理された状態に入り，対象者全体として目標に近づく．

健康管理活動の評価は，活動の仕方や組織のあり方あるいは管理目標への近づき方について行われ，次の活動に生かされなければならない．

(2) 集団検診（スクリーニング検査）

健康管理活動のひとつに，集団を対象に健康診断を行う集団検診がある．

たとえば，特定の疾病や臓器を対象に，循環器・消化器・胃がん・肺がん・子宮がん・乳がん・結核などの検診がよく行われる．またライフサイクルによって，乳児・3か月児・1歳半児・3歳児・就学前・学童生徒・成人・老人・メタボ・妊産婦健診などもよく行われる．そのほか，公害・職業病検診も必要に応じて行われる．健診は，健康診断あるいは健康診査を略した用語である．検診と健診の違いは，前者が疾病の発見を

ねらいとし（がん検診，結核検診など），後者は健康度を知るために行う（健康診査，定期健康診断など）という目的の違いである．

集団検診は，有病者の発見だけでなく，その対象集団の健康上の情報を集め，集団の健康の程度や問題点を明らかにする活動でもある．

集団検診を行うための条件として，①公衆衛生行政上重要であること，②テストの診断精度〔（敏）感度（sensitivity），特異度（specificity），適中度（predictive value）〕が高いこと，③当該疾患の罹患率，死亡率が高いこと，④早期発見の効果があること（医学的にも，施設の面でも），⑤検査法が安全で受診者に受け入れられる方法であること，⑥費用対効果のバランスがとれていること，などが挙げられる．

集団検診で目的とする疾病の疑いがある者を一定の検診項目によって選び出すことを，ふるい分け〔スクリーニング（screening）〕検査という．ある検診項目のどの値でふるい分けるか（たとえば高血圧症の境界血圧値）を，ふるい分け水準（screening level）とかカットオフ・ポイント（cut off point）という．これによって，ふるい分けられる者（a+c）の多少が決まる．したがって，みかけの陽性者〔偽陽性者（false positive）〕（c）とみかけの陰性者〔偽陰性者（false negative）〕（b）も大きくなったり小さくなったりする．ふるい分けたい者（疾病有りの者）を正しく有りの者とふるい分ける率を感度または敏感度（sensitivity），疾病無しの者をふるい分けで無しの者とする率を特異度（specificity）という．これらの数量的関係については，**表2-4**と**図2-4**を参照のこと．

集団検診で取り上げられる検診項目は，目的とする疾病状態を正確に再現性よくふるい分けるもので，しかも安く簡便な苦痛の少ない方法であることが望ましい．これらの特性を，順に妥当性（validity），信頼性（reliability），および簡便性（simplicity）という．

ふるい分けられた者に対しては，次のステップとして，再検査，精密検査，健康相談，経過観察，要治療などの医学的処置がなされる．この処置のあとに，活動制限，休業，生活指導，入院などの生活上の規制処置がなされる．適当な医療機関を紹介したあとも，その機関と密接な関係を保ちつつ経過観察をする必要がある．

日本の現在の健康管理制度は，**図2-5**のように健康管理の対象集団を3つの生活の場，すなわち地域，職場および学校で把握して行っている．前2者を厚生労働省，後者を文部科学省が，そこの集団の健康管理活動を所管している．行政ベースの健康管理活動は，それぞれ衛生行政，労働安全衛生行政および学校保健行政の一部として特定の法律に基づいて行われる．

衛生行政は，国では厚生労働省，都道府県では保健衛生部，保健所，市町村では衛生課，保健センターというラインによって行われる．生活扶助，医療扶助などの福祉行政

表 2-4 ふるい分け（スクリーニング）検査の有効性を示す4つのカテゴリー

疾病の有無	ふるい分け（スクリーニング）検査成績		計
	陽性（＋）	陰性（－）	
有	a 人（真陽性, TP）	b 人（偽陰性, FN）	a＋b 人
無	c（偽陽性, FP）	d（真陰性, TN）	c＋d
計	a＋c	b＋d	a＋b＋c＋d

(1) （敏）感度 sensitivity（true positive rate）＝$a/(a+b)$
(2) 特異度 specificity（true negative rate）＝$d/(c+d)$
(3) 偽陰性率 false negative rate＝1－（敏）感度＝$b/(a+b)$
(4) 偽陽性率 false positive rate＝1－特異度＝$c/(c+d)$

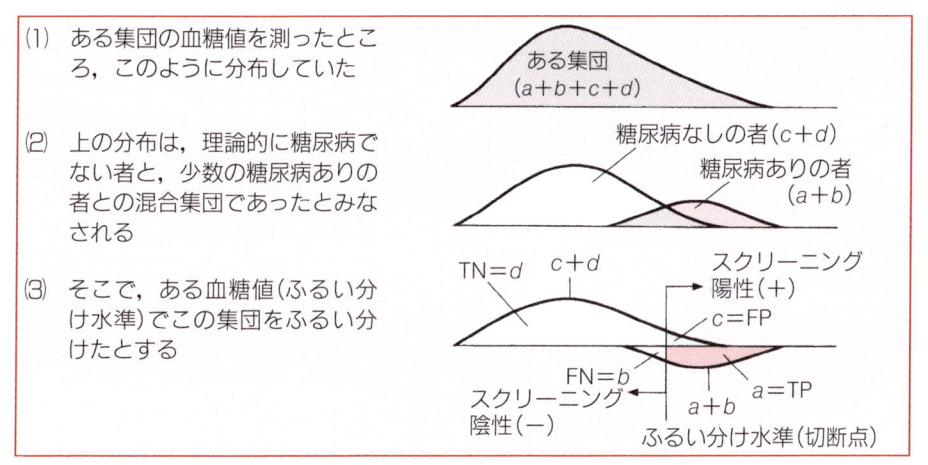

(1) ある集団の血糖値を測ったところ，このように分布していた
(2) 上の分布は，理論的に糖尿病でない者と，少数の糖尿病ありの者との混合集団であったとみなされる
(3) そこで，ある血糖値（ふるい分け水準）でこの集団をふるい分けたとする

図 2-4 ある集団の糖尿病ふるい分け（スクリーニング）検査
血糖値によってふるい分けられるカテゴリーを示す．
カテゴリーや記号は，表 2-4 のそれらと対応する．

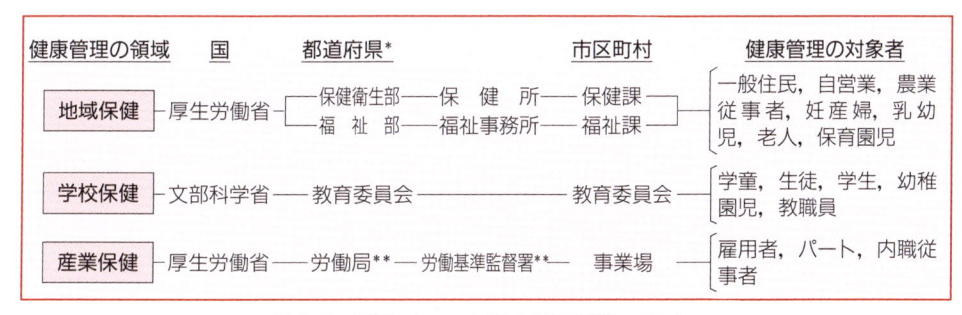

図 2-5 行政ベースの健康管理活動のライン

健康管理の領域	国	都道府県*	市区町村	健康管理の対象者
地域保健	厚生労働省	保健衛生部――保健所 福祉部――福祉事務所	保健課 福祉課	一般住民，自営業，農業従事者，妊産婦，乳幼児，老人，保育園児
学校保健	文部科学省	教育委員会	教育委員会	学童，生徒，学生，幼稚園児，教職員
産業保健	厚生労働省	労働局**――労働基準監督署**	事業場	雇用者，パート，内職従事者

*東京都の区および人口100万人以上の市（政令市という）には，衛生行政に関して都道府県と同格の権限が与えられている．
**国の機関

は，別のラインで行われ，介護の関係では地域包括支援センターがある．衛生行政のおもな対象集団は，一般住民，自営・農業従事者，母子，老人などである．2008年からはメタボ予防のため健保組合等で特定健診による特定保健指導が行われている．

学校保健行政は，文部科学省，都道府県教育委員会，市町村教育委員会のラインで行われる．学校保健行政の対象集団は，学童，生徒，学生，幼稚園児，教職員である．

労働安全衛生（産業保健）行政は，厚生労働省，労働局，労働基準監督署，事業場のラインで行われる．対象集団は雇用者などである．

衛生行政で行われる健康管理に関係する法律のおもなものは，母子保健法（乳児，1歳半児および3歳児健康診査，妊婦健康診査，母子健康教室など），高齢者医療確保法（老人保健法が改正され2008年から施行），地域保健法，介護保険法，健康増進法，感染症法，精神保健福祉法，児童・老人福祉法などである．

学校保健行政で行われる健康管理は，学校保健安全法，独立行政法人日本スポーツ振興センター法などに基づいて行われる．

労働安全衛生行政で行われる健康管理は，労働基準法，労働安全衛生法，じん肺法，労働者災害補償保険法などに基づいて行われる．

いずれのラインによる健康管理も，地域の保健，医療，福祉，教育，生活，環境などに関連する各種機関，団体の協力がなければできないことである．

2）健康増進

集団の健康管理がはじめて政策として取り上げられ実施されたのは，明治時代の軍隊であった．強い軍隊にするためには，陸軍にはやった脚気（かっけ）などの栄養失調や急性・慢性感染症，とくに結核から兵士を守る必要があった．

1955年ころから栄養失調や感染症問題は急激に少なくなり，食物，冷蔵庫，車，テレビ，教育の普及など，物や情報のあふれた豊かな社会へ向かった．これに伴い主要疾病が入れ替わり，生活習慣病（成人病，メタボリック症候群），アレルギー疾患，メンタルヘルスや老人福祉が最重要課題となった．2003年から健康増進法が施行されている．

生活習慣病は，以前のように環境浄化や早期発見，早期治療ではなく，主として自身の行動が自分の健康を決めるのである．したがって，その予防のためには，自分自身の決意でよい保健行動を日常生活に取り込むよう努めなければならない．この意味で，「疾病予防」よりも「健康増進」や「健康づくり」を掲げるほうが効果的である．

健康増進の内容は，次の5項目に要約される．①健康な食生活，②日常の適度な運動，③十分な休養とストレス解消，④家族・友人・他人との友好的つきあいと思いや

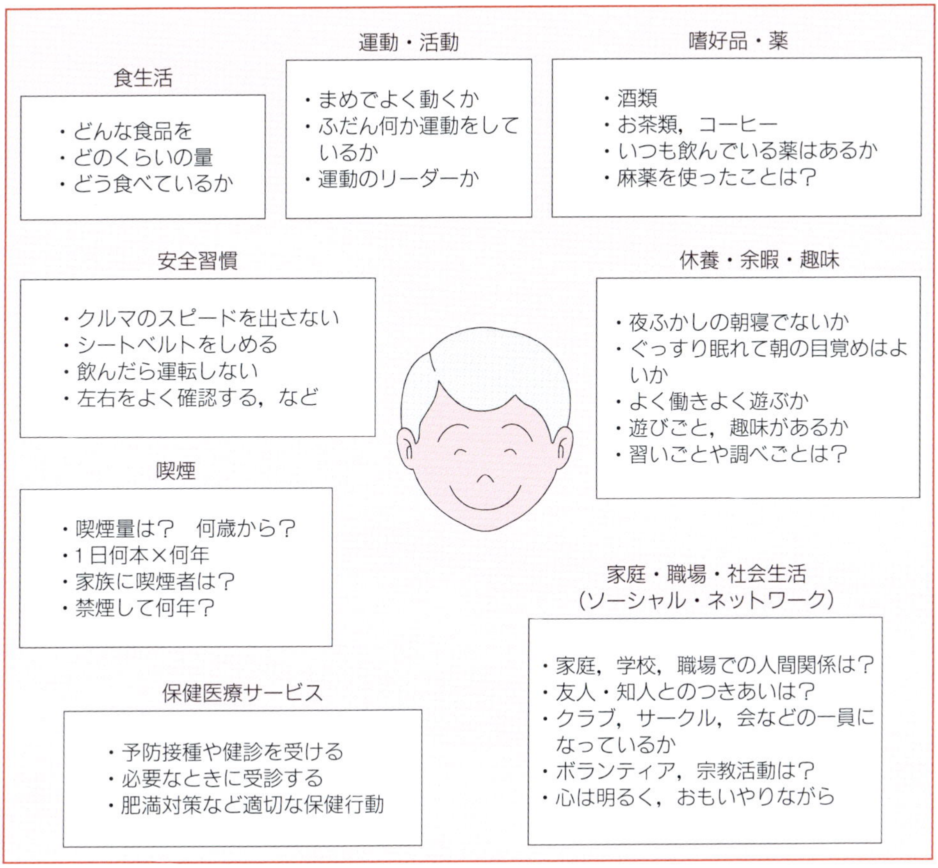

図2-6 ライフスタイルの構成要素

食生活
・どんな食品を
・どのくらいの量
・どう食べているか

運動・活動
・まめでよく動くか
・ふだん何か運動をしているか
・運動のリーダーか

嗜好品・薬
・酒類
・お茶類，コーヒー
・いつも飲んでいる薬はあるか
・麻薬を使ったことは？

安全習慣
・クルマのスピードを出さない
・シートベルトをしめる
・飲んだら運転しない
・左右をよく確認する，など

休養・余暇・趣味
・夜ふかしの朝寝でないか
・ぐっすり眠れて朝の目覚めはよいか
・よく働きよく遊ぶか
・遊びごと，趣味があるか
・習いごとや調べごとは？

喫煙
・喫煙量は？　何歳から？
・1日何本×何年
・家族に喫煙者は？
・禁煙して何年？

保健医療サービス
・予防接種や健診を受ける
・必要なときに受診する
・肥満対策など適切な保健行動

家庭・職場・社会生活（ソーシャル・ネットワーク）
・家庭，学校，職場での人間関係は？
・友人・知人とのつきあいは？
・クラブ，サークル，会などの一員になっているか
・ボランティア，宗教活動は？
・心は明るく，おもいやりながら

り，⑤いつも前向きで心を明るくもつ．

これらの項目をさらに詳しく具体的に示すと，**図2-6**のようであろう．性，年齢，生活の場，世帯構成，職業，好みなどにより，一人ひとりに必要かつ適切なライフスタイルが求められる．

食生活と健康については次の節で述べるので，ここでは運動，休養，喫煙，飲酒とソーシャル・ネットワークについて少し詳しくみてみよう．

(1) 運動・活動

霊長類は，機敏な身体活動をその特徴としている．人類は直立2足歩行をすることで，サルと区別される．ヒトの体重の50％以上は筋肉と骨で占められており，筋肉と骨格を使って陸上で重力に対抗して機敏に動きまわるようにつくられている．無重力状態をつづけた宇宙飛行士は，その骨のリンとカルシウムが流出して，骨の重量が平均1％，骨によっては最大8％まで減少した．骨格筋も著しく萎縮した．筋肉と骨は使用しないと少なく軽くなる．運動をせずにダイエットのみで減量すると，脂肪の減少はわ

ずかで，筋肉と骨が小さく軽くなるために，美しくやせることができない．

運動・活動は，心肺機能，精神機能，腎臓機能などを活発にする．また代謝をスムーズにし，血清コレステロールのうち HDL-C（high density lipoprotein cholesterol）を高め動脈硬化を防ぐよう作用する．ふつうの電機会社の勤労者を運動量別に4群に分け，その HDL-C 量を測ってみると，ふだんまったく運動をしないか，たまにする人の平均 HDL-C 量が 49.0 mg/dl であるのに対して，1回30分，週3回以上強い運動をしている人は 57.7 mg/dl と高かった．また運動をすると不定愁訴や抑うつ状態が減少し，医療機関への受診も少なくなることが知られている．なお，HDL-C を善玉コレステロール，LDL-C（low density lipoprotein cholesterol）を悪玉コレステロールという．

仕事で座業の多い勤労者は，なんらかの方法で運動量を一定以上に補い確保することが必要である．それには職場で手軽に運動ができる場所と施設を設け，使用を奨励することが望ましい．家庭内や地域でも，そのような施設が欲しい．また，それが可能な時間的ゆとりも確保しなければならない．

(2) 休養とストレス解消

筋肉を使ったあとは，安静と睡眠が休養になる．しかしコンピュータ作業やスマートフォンの使用，車の運転などの静的だが眼や脳を使う精神的疲労をもたらす活動のあとでは，筋肉を使う気晴らしのほうが有効である．

職場のストレスは，男性の場合は仕事が原因であることが多いが，女性の場合は人間関係が多い．気晴らし（ストレス解消）も，睡眠は男女に共通するが，男性は次に運動や飲酒であり，女性は買い物やおしゃべりである．

「ひと仕事」の継続時間は，50～100分が限度であろう．これを労働衛生では，一連続作業時間という．授業やコンピュータ作業なども，この程度の一連続作業時間で休憩をとるのがよい．

休養のうちでもっとも重要なのは，睡眠である．地球の自転による昼と夜，明と暗の変化に同調して，ほとんどの生物の活動はだいたい24時間の周期をもっている．睡眠は大脳を休めるために必要で，ヒトの進化の過程で形成されたものであり，毎日の生活で必要不可欠のものである．

ふとんに入ることを就床とか就寝（反対は起床）といい，眠りに入ることを入眠（反対は覚醒）という．人によって朝型と夜型とがあるが，大部分はその中間の型である．

睡眠は，ふつう入眠直後から3時間以内にもっとも深い眠りが訪れ，浅くなったり深くなったりをほぼ1.5時間（一連続作業時間と同じ！）の周期で繰り返し，次第に浅くなって覚醒する．

成人では1日7～8時間の睡眠時間が平均的で，6時間以下あるいは9時間以上睡眠

表2-5 アルコール飲用に関係のある身体的・心理的および行動的健康問題

心理的・行動的	酔い，意識消失，二日酔い，記憶障害，一気飲みによる急性中毒死
依存症・耐性	飲まずにはいられなくなる，強くなる，飲まないと苦しい，眠れない，手指の振戦，妄想，幻覚出現
消化器	繰り返し刺激による咽頭，食道のほか，肝臓，大腸，乳房の発がん，アルコール性肝炎，脂肪肝，肝硬変，膵臓炎
妊娠・胎児関係	流産，胎児の発育不良，奇形，低体重児
事故・災害	転倒，外傷，交通事故，溺死，火災
その他の身体的障害	脳の萎縮，アルコール性認知症・健忘，末梢神経炎，心臓血管疾病（脳卒中や心筋梗塞）

をとる集団は，罹患率と死亡率が高いことが知られている．

よい睡眠のために就寝直前の就寝準備行動，寝室の温度・湿度，パジャマとふとんの調整，騒音対策などが必要である．

余暇とは，睡眠や食事などの生理的に必要な時間，労働や学業，移動のための時間を除いた，個人が自由に利用できる時間をいう．この時間は，レクリエーション，交際，新聞，テレビ，学習などに使われる．これによって休養をはかり，家庭・社会生活の充実，ストレス解消，将来のための備蓄をはかることになる．

(3) 飲　酒

飲酒は，イスラム教徒を除くほとんどの人類社会に広まっている．これは酒類に含まれるエチルアルコールが脱抑制作用および麻酔作用とともに，依存性をもっているためである．酒類は適量では「百薬の長」にもなりうるが，乱用（alcohol abuse）によってさまざまな健康問題が引き起こされる．それらをまとめると，**表2-5**のようである．

これらの健康問題を防止するには，どうしたらよいであろうか．それは飲酒者一人ひとりが，適正飲酒を守ることである．個人の飲酒行動は，家族，仲間，職場，地域社会の強い働きかけで変えることができるものである．

日本人は，飲酒そのもの，酔っぱらいおよび酒類の販売について寛大すぎるといわれている．適正飲酒を，個人の教育，法規制，社会的取り組みによって的確に推進する必要がある．

アルコール含有量は，焼酎20～35，清酒15～18，ワイン8～15，ビール2～5，ウイスキー40～45の各容量％である．清酒1合（180 ml）とビール1本，ウイスキー水割1杯などがほぼ同じアルコール量に相当する．なお清酒1合は200 kcalで，中茶碗軽く1杯の米飯に相当する．米飯はたんぱく質ほかの栄養素を含むが，酒類はアルコール（熱量）のみなので，飲酒時は栄養の偏りに注意しなければならない（第6章 精神保健「(5) アルコール依存対策」参照）．

表 2-6　喫煙率：日本と先進中進諸国との比較

国	年次	喫煙率（%） 男	喫煙率（%） 女	年齢
日　　　本	2018年	29.0	8.1	20歳以上
アメリカ合衆国	2019年	24.9	17.1	18歳以上
メ キ シ コ	2016-17年	27.1	8.7	12-65歳
イ ギ リ ス	2019年	15.9	12.5	18歳以上
ド イ ツ	2018年	26.4	20.2	18-64歳
ロ シ ア	2019年	38.9	10.1	15歳以上
中　　　国	2018年	50.5	2.1	15歳以上
フィリピン	2015年	40.3	5.1	15歳以上

資料：WHO "report on the global tobacco epidemic, 2021"
「国民衛生の動向 2024/2025」厚生労働統計協会, 2024.

(4) 喫　煙

　喫煙（smoking）が健康に及ぼす影響は，英国王室内科医学会（1962年）およびアメリカ合衆国保健教育福祉省（1964年）から相次いでまとまった報告書が公表されて以来，疑いえないものとなった．その後も調査研究が進められ，欧米を中心とする1960年代に高まった禁煙運動が，WHOの積極的な取り組みで世界的なものとなった．

　日本人の成人男子の喫煙率は，1966年に83.7％と最高で，その後徐々に減少し，2018年には29.0％（女子8.1％）となったが，先進国のなかではまだ高い（**表2-6**）．

　タバコの煙には，その吸い口からの主流煙（main stream）と，タバコが燃えている部分から直接空気中に立ちのぼる副流煙（side stream）とがある．主流煙はいったん口で吸われて，大部分はふたたび口から出される．

　タバコの煙は，窒素・酸素・水蒸気，二酸化炭素・一酸化炭素などの気体成分と，ニコチン，タールなどの粒子状成分とに分けられる．重量では前者が92％，後者は8％程度である．紙巻きタバコ（cigarette）の場合，吸引時の燃焼温度は800～1,200℃と高い．

　タバコの煙の気体と粒子状成分には約4,000種類の化学物質があり，そのうち500種類が確認されている．発がん物質も数十種類含まれている．「タバコは毒のカンヅメ」といわれるわけである．

　タバコの煙が口から吸われると，気体と粒子状物質が口腔や気道・肺胞に刺激を与え，あるいはそこから吸収されて血液中に移行する．タバコを喫うと，葉に含まれるニコチン（nicotine）が肺胞粘膜から吸収されて，軽度の中枢興奮，めまい，吐気，皮膚や腎臓の血管の収縮などの薬理作用をもたらす．

　タバコの煙は口腔や気道粘膜を刺激するので，喫煙者では舌があれる，痰がからむ，

喉がつまった感じなどの症状が，非喫煙者に比べ2～3倍高率に出現する．また中高年者の慢性気管支炎や肺気腫（これらをまとめてCOPD〔Chronic Obstructive Pulmonary Disease〕と呼ぶ）なども，喫煙者のほうが約40倍多い．胃や十二指腸の消化性潰瘍も，喫煙者に約3倍多い．

　タバコの煙には数千ppmの一酸化炭素が含まれており，この吸入により喫煙者の血中一酸化炭素ヘモグロビン濃度は著しく高くなる．このため喫煙する妊産婦は，胎児への酸素供給能力にゆとりが少なくなる．事実，喫煙女性は非喫煙女性に比べ，流産，死産，早産などが2～3倍多く，新生児の出生時体重は平均約200g軽い．

　宮城疫学調査（1990～2001年，久道，辻ら）では，約2万人の男性を11年間追跡し，約1,200人の死亡を確認した．死亡リスクは，非喫煙者を1.00とすると，1日喫煙本数1～19本群，20～39本群，40本以上群でそれぞれ，1.49，1.72，1.83と有意に増大していた．死因を肺がんに限定すると，それぞれ，2.10，4.42，5.12，6.62とさらに大きな死亡リスクであった．また，永年の喫煙者は，歩いても息ぐるしくなる慢性閉塞性肺疾患COPDになって酸素吸入をしながら生活するようになる．

　喫煙に対しては，日本では1900年の「未成年者喫煙禁止法」があり，1972年にはじめてタバコの包装に，「吸いすぎに注意しましょう」という注意表示がなされた．2004年から，肺がん，心筋梗塞や脳卒中の危険性，肺気腫の悪化，妊婦への悪影響など8種のうち，2種を組み合わせて，箱の表と裏にそれぞれ30％以上の面積を使って表示することになった．さらに，病院，列車，航空機，レストラン，職場などで，喫煙場所の規制が拡大・強化されつつある（健康増進法）．

　受動喫煙（passive smoking）は間接喫煙ともいい，喫煙者の近くにいたり，同室する者がいやおうなくその煙を吸入して影響を受けることをいい，夫の喫煙が妻や子の健康に影響を与える．

　1987年WHOは，毎年5月31日を「世界禁煙デー，World No-Tobacco Day」とすることに決定した．2023年の日本版のテーマは「たばこの健康影響を知ろう！～望まない受動喫煙のない社会を目指して～」であった．

(5) ソーシャル・ネットワーク＝対人関係網

　人間は社会的動物であるといわれる．社会的に孤立することは，死をもたらすことがある．仲間はずれによるいじめは，その例である．人間は，集団をつくって，個人のもつ特徴を生かしてお互いに助け合うほうが，よりよく生きることができる．

　疾病罹患率や死亡率で比較すると，未婚・離婚者よりも配偶者のある者のほうが，多くの友人・知人をもつ者のほうが，二世代や三世代で暮らす者のほうが，親戚とのつきあいのある者のほうが，なにかの趣味の会・同好会・組織に入っている者のほうが，こ

れらの率は低いことが知られている．つまりソーシャル・ネットワーク（social network）（絆）の多い者のほうが，より健康に生きられるといえる．ネットワークのもっとも少ない群の罹患率や死亡率は，もっとも多い群のそれと比べて2～6倍も高いことが米国でみられている．したがって，これらのネットワークとのかかわりを若いときから密にし，老年になってからも積極的にこれにかかわることは，健康増進につながるといえよう．

　ではなぜ，対人関係網が発達している人のほうが有利なのであろうか．対人関係網は，高学歴，社会経済階層の高いこと，地域社会で血縁・地縁にめぐまれている場合に，より発達しているためだろう．また，これらの社会的要因が等しくても，個人的につきあいの広い人とあまりない人がいる．前者は生きがいや有益な情報を周囲の人たち（これをソーシャル・キャピタルという）から得られ，したがって心身相関がよい方向に作用するものと思われる．もうひとつの有利な理由は，健康情報や医療資源をネットワークから得られる確率が高く，健康支援が強いということである．

　このように，ある個人の教育，情報，ネットワークの支援が多い場合には，その個人をよいライフスタイルに導き，結局，死亡率を低下させるのである．

3）衛生行政

　わが国の衛生行政の根拠は，日本国憲法第25条の「すべての国民は，健康で文化的な最低限度の生活を営む権利を有する」につづいて述べられている，「国は国民の福祉と公衆衛生の向上に努めなければならない」に基づいている．

　現在の衛生行政の組織は，すでに述べたように，地域，職場および学校の3つが，それぞれ厚生労働省および文部科学省の2省に分けられたかたちで行われている（図2-5参照）．このうちもっとも基本的でかつ予算も大きいのは，厚生労働省に関係する地域の衛生行政である．

　地域の衛生行政は法律に基づいて行われ，その実施は，国が基本方針をつくり，都道府県（政令市，中核市）が具体的計画をつくり，これに従って市区町村が実施する．法規に基づいて国や都道府県の補助金が市区町村に交付される．次に，衛生行政の中核となる保健所と市区町村をみてみよう．

(1) 保健所の機構

　保健所は「地域保健法」に基づいて，人口約20万人に1か所を基準に設置され，疾病の予防，健康増進，環境衛生など，地域における公衆衛生活動の中心的機関としての役割を担っている．保健所と福祉事務所とを合体して保健福祉事務所という名称になったところも多い．

　保健所を設置するのは，都道府県，87の市（地域保健法施行令〔政令〕で定められ，政令市という）と東京都23特別区である．都道府県立が352，政令市立が93，東京都特別区立が23，合計468か所保健所を設置している（2024年）．

　1994年に制定された地域保健法において保健所に関する規定が整備され，都道府県が設置する保健所を地域保健の広域的・専門的・技術的拠点として機能を強化するとともに，保健・医療・福祉の連携の促進をはかる観点から二次医療圏などを考慮して保健所の所管区域を見直し，整備することとされた．

　各保健所には地域保健法に基づき所管区域内の公衆衛生および保健所の運営に関する事項を審議するための保健所運営協議会が設置されている．この協議会は行政機関，医師会，病院，学校，社会福祉施設，事業所などの代表者と学識経験者から構成され，知事または政令市長が委員を任命する．

　地域保健法では，保健所長は医師であることとされているが，医師不足が続き，2004年の法改正で，医師の確保が著しく困難な場合には，医師と同等以上の公衆衛生行政に必要な専門的知識を有すると認めた技術職員を保健所長とすることができるようになった．しかし，衛生行政上は引き続き医師確保のための努力を行っている．

　保健所内の機構は，基本的には3つの課からなっている．庶務担当課では，職員の管理，医務，薬務などを担当している．保健予防担当課ではおもに対人保健活動を担当し，疾病の予防，各種保健サービスを行っている．衛生担当課では主として対物保健活動を担当し，営業の許可，環境の監視などを行っている．規模の大きな保健所では，このほかに検査担当の課や地域保健の統括を行う普及課が設置されているところもある（図2-7）．

　保健所には，医師，歯科医師，薬剤師，獣医師，保健師，助産師，看護師，栄養士，歯科衛生士，診療放射線技師，臨床検査技師，衛生検査技師などの専門職と，事務職が勤務している．全国合計の保健所の数は468である．東京都は31でもっとも多い（2024年4月）．

　保健所の業務は，地域保健法第6条で表2-7のように規定されている．このうち主として対人保健活動に該当するものが2，6，8，9，10，11，12，対物保健活動に該当するものが4，13，両者に関係するものが1，3，5，7，14である．

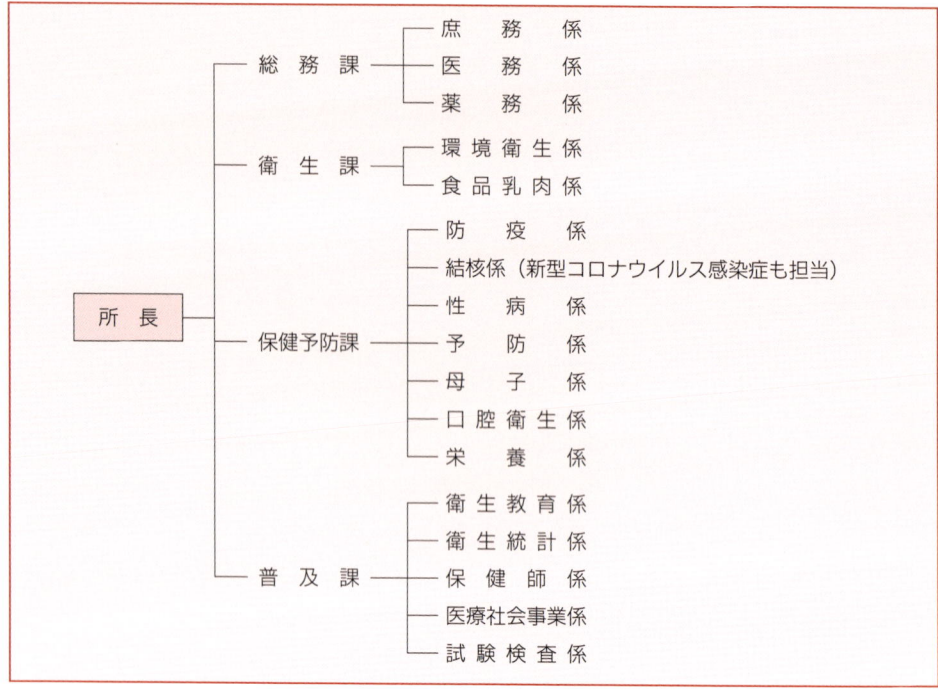

```
                    ┌─ 庶 務 係
         ┌─ 総務課 ─┼─ 医 務 係
         │         └─ 薬 務 係
         │         ┌─ 環境衛生係
         ├─ 衛生課 ─┤
         │         └─ 食品乳肉係
         │         ┌─ 防 疫 係
         │         ├─ 結核係（新型コロナウイルス感染症も担当）
         │         ├─ 性 病 係
所長 ─┼─ 保健予防課 ─┼─ 予 防 係
         │         ├─ 母 子 係
         │         ├─ 口腔衛生係
         │         └─ 栄 養 係
         │         ┌─ 衛生教育係
         │         ├─ 衛生統計係
         └─ 普及課 ─┼─ 保健師係
                   ├─ 医療社会事業係
                   └─ 試験検査係
```

図2-7 保健所の機構（厚生労働省例示）

表2-7 保健所の業務

保健所は，以下の事項につき，指導およびこれに必要な事業を行う（地域保健法第6条）
1. 地域保健に関する思想の普及および向上に関すること
2. 人口動態統計その他地域保健に係る統計に関すること
3. 栄養の改善および食品衛生に関すること
4. 住宅，水道，下水道，廃棄物の処理，清掃その他の環境の衛生に関すること
5. 医事および薬事に関すること
6. 保健師に関すること
7. 公共医療事業の向上および増進に関すること
8. 母性および乳幼児ならびに老人の衛生に関すること
9. 歯科保健に関すること
10. 精神保健に関すること
11. 治療方法が確立していない疾病その他の特殊の疾病により長期に療養を必要とする者の保健に関すること
12. エイズ，結核，性病，感染症その他の疾病の予防に関すること
13. 衛生上の試験および検査に関すること
14. その他地域住民の健康の保持および増進に関すること

2の人口動態統計は，市区町村役場に提出された出生，死亡，死産，婚姻，離婚の届け出が基礎となっている．役所（場）から2つの経路に分かれ，ひとつは法務省関係，もうひとつは保健所を通じて厚生労働省の人口動態統計の資料となる．

3の栄養の改善は，保健所に栄養士を配置して，地域の食生活改善のための指導や集団給食の指導などを行っている．また健康増進法に基づき毎年実施されている国民健康・栄養調査も，保健所が主体となって行っている．飲食物の衛生に関しては，食品衛生法に基づく営業の許認可や食中毒予防対策などが行われている．

4の環境の衛生は，各種の許認可や指導監視を中心とした対物保健活動である．

7の公共医療事業の向上増進では，医療法に基づく医療機関の監視，各種法律（医師法，保健師助産師看護師法など）による免許の申請などの手続きなどを行っている．

8，9，11，12の対人保健サービスについては，母子保健法，高齢者医療確保法，結核予防法，感染症法などに規定された健診や指導を行っている．

10の精神保健に関しては，精神保健福祉法に基づいた措置入院や医療保護入院の事務的手続きのほかに，精神保健相談〔自殺予防対策〕，老人精神保健相談〔認知症老人対策〕，訪問指導，患者家族会活動の助言援助，広報活動，社会復帰のためのデイ・ケアなどが行われている．

さらに必要に応じ，地域保健に関する情報の収集・活用・調査・研究，医師等に施設を利用させること，市町村の相互間の連絡調整を行い，指導・助言等の援助を行うこともできる．

(2) 市区町村の役割

前項でも述べたように，市区町村は住民にいちばん身近な公共団体であるために，市区町村が主体となった保健活動はますます重要になっている．政令市に設置された保健所は，都道府県の保健所業務と市区町村の業務をあわせて行っている．

対人保健活動では，予防接種（予防接種法，感染症法），健診（高齢者医療確保法，改正健康保険法），保健事業（健康増進法），母子健康手帳の交付（母子保健法）など，直接住民を対象とした事業は市区町村の事業になっている．

対人保健活動を行う場所が，「市区町村保健センター」である．これは市区町村における健康づくりに関するさまざまな活動の展開の"場"としてのサービス施設であり，行政機関としての機能はない．市区町村の保健事業である健康診査や健康教育のほかに，地域住民の自主的な活動の拠点としての役割も兼ねている．施設は基本的には管理部門（事務室，記録保存室など），保健指導部門（保健指導，健康教育を行うスペース），健康増進部門（栄養，運動などの生活指導を行うスペース），検診部門（診察室など），共通部門（会議室など）を備えることになっている．

対物保健活動では，一般廃棄物の処理（廃棄物の処理及び清掃に関する法律），火葬・埋葬の許可（墓地，埋葬等に関する法律）などが市町村の業務になっている．

また保健所における保健所運営協議会に当たるものとして，「健康づくり推進協議会」を設置して地域保健活動の方向づけを行っているところも多い．おもに対人保健サービスは，県レベル（保健所）から市区町村へ事業が移管されている．現状では，とくにこれらの事業を実施するマンパワーに問題がある．厚生労働省では市区町村における地域保健活動の中心となる専門職として，保健師の採用を推進してきた．また健診などに不可欠な医師については，保健所を設置する政令市以外では，ほとんど医師会の協力に頼っているのが現状である．保健所並みの専門職を配置することが望まれている．

(3) 関連機関の役割

各都道府県には衛生行政を主管する部局（保健衛生部）が置かれており，都道府県内の一般衛生行政を統括している．衛生主管部局のなかに予防課，医務課，福祉課など4〜7課が設けられ，おのおのの業務分担が決められている．

精神保健福祉法に基づき，各都道府県には精神保健の向上をはかるために精神保健福祉センターが設置されている．精神保健福祉センターの役割は，知識の普及，調査研究，複雑困難な内容を伴う相談・指導への対応などがある．

また各都道府県や政令市には地方における試験研究機関として，衛生研究所（名称は都道府県によって若干異なる）がある．職員は技術系職員（医師，薬剤師，獣医師，臨床検査技師など）がおもで，その業務は，調査研究，試験研究，保健所・市町村の関係職員の研修指導，公衆衛生情報の提供・解析などである．

市区町村では，行政機関ではないが前述の市区町村保健センターのほかに，母子健康センター，老人福祉センター，地域包括支援センターなどがある．

厚生労働省の関係機関としては，国立社会保障・人口問題研究所，国立保健医療科学院，国立身体障害者リハビリテーションセンターなどがあり，調査研究や関係職員の研修などを行っている．

また地域によっては，公的医療機関（とくに市町村立病院・診療所）が地域保健活動の中心的役割を果たしているところもある．

以上のような行政機関のみでは地域保健活動は十分に行えないことはいうまでもなく，医師会，歯科医師会，薬剤師会，獣医師会などの専門職の団体や，食生活改善推進協議会，母子愛育会など地域保健活動に密着した地域住民組織，自治会，婦人会など一般的な住民組織も，地域保健活動の推進に欠かせないものである．

(4) 保健・医療・環境関係の法律

　行政は，すべて法規に基づいてなされる．法律は住民の直接投票で選出された衆参両院議員で構成される国会においてつくられ，改廃される．省令や規則は，それぞれの法に基づいて所管の省庁が行政の権限でつくることができる．

　1897年につくられた伝染病予防法は，制定以来約100年間，日本の感染症対策を担ってきたが，1999年から「感染症の予防及び感染症の患者に対する医療に関する法律」（いわゆる感染症法）が施行されるに伴い廃止された．

　なお，性病予防法（1948年成立），エイズ予防法（1989年成立）も感染症法の施行に伴い廃止統合された．衛生関係の法律は便宜的に，保健予防関係，環境衛生関係，医事関係，薬事関係およびその他の5つに分けられる．所管の省庁で分けることもある．以下におもな法律を挙げる（カッコ内は成立の年を示す）．

● 保健予防関係

　感染症法（1999），予防接種法（1948），検疫法（1951）

　精神保健福祉法（1950），母子保健法（1965），母体保護法（1997），高齢者医療確保法（2007），自殺対策基本法（2006），がん対策基本法（2006）

　栄養士法（1947），調理師法（1958），健康増進法（2002），

　地域保健法（1994），食育基本法（2005），いじめ防止対策推進法（2013），アレルギー疾患対策基本法（2014），過労死等防止対策推進法（2014）

● 環境衛生関係

　食品衛生法（1947），旅館業法（1948），クリーニング業法（1950），理容師法（1947），美容師法（1957），容器包装リサイクル法（1995），環境影響評価法（1997），家電リサイクル法（2000），自動車リサイクル法（2002），食品安全基本法（2004）

　温泉法（1948），自然公園法（1957），自然環境保全法（1972），地球温暖化対策推進法（1998），生物多様性基本法（2008）

　水道法（1957），下水道法（1958），水質汚濁防止法（1970），浄化槽法（1983）

　大気汚染防止法（1968），騒音規制法（1968），公害紛争処理法（1970），悪臭防止法（1971），公害健康被害補償法（1973），環境基本法（1993），景観法（2004）

　建築物衛生環境確保法（いわゆるビル環法，1970），石綿健康被害救済法（2006）

● 医事関係

　あん摩マッサージ指圧師，はり師，きゅう師等に関する法律（1947），医師法（1948），歯科医師法（1948），保健師助産師看護師法（1948），歯科衛生士法（1948），診療放射線技師法（1951），臨床検査技師，衛生検査技師等に関する法律（1958），理学療法士及び作業療法士法（1965），柔道整復師法（1970），視能訓練士法（1971），救急救命士法（1991），精神保健福祉士法（1997），言語聴覚士法（1997）

医療法（1948），医薬品副作用被害救済・研究振興調査機構法（1979），臓器移植法（1997），薬害肝炎救済法（2008），医療介護総合推進法（2014），公認心理師法（2017）

● 薬事関係

毒物及び劇物取締法（1950），覚せい剤取締法（1951），麻薬及び向精神薬取締法（1953），薬事法（1960），薬剤師法（1960）

● その他

健康保険法（1922），国民健康保険法（1958），放射線障害防止法（1957），学校保健安全法（1958），学校給食法（1954），独立行政法人日本スポーツ振興センター法（2002），労働者災害補償保険法（労災保険法）（1948），じん肺法（1960），労働基準法（1967），労働安全衛生法（安衛法）（1972），育児・介護休業法（1994），失業保険法（1974）

児童福祉法（1947），身体障害者福祉法（1949），生活保護法（1950），知的障害者福祉法（1960），老人福祉法（1963），母子及び寡婦福祉法（1964），障害者基本法（1970），高齢者医療確保法（2007），障害者総合支援法（2013），食品表示法（2013）

4）医療制度と医療保障

　医療のもっとも単純な形は，医療を行う者がこれを必要としている者にサービスを提供することであろう．日本では医療を行う者は，保健医療関連専門職者とか医療関係者とかよばれている．この専門職者は医師法などそれぞれの専門職ごとの法律（これを身分法という）で定義され，その教育課程，免許と資格が定められている．したがって，それ以外の者がみだりにその行為を業務として行うことができないしくみになっている（業務独占）．専門職者はふつう，なんらかの医療施設でサービスを提供する．これら施設やサービスについての規制（医療法など）もある．

　保健医療サービスは，たとえば投薬や検査でも，そこに含まれる知識や技術が患者の心身に有効であることを期待するのであるから，単に物品を販売するのとは異なる．

　保健医療サービスは，それを必要としている者に，必要なときに供給されることが望ましい．そのために，医療保障の制度や地域医療体制が整備され，効率よく機能しなければならない．以上の医療のしくみをまとめると，図 2-8 のようである．

(1) 保健医療の専門職者

　業務の専門分化に伴って，多くの専門職が生まれてきた．これは将来とも続くであろう．おもな専門職者は次のようである．

　医師，歯科医師，薬剤師，保健師，助産師，看護師，准看護師，社会福祉士，介護福

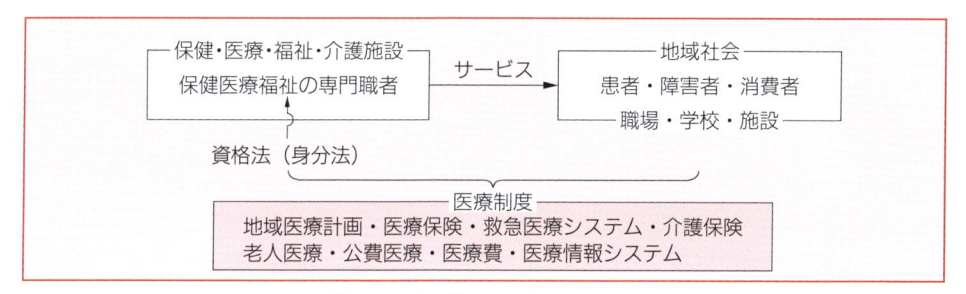

図2-8 わが国の医療のしくみ

表2-8 医療従事者職種別総数の年次推移

年次	医師	歯科医師	薬剤師	保健師	助産師	看護師 准看護師	理学療法士	作業療法士	視能訓練士
1970年	118,990	37,859	79,393	14,007	28,087	273,572	1,082	305	—
1980年	156,235	53,602	116,056	17,957	25,867	487,169	2,778	978	743
1988年	201,658	70,572	143,429	23,559	23,320	694,999	7,994	3,525	1,588
2001年	255,792	90,857	217,477	36,781	24,511	1,042,468	†30,084	†17,227	†4,608
2010年	295,049	101,576	276,517	45,003	29,670	1,320,114	†73,888	†47,757	†8,759
2020年	339,623	107,443	321,982	55,595	37,940	1,565,500	††182,853	††99,953	††16,975

年次	歯科衛生士	歯科技工士	診療放射線技師	臨床検査技師	あん摩マッサージ指圧師	はり師	きゅう師	柔道整復師
1970年	5,804	8,722	6,411	—	62,923	35,296	33,670	5,974
1980年	20,501	22,008	*17,262	*33,689	80,059	46,898	45,533	12,973
1988年	36,986	32,518	24,109	43,605	87,519	56,465	54,950	20,591
2001年	67,376	37,244	†52,043	†145,007	†166,878	†116,361	†115,278	†41,062
2004年	79,695	35,668	†56,156	†150,613	98,148	151,743		35,077
2010年	103,180	35,413	†67,361	†169,227	104,663	183,085		63,873
2020年	142,760	34,826	††91,122	††205,715	118,103	126,798	124,956	75,786

注) *は1981年の数である．医師・歯科医師・薬剤師は届出数，†印は延べの免許取得者，††印は2021年末における延べの免許取得者，それ以外は就業者数．
数値は，厚生労働省「平成26年医師・歯科医師・薬剤師調査」「平成26年医療施設調査・病院報告」「平成26年衛生行政報告例」ならびに厚生労働省医政局調べ（2016, 2017），「国民衛生の動向2017/2018」厚生労働統計協会，2017，「国民衛生の動向2022/2023」厚生労働統計協会，2022．

祉士，診療放射線技師，臨床・衛生検査技師，臨床工学技士，義肢装具士，歯科技工士，歯科衛生士，理学療法士，作業療法士，視能訓練士，あん摩マッサージ指圧師，はり師，きゅう師，柔道整復師，精神保健福祉士，言語聴覚士，公認心理師，臨床心理士，栄養士，管理栄養士，食生活改善推進員，医療社会事業従事者

これらの専門職者は，それぞれの法令資格法（身分法）によって資格・免許要件が定められている．ただし，食生活改善推進員，医療社会事業従事者，臨床心理士の国家資格はない．いくつかの保健医療専門職者の実数は，表2-8のようである．

職種によって過不足があり，地域分布，年齢構成，自営と勤務などの違いもある．数

量の過不足から，質的充実や生涯教育の必要性，業務分担の明確化などの課題もある．

(2) 医療施設とその連携

　医療施設は，医療法で病床数20床以上を病院，19床以下を診療所と称している．病院には老人病院，精神科病院，結核療養所，大学病院，各種専門病院などがある．

　医療はその機能から，第一・第二・第三次医療に分けられる．第一次医療はプライマリ・ケアで，住民にとってもっとも基本的かつ重要な保健医療をいい，健康増進，疾病予防，疾病管理，リハビリテーション，環境調整までを含む包括性をもつ．したがって保健指導，栄養・運動指導，福祉，医療社会事業，カウンセリングなども場合によっては必要である．これらのサービスが，自分たちや自国の技術と資源で調達解決されることが望ましいとされる．具体的には，地域の第一線の医療機関がこれに相当する．救急医療もこれに含まれる．

　第二次医療はプライマリ・ケアよりもより専門化した医療で，第一次からの紹介で必要な診療を行う．さらに高度な専門的な診療が必要な場合は，第三次医療でこれを充足する．

　1985年の医療法改正で，地域医療計画の策定が都道府県に義務づけられたが，そのなかで第一・第二・第三次医療を想定し，圏域を設定することになっている．第一次医療圏は小学校区程度の圏域を，第二次医療圏はそのなかで大きな買い物がなされる程度（高等学校区程度）の圏域を，第三次医療圏は都道府県全域を当てている．

　このように第一・第二・第三次医療はその機能・役割を異にしており，お互いそれを認め合って効率よく患者のニーズに応えるよう，よく連携することが必要である．

　医療法による地域医療計画は，無制限な病院の病床数の増加に歯止めを加え，中間施設や在宅医療を拡充することをねらいとした．

　今後の保健医療の大きな課題は，役割を異にする各種の医療施設がよく連携をとり，質の高い患者サービスが行えるようにすることである．そのためには各種医療情報をシステム化して，必要なときにうまく利用できるようにしなければならない．

(3) 医療保障

　貧しいために必要な医療が受けられないという事態をなくし，医療を保障することが近代国家には要請される（憲法第25条）．医療保障は，公的扶助と医療保険を2本の柱にしている．前者は生活保護法による医療扶助の公費医療であり，後者は傷病時の医療のために保険料を出し合って備えるしくみである．

　公費医療は，税金によってまかなわれる医療である．医療費の支払いができない場合には，生活保護法による医療扶助のしくみがある．結核その他の感染症・精神病などで

強制的に入院させられる場合や，難病に対する特定疾患治療費にも，公費医療が適用される．

医療保険は，次の3つに分けられる．

① 被用者保険：健康保険（組合管掌と「協会けんぽ」がある），船員保険および共済組合がある．保険料は給与（正しくは標準報酬月額）の約9％相当額を，被用者本人と雇用主とがだいたい1/2ずつ負担して拠出する．中小企業などの被用者が加入する政府管掌健康保険は，2008年から全国健康保険協会に移管され，名称も「協会けんぽ」となった．

② 国民健康保険：市町村が保険者となって運営する．被保険者は被用者以外の自営業者などの地域住民である．保険料（税）を被保険者の資産や収入に応じて徴収し，国の補助金と合わせて運営される．

③ 高齢者の医療：1961年から国民皆保険となったので，70歳以上の老人もなにかの保険に加入している．1982年の老人保健法で，生活習慣病予防，医療，リハビリテーションも含めた総合的な老人保健対策の一環として老人医療制度の確立がはかられてきた．2005年医療制度改革大綱が決定され，医療費適正化をはかるため，新たに高齢者医療制度がつくられた．とくに75歳以上のすべての後期高齢者には別枠の医療制度をつくることになった．老人になると所得が低くなると同時に病気をもつ人も多くなる．したがって老人医療費は，①被用者保険と国民健康保険からの拠出金と，②国・都道府県・市町村からの公費（税金），および③保険料によってまかなうしくみである．

国全体の医療費を国民医療費（2021年度に45.0兆円）という．2002年の改正以降，原則として75歳以上の老人が保険医療機関で医療を受けたときは，当該医療に要した費用の10％，高所得の老人は30％を一部負担金として支払う．ただし，高額になる場合は負担の限度額が定めてある．なお，2022年10月からは，10％の負担であった老人もある一定以上の収入がある場合には，20％に引き上げられることになった．

医療保険では，設立運営主体を保険者，保険の目的である医療を受ける者を被保険者（本人とその家族）という．被保険者は医療機関を受診すると，医療を現物で給付される．医療の内容はすべて点数で表され（点数表），月ごとに医療機関が診療報酬請求明細書（レセプト）によって保険者に請求する．それに基づいて保険者あるいは支払い基金から医療機関に，その点数に基づく金額の支払いがなされる．この方式を現物給付方式という．これに対し，外国では，要した医療費を患者が医療機関に支払い，その分をあとで支払い基金に請求して戻してもらう．これを現金給付方式という．

医療保険の適用人口は，2021年度末現在で高齢者を含む国民健康保険が4,648万人，給与所得者などの被用者保険本人が4,632万人，その被扶養者が3,115万人である．

(4) 国民医療費

国民皆保険になった1961年以降，また老人福祉法により老人医療公費負担制度の開始された1973年以降，とくに医療費が目立って増加した．これは人びとが医療を気軽に利用できる制度となったためである．その反面，国民医療費が年々増加することを招き，老人の増加や医療の高度化もあって増加がつづいてきた．

2021年度の国民医療費は45.0兆円で，前年度比4.8％の増加であった．国民所得に占める割合は11.1％（2019年度），1人当たり年間医療費は，35.9万円であった．

国民医療費の負担区分別構成割合（2021年度）は，医療保険等給付分は45.7％，後期高齢者医療給付分は34.9％，患者等負担分は12.1％となっている．

国民医療費のうち，歯科治療費，薬剤調剤費，入院時食事医療費などは26.1％で，あとの71.9％は医科関係の入院と外来の一般診療費，その他1.9％である．

年齢階級別では，人口の28.9％を占める65歳以上の人口が国民医療費の60.6％を消費している（2021年度）．また1人当たりの医療費は，西高東低といって関西・四国・九州の府県で高い．日本では医療費に占める薬剤費や検査費用の割合が大きく，技術やサービスに対する費用の支払いが小さい．増大する国民医療費をいかに公平かつ適正に負担し，無駄なく適正に使用していくかは，今後とも大きな課題である．

(5) 保健活動と医療の倫理

倫理は，人がしてよいことと，してはならないことのけじめについての考えと実践である．してよいことと，してはならないことは，ある社会が常識や慣習としてもっているのがふつうである．

異なった社会や文化にも，時代にも，それぞれの倫理がある．時代や条件が変わると，それに合わせて倫理も変わらなければならない．変わってから落ち着くまでの間は過渡期であり，さまざまな問題が生じる．これらの問題のいくつかを次に挙げるので，問題の成り立ちと解決方法を考えてみよう．

① 保健医療の専門家と患者との関係

日本の伝統は，患者が「よろしくお願いします」といい，医師らが「お任せください」という，弱者が強者に保護される関係（父権主義）である．この関係は，地域社会がよく組織され，そのなかに両者が明確に位置づけられていてはじめて倫理的関係が成り立つ．他人同士が機能的に一面的に付き合う場面がふえる近代社会では，両者の関係は一種の契約関係になる．患者は自分の健康問題の解決を望み，医師らはその専門の範囲内で自分の知識と技術を提供する．はじめにその契約内容をはっきりさせ，患者と医師らの間に新しい局面や問題が生じるたびに，両者間に新たな契約関係が生ずる．したがって重要なのは，常に両者間で説明と合意がなされることである．病状や行為につい

ての説明がよくなされたうえで，患者が納得・合意・承諾することが必要である．これをインフォームド・コンセント（informed consent；説明されたうえでの合意）という．こうすることで両者間に信頼関係が築かれ，患者の診療への積極的協力が得られる．慢性疾患ではとくに患者の改善への努力や満足感が，疾病の自然史の帰結を左右する（患者教育）．慢性疾患の場合，患者の生活の質（QOL）を高める努力が，とくに医師らの側に必要である．ここで「医師ら」は，看護・介護者，施療・施術者などを指す．

② 医療過誤

医師らも人間であるから，ときに誤った診療をすることがあるであろう．医師らは常に専門の知識・技術が，その社会と時代の平均的水準に維持されるよう努力しなければならない．著しく遅れた知識・技術が原因で発生した医療事故は，医師らの側にその責任がある．事故が発生したときに，患者と医師らとの間に常に説明と合意がなされ，カルテなどの記載がよくなされ，信頼関係がしっかりあれば，訴訟に至ることは少なく，訴訟で医療裁判になった場合も，不利を少なくすることができる．

不注意で生じた事故では，医師らに課せられた注意事項を怠ったか否かが問われる．どこまでが注意義務であるかは，その時代その社会で通常とされている水準に照らして，かつ双方の主張を勘案したうえで最終的に裁判官が判断する．

③ 診療内容と医療費

診療内容の妥当性を，患者側から評価することはむずかしい．かぜに抗生物質（抗菌剤）をやたらに使うことは有害無益であるが，かぜの程度や患者の合併症によっては抗生物質を使う妥当性も出てくる．この判断は，専門家に任される．抗生物質を処方すれば，保険診療の収入はふえる．しかし患者のかぜに有害無益のこともあり，医療費（保険料）の無駄使いとなりうる．医師が適正な医療を行うことは，医師というプロフェッション（プロ）の倫理として，医師免許交付と同時に要請されている事項である．プロの倫理を相互に監視し，遵守するしくみをつくらねばならない．プロのひとつである弁護士には弁護士会を通じてこのしくみが機能しているが，保健医療関係の専門家にはこのしくみは，ほとんど機能していない．そればかりか，医療事故対策として保険に加入したり，専門の弁護士と契約したりした同業者保護のしくみはよく機能している．もっとも医師の場合には医道審議会で，いわゆる悪徳医師が追放され，あるいは保険医登録を取り消されるなどのしくみはある（医師法）．プロの場合には刑法にふれる前に，プロの組合による倫理的制裁・処分があるべきであり，そのもっと手前でプロ一人ひとりの自覚に基づく倫理の確立と行動が重要である．

④ 終末期医療・脳死・臓器移植

医療技術の高度化によって，数週間ないし数か月間の延命をはかることが可能になった．この延命医療には，数百万から数千万円の医療費を費やすことも決してめずらしく

ない．延命が，人の終末をみじめなものにすることも多い．本人の苦痛を長びかせる，ひもによる病床への固定と輸液による体内の洪水，数多くの挿管は，「スパゲッティ症候群」ともいわれる．本人の意識はなく，意志も不明のままである．医師は生物的な，あるいは身体的な生を可能な限り延長することをプロの倫理として行うけれども，ひとりの人間の精神的・社会的生存の質をどう折り合わせるかを，必ずしも十分に考慮していない．この事態は，脳死とあわせて新しく起きた問題である．

　古くから人の死は，心臓と呼吸の停止および瞳孔の散大の3つの徴候によって，専門的にも通俗的にも死と見なされてきた．ところが脳波上の死が，ここに登場した．呼吸補助装置によって循環と呼吸は機能しているが，脳幹およびそれより上位の感覚と運動の中枢や知情意の活動は失われている状態で，このとき脳波は平担である．この状態を1～3週間つづけると，心停止・呼吸停止がやってくる．脳死の者が蘇生することは，まったくないことがわかっている．この心臓は動き，呼吸はしている脳死状態の期間を，呼吸補助装置などで1～2週間延長させることが現代医療で可能になったため，脳死をめぐる社会問題を生んだ．

　脳死状態の時期に，必要とされる心臓・腎臓などの臓器を取り出して，他の人に移植することができる．本人が生前，自身の臓器提供を望んでいたと家族が認めた場合，臓器を提供することができる．

　専門家は脳死を人の死とみなしても，本人の家族や一般社会は，それに抵抗とためらいを示す．欧米の先進諸国では脳死を人の死とする認識が，一般社会にも定着してきた．日本でも脳死を人の死とすることについて社会的な受容性をはじめとするさまざまな点から検討され，「臓器の移植に関する法律」が制定され，1997年に施行された．

　生前の本人の意志表示が，終末期において確認できれば医療側としても対処しやすい．たとえば，本人が生前，判断の確かなときに，終末期の尊厳死，あるいは脳死時の臓器提供などについての意志を文書で残しておけば（尊厳死の宣言，リビング・ウイル），それを根拠に対処することができる．2007年からの高齢者医療制度では，主治医による日常的な医学管理から終末期医療までを在宅で行う方向がうち出された．

⑤ 保健活動と倫理問題

これについての具体的例を挙げよう．

- 健康診断結果判定の見逃しがあって手遅れとなった．
- 予防接種の利益と副作用のリスクのかねあい．強制か任意か集団か個別か．
- 下水処理場や固形廃棄物処理場の建設と地元住民の反対．
- 乳児用粉乳製造会社，タバコ・酒類製造販売会社の宣伝や収益と健康問題．

第3章 ✤ ライフスタイルと健康

1. 食品と栄養
    1）食品の意義と食生活　　2）保健機能食品　　3）食品と疾病〔(1)栄養素の欠乏または過剰/(2)経口感染症と経口的寄生虫症/(3)慢性疾患など〕　　4）食品加工と添加物〔(1)指定添加物（いわゆる合成添加物）/(2)指定添加物以外の食品添加物（いわゆる天然添加物）/(3)添加物の分類/(4)食品添加物の安全性〕　　5）食中毒〔(1)細菌性食中毒/(2)ウイルス性食中毒/(3)自然毒性食中毒/(4)化学物質性食中毒/(5)寄生虫性食中毒〕　　6）BSE　　7）遺伝子組替え食品　　8）アレルギー物質を含む食品
2. 運動と健康
    1）運動の意義　　2）運動と健康の保持・増進

1．食品と栄養

1）食品の意義と食生活

　　人間生存の基本は，その環境に働きかけて，そこから生存に必要なものを取り出し利用することである．このことは一生を通じて毎日必要なことであり，この過程で次の世代をつくり育てなければその社会は存続できない．人類の誕生以来約650万年の99％以上の間，人類は狩猟と採集によって生存をつづけてきた．人類が農耕と牧畜で生活をし始めたのは，ほんのここ1万年くらいのことである．現代の工業化社会では生産と情報が分業化・細分化されているが，その基本は環境に働きかけて生存に必要なものを取り出すことであり，そのうち食料は生存にとって直接必要とされるものである．栄養の"栄"は健康な状態を意味し，"養"は食生活を意味するといわれる．栄養とは，食生活を通じて健康を保持することといえよう．

　　陸上の生態系には，熱帯，温帯，寒帯ごとにさまざまなものがある．人間はそれぞれ

の気候帯で食料を得るしくみを確立して，生存をつづけてきた．中東からヨーロッパにかけて，小麦栽培と牧畜で生活してきた人びとがいる．東南アジアと東アジアには，稲作民が暮らしている．南北アメリカ大陸では，とうもろこしやじゃがいもで暮らしをたてていた多くの民族がいた．各種の自然生態系をうまく利用して，それぞれの民族が，その伝統的な生活を成り立たせてきた．

日本は縄文時代晩期（人口約30万人）に大陸から稲作技術が入り，栄養価の高い米の安定供給によって4～5世紀のころ平地の大集落による定住生活と人口の増加とが可能となった．この人間生態系は，江戸300年を通じて人口数約3千万人という静止人口の時代のあと約100年の間に，工業化によって約4倍に人口を増加させた．

1990年に農林水産省が出した「日本型食生活新指針検討委員会による提案」のなかでは，次のように述べている．

「私達の食生活は，現在，伝統的な米，麦，野菜，大豆をはじめとする素材に，肉，牛乳，乳製品，油脂，果実などが豊富に加わって，多様性があり，平均的には栄養バランスのとれたものとなっています．これが，いわゆる『日本型食生活』と呼ばれるものであり，日本が世界の最長寿国の一つとなっていることもあって，各国の注目を集めているところです．

この食生活の大きな特徴は，多様な素材が用いられているだけでなく，和・洋・中華風などさまざまに工夫された調理方法や味つけにより，多種多様な副食が編み出されていることにあります．このような副食が主食である『ごはん』に組み合わされるという独特のメニューの構成が私達の食卓をバラエティーに富んだものとし，いわば『穀物適正消費・バランス型』ともいうべき食文化を形成しているのです．」

健康との関係で食習慣を考える場合は，ある民族の食生活全体のなかの一部が，あまり意識されずに繰り返しつづけられることとしてよいであろう．たとえば大豆を加工して，みそ，しょう油，豆腐を基本とする各種の料理を繰り返して食卓にのせること（たんぱく栄養などの点では優れているが，他方で塩分の大きな摂取源となる），各種の乳肉製品を大量に食べること（動物性たんぱく質は十分となるが，飽和脂肪酸などによる動脈硬化が速く進行する），清涼飲料水と揚げ物の菓子類を食事の代わりによく食べる（これは栄養が偏り，肥満体をつくりやすい）などである．食習慣は幼少期に容易に形成され身についたものとなるので，これを変えるにはたいへんな抵抗を伴う．

人間の生存も健康も，ともに適正な食生活のうえに成り立つものである．人間の食生活は動物のそれと異なって，本能による部分が小さく，大部分は生後の教育・訓練によって獲得・確立される．人間社会には，食料生産技術，食品の加工と保存の技術，調理技術，テーブルマナー，タブーなどがある．これらのうえに食生活が構成されており，

表 3-1　健康づくりのための食生活指針

1985 年

1．多様な食品で栄養バランスを
　・1 日 30 食品を目標に
　・主食，主菜，副菜をそろえて
2．日常の生活活動に見合ったエネルギーを
　・食べすぎに気をつけて，肥満を予防
　・よく体を動かし，食事内容にゆとりを
3．脂肪は量と質を考えて
　・脂肪はとりすぎないように
　・動物性の脂肪より植物性の油を多めに
4．食塩をとりすぎないように
　・食塩は 1 日 10 グラム以下を目標に
　・調理の工夫で，無理なく減塩
5．こころのふれあう楽しい食生活を
　・食卓を家族のふれあいの場に
　・家庭の味，手づくりのこころを大切に

食生活が人間の生存と健康を規定している．

自然利用の技術と労働を自然環境に投入して，食料（foods）を得，それを加工，保存あるいは調理して料理（食品）（dishes）とし，家族や小集団で食事をする．食の文化はこれらの要素から成り立つ．

1978 年に策定された健康づくり 10 か年計画に関連して，1985 年に厚生省（現厚生労働省）から「健康づくりのための食生活指針」が出された．それは表 3-1 のように，5 つの大項目からできていた．その後，厚生労働省では，「21 世紀における国民健康づくり運動（健康日本 21）」を掲げ，良好な食生活の実現をめざして，農林水産省，文部科学省と連携して，10 項目からなる食生活指針を 2000 年に新たに策定し，さらに 2016 年に表 3-2 のようにその内容を一部改定した．

これらの項目は，国民の健康の保持・増進，生活の質（QOL）の向上および食料の安定供給の確保を図るための必要事項をまとめたものである．

〈1．食事を楽しみましょう〉　日本の平均寿命は延伸し続ける一方で，健康寿命との差は 10 年近くに達する．健康寿命を伸ばすには毎日の食事が基本となる．健康の保持・増進に必要なバランスのとれた食事を無理なく続けていくことが重要であり，そのためには，食事においしさや楽しみが伴っていることが大切である．また，毎日の食事をおいしく食べるには，口腔機能が十分に発達し，維持されることが重要であるため，会話を楽しみながら，ゆっくりよく噛んで食べることが重要である．食事を通じて，家族や仲間の人とのコミュニケーションを図り，食事づくりに参加し，食生活に関する知識や技術を身につけておいしい食事を整えて食べること等により，食事の楽しみは一層

表 3-2 食生活指針（2016 年改定版）

食生活指針	食生活指針の実践
1．食事を楽しみましょう．	●毎日の食事で，健康寿命をのばしましょう． ●おいしい食事を，味わいながらゆっくりよく噛んで食べましょう． ●家族の団らんや人との交流を大切に，また，食事づくりに参加しましょう．
2．1 日の食事のリズムから，健やかな生活リズムを	●朝食で，いきいきした 1 日を始めましょう． ●夜食や間食はとりすぎないようにしましょう． ●飲酒はほどほどにしましょう．
3．適度な運動とバランスのよい食事で，適正体重の維持を．	●普段から体重を量り，食事量に気をつけましょう． ●普段から意識して身体を動かすようにしましょう． ●無理な減量はやめましょう． ●特に若年女性のやせ，高齢者の低栄養にも気をつけましょう．
4．主食，主菜，副菜を基本に，食事のバランスを．	●多様な食品を組み合わせましょう． ●調理方法が偏らないようにしましょう． ●手作りと外食や加工食品・調理食品を上手に組み合わせましょう．
5．ごはんなどの穀類をしっかりと．	●穀類を毎食とって，糖質からのエネルギー摂取を適正に保ちましょう． ●日本の気候・風土に適している米などの穀類を利用しましょう．
6．野菜・果物，牛乳・乳製品，豆類，魚なども組み合わせて．	●たっぷり野菜と毎日の果物で，ビタミン，ミネラル，食物繊維をとりましょう． ●牛乳・乳製品，緑黄色野菜，豆類，小魚などで，カルシウムを十分にとりましょう．
7．食塩は控えめに，脂肪は質と量を考えて．	●食塩の多い食品や料理を控えめにしましょう．食塩摂取量の目標値は，男性で 1 日 8g 未満，女性で 7g 未満とされています． ●動物，植物，魚由来の脂肪をバランスよくとりましょう． ●栄養成分表示を見て，食品や外食を選ぶ習慣を身につけましょう．
8．日本の食文化や地域の産物を活かし，郷土の味の継承を．	●「和食」をはじめとした日本の食文化を大切にして，日々の食生活に活かしましょう． ●地域の産物や旬の素材を使うとともに，行事食を取り入れながら，自然の恵みや四季の変化を楽しみましょう． ●食材に関する知識や調理技術を身につけましょう． ●地域や家庭で受け継がれてきた料理や作法を伝えていきましょう．
9．食料資源を大切に，無駄や廃棄の少ない食生活を．	●まだ食べられるのに廃棄されている食品ロスを減らしましょう． ●調理や保存を上手にして，食べ残しのない適量を心がけましょう． ●賞味期限や消費期限を考えて利用しましょう．
10．「食」に関する理解を深め，食生活を見直してみよう．	●子どものころから，食生活を大切にしましょう． ●家庭や学校，地域で，食品の安全性を含めた「食」に関する知識や理解を深め，望ましい習慣を身につけましょう． ●家族や仲間と，食生活を考えたり，話し合ったりしてみましょう． ●自分たちの健康目標をつくり，よりよい食生活を目指しましょう．

深まる.

〈2. 一日の食事リズムから，健やかな生活リズムを〉 ライフスタイルの多様化などに伴い，朝食の欠食の増加がみられる．2019年国民健康・栄養調査によれば，朝食の欠食率は，年齢階級別にみると男性の40代で28.5％，女性の30代で22.4％と最も高い割合を示した．朝食を欠食する人は，夕食時刻が不規則で，夕食後の間食も多くみられるなど，生活リズムの乱れがみられる．

朝食の欠食の弊害として，夕食後に蓄えたグリコーゲンが消失し，脳へのエネルギーが欠乏して知的作業が低下することや，体温が上昇しないことが挙げられる．また，栄養素摂取の偏りにもつながり健康に及ぼす影響も懸念される．

朝食欠食の理由のなかに，夜食をとることによる食欲の減退がある．遅い夜の食事や夜食は体脂肪の合成を促進するインスリンの分泌が多いため，脂肪蓄積による肥満につながるという弊害もある．

また，過度の飲酒も，エネルギーのとりすぎ，副菜での塩分のとりすぎ，ビタミンや食物繊維の不足の原因となり，肥満を経由して，生活習慣病の原因疾患である高血圧症などの血管の障害につながる．さらに，朝食の摂取頻度が少ないと脳出血のリスクが高くなる．

朝食をしっかりとって活力のある1日を始めたい．

〈3. 適度な運動とバランスのよい食事で，適正体重の維持を〉 体重はライフステージを通して，日本人の主要な生活習慣病や健康状態と大きくかかわっている．特に肥満は糖尿病，高血圧症，高脂血症などの生活習慣病の発症に大きく関わっている．肥満の判定には，BMI（Body Mass Index）という体格指数が用いられ「〔体重（kg）〕÷〔身長（m）〕^{2}」で求められる．成人男女ではBMI＝22を標準とし，18.5未満を「やせ」，25以上を「肥満」と判定している．

「肥満」に判定される人（BMI≧25）は男性で増加が著しく，2019年国民健康・栄養調査の結果によれば，男性では30～60歳代で29～40％を占め，女性では50～70歳以上で21～28％を占める．また，小学生高学年においても肥満傾向児の割合が増加している．適正体重を維持することは生活習慣病の予防にとって重要であるので，毎朝の体重測定を習慣化し，体重の変化を早めに気づくことが大切である．

また，現在，国民の日常生活の活動量は低下しており，エネルギー摂取量が過剰にならないよう，日々の活動に見合った食事量を心がける必要がある．2019年国民健康・栄養調査の結果によれば，運動習慣のある者（1回30分以上の運動を週2回以上実施し，1年以上継続している者）は，男性は20～50代で，女性も20～60代で3割以下である．忙しい毎日を送る現代人にとって，運動にまで時間を割く暇がないと訴える人も多いが，まずは日常生活のなかで，エレベーターを使わず背筋を伸ばして階段を上り下

りするなど身体を意識して動かす習慣を身につけることが大事である．

　一方，若年女性の「やせ」に判定される者（BMI＜18.5）の割合が増加し，自分の理想体重を健康上適正な体重よりも低く認識している傾向がみられる．特に，2019年国民健康・栄養調査の結果によれば，20代女性の「やせ」は20.7％である．「健康のため」よりも「きれいでありたい」という理由で体重をコントロールする若年女性が多いが，食事の量や内容に気を付けているという意識は低い．体重は軽いが脂肪量は多いという「隠れ肥満者」が「やせ」のグループに多い．健康状態に留意し，無理な減量は止めるべきである．

　また，高齢者では低栄養の予防が重要である．低栄養状態とは，たんぱく質とエネルギーが足りない状態であり，加齢による食欲低下や経済的な理由から，ご飯，みそ汁，漬物等で食事をすませてしまう等から生ずる．低栄養が原因で筋肉量が減少しサルコペニア[*1]になり，サルコペニアが原因でフレイル[*2]になり，フレイルが進行して介護状態になることも少なくない．

　食事でしっかり噛むことは，脳の視床下部の食欲中枢に作用して，食欲を抑制し，ゆっくり食べることは，食事中の血糖値の上昇を食欲中枢が感知して，満腹感を得られることにつながり，食べ過ぎを防ぐ働きがある．

　適正体重を維持するには，体重をこまめに測定し体重の変化に気づくことが大切である．体重だけでなく，健康状態にも留意し，無理な減量は避けるべきである．普段から意識して身体を動かして適切なエネルギー量を消費し，身体機能や筋力の低下を予防しバランスのよくかつ必要な食事量を維持することが重要である．

[*1] サルコペニア：加齢や疾患により筋肉量が減少することで，握力や下肢筋・体幹筋など全身の「筋力低下が起こること」，または，歩行が遅くなる，杖や手すりが必要になるなど「身体機能の低下が起こること」を示す．Irwin Rosenbergによる造語で，ギリシャ語で筋肉を表す「sarx（sarco：サルコ）」と，喪失を表す「penia（ペニア）」を合わせた言葉である．

[*2] フレイル：老年医学の分野で使用される「Frailty（フレイルティ）」に対する用語であり，「虚弱」や「老衰」「脆弱」などの意．老化に伴う種々の機能低下を基盤として，種々の健康障害に対する脆弱性が増加している状態である．Friedらは①体重減少，②主観的疲労感，③日常生活活動量の低下，④身体能力（歩行速度）の減弱，⑤筋力の低下，のうち3項目に該当した場合と定義した．

〈4. 主食，主菜，副菜を基本に，食事のバランスを〉　食事の内容については，主食，主菜，副菜という料理の分類を基本とすることにより，多様な食品を組み合わせ，必要な栄養素をバランスよくとることが可能となる．

　主食とは，米，パン，めん類などの穀類で，主として糖質エネルギーの供給源となる．主菜とは，魚や肉，卵，大豆製品などを使った副食の中心となる料理で，主として良質のたんぱく質や脂肪の供給源となる．また，副菜とは，野菜などを使った料理で，主食と主菜に不足するビタミン，ミネラル，食物繊維などを補う重要な役割を果たす．

　食品の選択や食事づくりの際に，食品を組み合わせる具体的方法として表3-3に示

表3-3 6つの基礎食品

	食品の種類	食品の例示	含まれる栄養素
1	魚, 肉, 卵, 大豆	魚類, 貝類, いか, たこ, かまぼこ, 牛肉, 豚肉, ハム, 卵, 大豆, 豆腐, 納豆, がんもどきなど	たんぱく質 脂質, カルシウム, 鉄, リン, ビタミン A, B_1, B_2
2	牛乳, 乳製品, 骨ごと食べられる魚	牛乳, 低脂肪牛乳, チーズ, ヨーグルト, めざし, わかさぎ, しらす干しなど, わかめ, 昆布, のりなどの海藻を含む	カルシウム 鉄, たんぱく質, ビタミン B_2
3	緑黄色野菜	にんじん, ほうれん草, ピーマン, かぼちゃなど	ビタミン A (カロテン) カルシウム, 鉄, ビタミン B_2, C
4	その他の野菜, 果物	だいこん, はくさい, キャベツ, きゅうり, みかん, りんご, なし, すいかなど	ビタミン C カルシウム, ビタミン B_1, B_2
5	米, パン, めん, いも	ごはん, パン, うどん, そば, さつまいも, じゃがいもなど, 砂糖, 菓子なども含む	糖質 ビタミン B_1, C
6	油脂類	サラダ油, ラード, バター, マーガリンなど, マヨネーズ, ドレッシングなど多脂性食品を含む	脂質 ビタミン A, E

す「6つの基礎食品」を活用することができる.さらに,「1日30食品を目標に」といった行動目標を揚げ,食品数を増やす工夫をすることも一つの取り組みである.

　食事の楽しさを増すためにも,エネルギーや脂肪,食塩の過剰な摂取を避けるためにも,調理方法が偏らないことが必要である.炒め物や揚げ物などは油を多く使用するし,煮物や汁物などは塩分が多くなりがちである.

　さらに,近年,外食の機会や加工食品・調理食品を利用する機会が増加しているが,主食,主菜,副菜を基本に,多様な食品の組み合わせを考えるとともに,手作りとの上手な組み合わせを工夫することも,食事のバランスを実現することに役立つ.

〈5. ごはんなどの穀類をしっかりと〉　近年,国民1人1日あたりのエネルギー摂取量はほぼ適正レベルにあるといえる.しかしながら,摂取エネルギーに占めるたんぱく質,脂肪,糖質の構成比（PFCエネルギー比）をみると,糖質エネルギー比率が低下傾向にあるのに対し,脂肪エネルギー比率（適正比率は20〜25％）は上昇傾向にある.主食として穀類を毎食適量摂取することは,糖質のエネルギー比率を適正の維持し,脂肪エネルギー比率の上昇を防ぐことにもつながる.また,米は穀類のなかでも日本の気候（アジアモンスーン気候）・風土に適しており,自給可能な作物であることから,日本の米を食べることは食料の安定供給面からみても重要である.

〈6. 野菜・果物,牛乳・乳製品,豆類,魚なども組み合わせて〉　カリウム,食物繊維,抗酸化ビタミンの摂取は,循環器疾患やがんなどの予防に効果的に働くと考えられている.これらの栄養素を適量摂取するためには,十分な野菜をとることが必要となる

が，若年成人では摂取量が少ない状況にある．緑黄色野菜や果物の摂取頻度が高いことは，発がんのリスクを下げる要因ともいわれている．

また，カルシウムについては成人1日あたり600〜700 mgの摂取量が必要とされているが，2019年国民健康・栄養調査の結果では，男性の20〜59歳，女性の20〜59歳でカルシウムの摂取量が少なく，500 mgを下回っている．カルシウムの適正摂取のためには牛乳・乳製品，緑黄色野菜，豆類，小魚などをとるとよい．

〈7．食塩は控えめに，脂肪は質と量を考えて〉 食塩のとりすぎは，高血圧，ひいては脳卒中や心臓病を引き起こすリスクとなる．日本人の1日あたりの平均食塩摂取量は1980年ころから12 g前後で，2000年以降12 gを下回り，その後漸減し2019年は10.1 gとなった．「日本人の食事摂取基準（2020年版）」においても，高血圧予防の観点から，成人の食塩の摂取量は男性7.5 g未満，女性6.5 g未満が望ましいとされている．米国では5 g以下を目標としている．

減塩の方法として，食事の味付けをまんべんなく薄味にするのでなく，塩味の効いたものと控えたものを混ぜメリハリを付ける，めん類の汁は飲まない，味のついた副食に，さらにソースやしょうゆをかけない，漬け物や佃煮は毎日食べない（2日に1回程度），みそ汁はだしをきかせて具材を多くする，など意識的工夫と家族の協力が必要である．

脂肪エネルギー比率の上昇に伴い，動脈硬化性の心疾患の発生率や乳癌，大腸癌による死亡率の上昇が認められる．適正摂取比率は成人で20〜25 %とされているが，脂肪エネルギー比率は1945年以降30年あまりで3倍近くの急激な増加を示し，2019年国民健康・栄養調査の結果によれば，男性20〜79歳，女性20〜80歳以上で適正比率の上限である25 %を超えている．

動物，植物，魚類には，それぞれ異なった脂肪が含まれている．肉やバターなどには飽和脂肪酸（S）が，豚肉やオリーブ油などには一価不飽和脂肪酸（M）が，植物油や魚類には血中脂質レベルの改善作用をもつ多価不飽和脂肪酸（P）が多く含まれる．「第6次改定日本人栄養所要量」では，日本人の栄養摂取の現状からS：M：Pが3：4：3で摂取するのが望ましいとされている．また，多価不飽和脂肪酸にはn-3系の脂肪酸とn-6系の脂肪酸があるが，n-3系脂肪酸はイワシやマグロなどの魚類に多く含まれ，n-6系脂肪酸は大豆油やサフラワー油などに多く含まれている．これらの脂肪のバランスも重要で，n-3：n-6の比率が1：4であることが望ましいとされている．

食塩や脂肪は食品や料理のなかに含まれていて，食品や料理そのものを見て含有量を把握することは困難であるので，栄養成分表示を積極的に活用し，食品や外食を選択する習慣を身につけることが大切である．

〈8．日本の食文化や地域の産物を活かし，郷土の味の継承を〉〈9．食料資源を大切

に，無駄な廃棄の少ない食生活を〉　これらの指針は，食料政策の立場からのもので，他の諸国には例をみない．この背景には，わが国における食料自給率の低下がある．1960年頃の食料自給率は，エネルギーベースで80％であった．しかし，その後，顕著な減少傾向を示し，1998年以降には40％で，先進国でもっとも低い食料自給率となった．農林水産省の報告では，2023年の食料自給率は38％である．これには，食生活の変化が大きく関わっている．具体的には，我が国の気候・風土に適した米の消費減と，飼料・原料を輸入に依存せざるをえない畜産物・油脂類の消費増，などの食生活の変化が大きな理由となっている．

「和食：日本の伝統的な食文化」がユネスコの無形文化財に2013年登録された．①多様で新鮮な食材とその持ち味の尊重，②健康的な食生活を支える栄養バランス，③自然の美しさや季節の移ろいの表現，④正月等の年中行事との関わり，という4つの特徴を持つ和食文化についての理解と，伝統的な食材を用いた郷土料理とそれを活かした家庭料理の継承が望まれる．

また，我が国の食生活が飽食と言われるほど豊かな状況である一方，世界では約8億人が栄養不足の状態にあるとされているなか，食べ残しや食品の廃棄の増大は，食糧資源の浪費や環境への負荷につながる大問題となっている．食品の購入や調理にあたっては，賞味期限や消費期限等の表示を確認し，必要な適量を心がけ計画的に使用し，無駄にならないようにすべきである．しかしながら現実的には，廃棄食品を家畜飼料や肥料として利用するなどの，循環型社会の整備も必要であろう．

〈10．「食」に関する理解を深め，食生活を見直してみましょう〉　健康の保持・増進のためには，一人ひとりが食生活を見直し，健康的な食生活を実践することが重要である．まずは，この食生活指針が実施できているかどうかチェックすることが効果的であろう．

また，子どもの頃から，生涯を通じて健康的な食生活を実践する力や食生活を楽しむ態度を育むことは重要である．そのためにも，家庭や学校，地域社会等で，子どもの頃から食品の安全性も含めた「食」に関する正しい理解や望ましい習慣を身につけるための学習の機会を提供する環境づくりが必要である．中央教育審議会は2004年1月に「食に関する指導体制の整備について」を答申し，2005年4月から栄養教諭制度が開始され，同年7月には食育基本法が施行された．さらに，2006年3月には，食育推進基本計画が政府において策定し，朝食を欠食する子どもの割合の減少や学校給食における地場産物を使用する割合の増加など，学校における食育の推進をはかっている．

2008年3月には，小中学校の学習指導要領の改訂を行い，学習指導要領総則の教育課程編成の一般方針において，心身の健康の保持増進に関する指導として，新たに食育という概念を明確に位置づけ，①児童生徒の発達段階を踏まえること，②学校教育活動

をとおして行うこと，③家庭や地域社会との連携をはかりながら行うことに配慮するように明記するなど，児童・生徒の「食育」の充実をはかった．同時に，幼稚園教育要領の改訂も行われ，領域「健康」において，食育の観点からの記述の充実が行われた．さらに，2009年3月には，高等学校の学習指導要領も改訂され，食育の記述の充実をはかった．

2016年3月に決定された第3次食育推進基本計画では，2016年度から2020年度までの5年間を対象とし，5つの重点課題，①若い世代を中心とした食育の推進，②多様な暮らしに対応した食育の推進，③健康寿命の延伸につながる食育の推進，④食の循環や環境を意識した食育の推進，⑤食文化の継承に向けた食育の推進，が定められている．

2021年3月に決定された第4次食育推進基本計画では，2021年度から2025年度までの5年間を対象とし，①生涯を通じた心身の健康を支える食育の推進，②持続可能な食を支える食育の推進，③「新たな日常」やデジタル化に対応した食育の推進の3つの重点課題を定め，総合的に推進している．

2）保健機能食品

近年の高齢化社会の到来は，国民の健康意識を高め，同時にバランスのとれた食生活への関心も高まった．こうしたなか，食生活は多様化し，厚生労働省は食薬区分を見直したことから，従来医薬品等として規制してきたビタミン，ミネラル等を食品として流通できることとし，さらに食品として認められなかった錠剤，カプセル等の形態が食品として流通可能となった．これらいわゆる健康食品のなかには，ビタミン，ミネラル等の栄養素以外にハーブ等種々の成分を含んだものがあり，謳われている機能も多岐にわたっており，目的に応じて適切に摂取すれば国民の健康の維持増進等に寄与するものと思われるが，不適切な表示や摂取方法等により健康危害を生ずる恐れもある．こうしたことから，国民の栄養摂取状況を混乱させ，健康被害をもたらすことのないよう，一定の規格基準，表示基準等を定めるとともに，消費者に対して正しい情報の提供を行い，消費者が自らの判断に基づき食品の選択を行うことができるようにすることを目的として，保健機能食品制度が2001年から施行された．同制度は2009年9月より厚生労働省から消費者庁に執行が移管され，食品の許可・承認は消費者庁長官が行っている．

保健機能食品は，特定保健用食品，栄養機能食品，機能性表示食品の3種類からなる．

特定保健用食品は，身体の生理学的機能や生物学的活動に影響を与える保健機能成分を含み，食生活において特定の保健の目的で摂取をするものに対し，その摂取により当該保健の目的が期待できる旨の表示をする食品である．食品を特定保健用食品として販

売するには，個別に生理学的機能や特定の保健機能を示す有効性や安全性等に関する国の審査を受け許可を得なければならない（2023年4月末現在，1,069商品が許可，承認）．2005年には特定保健用食品の見直しが行われ，有効性の科学的根拠のレベルには届かないが一定の有効性が確認される食品には，限定的な科学的根拠であるという表示を行うことを条件として許可する「条件付き特定保健用食品」や，特定保健用食品としての許可実績が十分あり，科学的根拠が蓄積されている食品について，規格基準により許可する「特定保健用食品（規格基準型）」が創設された．

　栄養機能食品は，身体の健全な成長，発達，健康の維持に必要なミネラル，ビタミン等の栄養成分の補給・補完を目的としたもので，高齢化や食生活の乱れ等により，通常の食生活を行うことがむずかしく，1日に必要な栄養成分を摂取できない場合等に摂取する食品である．栄養機能食品と称して販売するには，国が定めた規格基準に適合する必要があり，その規格基準に適合すれば国等への許可申請や届出の必要はなく，製造・販売することができる．

　機能性表示食品は，安全性および機能性に関する一定の科学的根拠に基づき，食品関連業者の責任において特定の保健の目的が期待できる旨の表示を行い，消費者庁長官に届け出たものである（2023年4月末現在，6,166商品が公表）．科学的根拠については消費者庁が行わないという点で特定保健用食品と異なっている．

　さらに，国民栄養の改善を図る見地から，食の健康に及ぼす影響が大きく，かつ，とくに適正使用が必要である病者，妊産婦，授乳婦，乳児，えん下困難者などに用いる特別用途食品が設けられ，その表示についても消費者庁長官の許可制となっている．

3）食品と疾病

　「医食同源」といわれるように，食物は身体をつくり，その機能を発揮させる．しかし同時に，偏った食事や有害危険物を含む食品が心身を損なったり慢性疾患をもたらすこともある．その例は，(1)栄養素の欠乏または過剰，(2)経口感染症と寄生虫症，(3)慢性疾患，(4)食中毒，(5)食品汚染，(6)食品添加物問題などである．これらのうち(4)，(5)，(6)は別の項で取り上げるので，ここでは(1)，(2)，(3)について述べる．

(1) 栄養素の欠乏または過剰

　人が，活動したり，発育・成長をとげ，出産・育児をしたりするうえで一定量の栄養素が必要である．この生理的にどうしても必要な栄養素量を，栄養必要量という．これは，性，年齢，生活活動度，産育など個人の条件で異なる．

　栄養必要量を基礎にして，さらにこれに安全率を加味したものが栄養所要量（dietary

allowance）である．これは，人びとが健康を保持・増進していくために1日にどのくらい栄養素を摂取することが望ましいかの目安量を示したものである．また，エネルギー（カロリー）については，より個人に即した所要量とするために，「第6次改定日本人の栄養所要量―食事摂取基準―」では，性・年齢および生活活動強度別のエネルギー所要量が決められていた．

2005年4月より2010年3月までの5年間使用される「日本人の食事摂取基準（2005年版）」が厚生労働省より発表された．ここでは新たな食事摂取基準（dietary reference intakes）が策定された．さらに2010年版を経て，2015年より2019年まで使用される「日本人の食事摂取基準（2015年版）」が策定された．

エネルギーについては1種類，栄養素については5種類の指標が設定された．その基本的な考え方として，①エネルギーおよび栄養素の「真」の望ましい摂取量は個人差があるので，確率論的な考え方に基づく，②生活習慣病の予防をとくに重視し，そのリスクの低い「摂取量の範囲」を示す，③過剰摂取による健康障害のリスクを明らかにする，が挙げられる．2015年版の変更点については，生活習慣病患者の重症化予防も目的に加え，エネルギーの摂取量および消費量のバランスの維持を示す指標としてBMI（body mass index）を採用したこと等が挙げられる．

さらに，2020年より2025年まで使用される「日本人の食事摂取基準（2020年版）」が新たに策定された．2013年度に開始された健康日本21（第二次）では，高齢化の進展や糖尿病患者等有症者数の増加等を踏まえ，主要な生活習慣病の発症予防と重症化予防の徹底を図るとともに，社会生活を営むために必要な機能の維持および向上を図ること等が基本的方向として掲げられている．このことを考慮し，2020年版については，栄養に関連した身体・代謝機能低下の回避の観点から，2015年版における健康の保持・増進，生活習慣病の発症予防および重症化に加え，高齢者の低栄養予防やフレイル予防も視野に入れて策定を行った．主な変更点として，50歳以上の高齢者の区分を増やし，エネルギー，たんぱく質の見直しが行われ，食塩の目標量がおおむね0.5g減少し，成人の男性で7.5g/日未満，女性で6.5g/日未満となった．

以下にエネルギーと栄養素の指標を示す．

【エネルギー】
- 推定エネルギー必要量（estimated energy requirement：EER）
  エネルギー摂取量とエネルギー消費量のバランス，すなわちエネルギーの出納が0（ゼロ）となる確率が最も高くなると推定される習慣的な1日あたりのエネルギー摂取量．

【栄養素】（図3-1）
- 推定平均必要量（estimated average requirement：EAR）

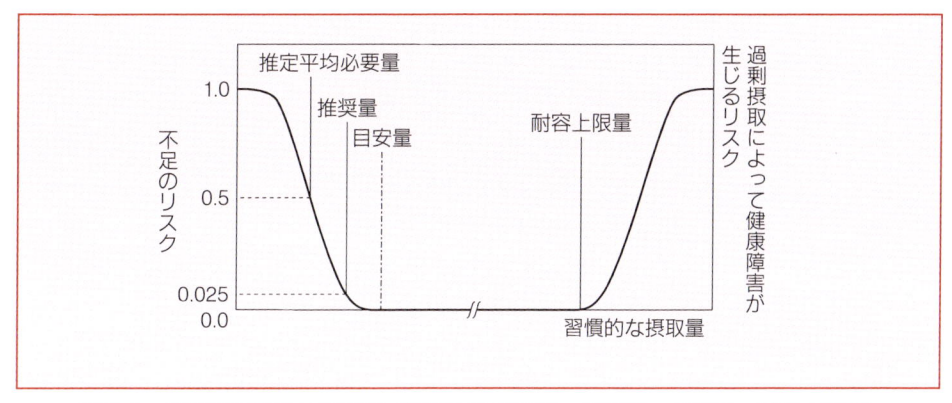

図 3-1 食事摂取基準の各指標（推定平均必要量，推奨量，目安量，耐容上限量）を理解するための概念図

縦軸は，個人の場合は不足または過剰によって健康障害が生じる確率を，集団の場合は不足状態にある者または過剰摂取によって健康障害を生じる者の割合を示す．
不足の確率が推定平均必要量では0.5（50％）あり，推奨量では0.02～0.03（中間値として0.025）（2～3％または2.5％）あることを示す．耐容上限量以上の量を摂取した場合には過剰摂取による健康障害が生じる潜在的なリスクが存在することを示す．そして，推奨量と耐容上限量との間の摂取量では，不足のリスク，過剰摂取による健康障害が生じるリスクともに0（ゼロ）に近いことを示す．
目安量については，推定平均必要量および推奨量と一定の関係を持たない．しかし，推奨量と目安量を同時に算定することが可能であれば，目安量は推奨量よりも大きい（図では右方）と考えられるため，参考として付記した．
目標量は，ここに示す概念や方法とは異なる性質のものであることから，ここには図示できない．

厚生労働省：日本人の食事摂取基準（2020年版）

ある母集団における平均必要量の推定値．ある母集団に属する50％の人が必要量を満たすと推定される1日の摂取量．

● 推奨量（recommended dietary allowance：RDA）
ある集団のほとんど（97～98％）の人において1日の必要量を満たすと推定される1日の摂取量．理論的には「推定平均必要量＋標準偏差の2倍」として算出．

● 目安量（adequate intake：AI）
推定平均必要量および推奨量を算定するのに十分な科学的根拠が得られない場合に，特定の集団の人々がある一定の栄養状態を維持するのに十分な量．

● 耐容上限量（tolerable upper intake level：UL）
ある母集団に属するほとんどすべての人々が，健康被害をもたらす危険がないとみなされる習慣的な摂取量の上限を与える量．

● 目標量（tentative dietary goal for preventing life-style diseases：DG）
生活習慣病の一次予防を目的として，現在の日本人が当面の目標とすべき摂取量．

健康な日本人成人の食事摂取基準における身体活動レベルは**表3-4**のとおりであり，低い（Ⅰ），ふつう（Ⅱ），高い（Ⅲ）の3段階に設定されている．健康人として適正なエネルギーを消費し，活発な生活活動をするには身体活動レベル「ふつう（Ⅱ）」以上

表 3-4　身体活動レベル別にみた活動内容と活動時間の代表例

身体活動レベル[1]	低い（I） 1.50 （1.40〜1.60）	ふつう（II） 1.75 （1.60〜1.90）	高い（III） 2.00 （1.90〜2.20）
日常生活の内容[2]	生活の大部分が座位で，静的な活動が中心の場合	座位中心の仕事だが，職場内での移動や立位での作業・接客等，通勤・買い物での歩行，家事，軽いスポーツ，のいずれかを含む場合	移動や立位の多い仕事への従事者，あるいは，スポーツ等余暇における活発な運動習慣を持っている場合
中程度の強度（3.0〜5.9 メッツ）の身体活動の1日当たりの合計時間（時間/日）[3]	1.65	2.06	2.53
仕事での1日当たりの合計歩行時間（時間/日）[3]	0.25	0.54	1.00

[1] 代表値．（　）内はおよその範囲．
[2] Black, et al., Ishikawa-Takata, et al. を参考に，身体活動レベル（PAL）に及ぼす仕事時間中の労作の影響が大きいことを考慮して作成．
[3] Ishikawa-Takata, et al. による．
厚生労働省：日本人の食事摂取基準（2020 年版）

が望ましい．

　実際の栄養摂取量を調査して集団の平均値を求め，食事摂取基準と比較し，栄養素ごとの過不足を検討することが行われる．全国的な栄養摂取量の調査は，健康増進法（栄養改善法が 2002 年 8 月より改正された）に基づいて厚生労働省により毎年 1 回，国民健康栄養調査として実施される．

　たんぱく質は炭素（C），水素（H），酸素（O），窒素（N），硫黄（S）からなり，卵，乳肉，大豆，米などに多く含まれ，腸管内でアミノ酸にまで分解されて吸収され，体内でふたたびヒトのたんぱく質に合成され，またエネルギー源ともなる（4 kcal/g）．動物性たんぱく質は必須アミノ酸（トリプトファン，メチオニン，リジン，フェニルアラニン，ロイシン，イソロイシン，バリン，スレオニン，ヒスチジン）を多く含むので，栄養価は高い．不足すると発育が十分にできず，乳幼児の栄養失調やクワシオルコール*をもたらす．

*クワシオルコール ▶ たんぱく質の摂取不足に基づくたんぱく質欠乏症で，熱帯や亜熱帯地域の発展途上の子どもに多くみられる．離乳期に発症することが多く，発育障害と浮腫を特徴とする．

　炭水化物は文字どおり炭素，水素，酸素からなり，もっぱらエネルギーとして利用される（4 kcal/g）．一部はグリコーゲンとして肝臓や筋肉に貯蔵され，必要に応じて消費される．運動量が少ないと脂肪に変化して，皮下などに貯蔵される．

　脂肪も炭素，水素，酸素からなり，エネルギーとして利用される（9 kcal/g）．卵黄，菜種，綿実，ごまなどの種子，鳥獣魚肉，バターなどに多く含まれる．これらの油脂類

表 3-5 ビタミン類の含有食品と機能

	水溶性・脂溶性の別と含有食品	機能，または欠乏による障害
ビタミン A	脂溶性；乳製品，卵黄，レバー，バター，にんじん	成長，発育，感染抵抗力を促進，眼の暗順応を司る
ビタミン B_1	水溶性；豚肉，こめの胚芽，豆類	脚気（かっけ），心臓肥大，心不全
ビタミン B_2	水溶性；レバー，卵，乳製品，納豆	口角炎，皮膚炎，成長阻害
ビタミン C	水溶性；熱に弱い，果実，野菜	発育障害，皮下出血，壊血病
ビタミン D	脂溶性；熱に強い，魚の内臓，卵黄，しいたけ，レバー	カルシウムとリンの吸収促進，骨の形成促進，くる病，骨粗鬆症
ビタミン E	脂溶性；植物油，牛乳，卵	体内の過酸化物を中和して，老化，発がんを防ぐ

にビタミン A, D, E, K などの脂溶性ビタミンが含まれるので，その意味でも重要である．1日の総エネルギー摂取量に占める脂肪の割合は，20～30％が適当であるといわれる．この割合が大きいと皮下や腹部に脂肪がたまり肥満となるし，脂肪肝，動脈硬化の原因ともなる．

カルシウムは，骨や歯をつくるのみならず筋肉や血液にも含まれ，さまざまな重要な働きをする．乳製品や小魚に多く含まれるが，日本人は不足がちである．とくに老年女性の骨粗鬆（こつそしょう）症は，骨折による寝たきりのおもな原因となっている．

鉄は，体内鉄の60～70％は血色素として，ほかの約15％は肝臓に貯蔵鉄として存在する．激しい運動や出血で不足すると血色素は薄くなり，貧血症となることがある．

ナトリウムは，体液の浸透圧の調節，水素イオン濃度の調節，水の代謝などに重要な役割を果たしている．1日必要量は1.5 g（食塩換算）であるが，目標量では男性7.5 g 未満，女性6.5 g 未満が望ましいとされ，日本人の平均摂取量は低下してきてはいるが2019年の国民健康・栄養調査の結果では成人男性10.9 g，成人女性9.3 g とやや高い．この摂取量を数十年つづけていると，老年に達して高血圧で悩む者がふえることになる．

ビタミン類は体内でつくり出すことができないので，食品から摂取しなければならない．その含有量と機能は，**表 3-5** のようである．

厚生労働省は，21世紀のわが国を，すべての国民が健やかで心豊かに生活できる活力のある社会とするため，2000年に21世紀における国民健康づくり運動（健康日本21）を開始し，2010年における国民の健康状態の数値目標を設定し，生活習慣病をはじめとする疾病や壮年期死亡の予防をめざした一次予防を推進した．そのなかに栄養・食生活に関する具体的な数値目標が設定されているが，その一部を**表 3-6**にまとめる．いずれの項目においても数値目標を達成できていない．また，2013年からは2023年までに向けた「二十一世紀における第二次国民健康づくり運動〔健康日本21（第二次）〕」が推進された．健康日本21（第二次）における新たな栄養・食生活に関する数値目標

表3-6 健康日本21における主な栄養・食生活の数値目標と調査結果

適正な栄養素（食物）の摂取（1日あたり）	2010年目標	ベースライン値[a]	中間評価[b]	2010年値[c]
1．脂肪エネルギー比率の減少（20～40代）	25％以下	27.1％	26.7％	27.4％
2．食塩摂取量の減少（成人）	10g未満	13.5g	11.2g	10.6g
3．野菜の摂取量の増加（成人）	350g以上	292g	267g	282g
4．カルシウムに富む食品の摂取量の増加（成人）				
牛乳・乳製品	130g以上	107g	101g	92g
豆類	100g以上	76g	65g	59g
緑黄色野菜	120g以上	98g	89g	93g

[a] 1997年国民栄養調査，[b] 2004年国民健康・栄養調査，[c] 2010年国民健康・栄養調査

表3-7 健康日本21（第二次）における主な栄養・食生活の数値目標と最終評価

項目	対象	目標（2022年度）	最終評価
肥満者（BMI≧25）の割合	20～60歳代男性	28％	35.1％
	40～60歳代女性	19％	22.5％
やせ（BMI＜18.5）の割合	20歳代女性	20％	20.7％
主食・主菜・副菜を組み合わせた食事が1日2回以上の日がほぼ毎日の者の割合	20歳以上	80％	56.1％
食塩摂取量	20歳以上	8g	10.1g
野菜摂取量の平均値	20歳以上	350g	281g
果物摂取量100g未満の者の割合	20歳以上	30％	63.3％

国立健康・栄養研究所資料参照

と最終評価を表3-7に示したが，いずれの項目も数値目標を達成できていない．

　2024年度から2035年度まで，健康日本21（第三次）が新たにスタートした．すべての国民が健やかで心豊かに生活できる持続可能な社会の実現に向け，誰一人取り残さない健康づくりの展開（Inclusion）と，より実効性を持つ取り組みの推進（Implementation）に重点をおいている．①健康寿命の延伸と健康格差の縮小，②個人の行動と健康状態の改善，③社会環境の質の向上，④ライフコースアプローチを踏まえた健康づくり，を基本的な方向として，これらに沿った目標を設定し，取り組みを進める（表3-8）．

（2）経口感染症と経口的寄生虫症

　感染症のうち，飲食物，水，食品，手指などを介して病原体が口から入り発病するものを，経口感染症という．

　経口感染症のおもなものは，次のとおりである．

　・細菌性……赤痢，腸チフス，パラチフス，コレラ
　・ウイルス性……急性灰白髄炎（ポリオ），伝染性下痢症，伝染性肝炎（A型肝炎，

表 3-8　健康日本 21（第三次）の主な目標

目標	指標	目標値
●健康寿命の延伸と健康格差の縮小		
健康寿命の延伸	日常生活に制限のない期間の平均	平均寿命の増加分を上回る健康寿命の増加
●個人の行動と健康状態の改善		
適正体重を維持している者の増加（肥満，若年女性のやせ，低栄養傾向の高齢者の減少）	BMI18.5 以上 25 未満（65 歳以上は BMI20 を超え 25 未満）の者の割合	66％
野菜摂取量の増加	野菜摂取量の平均値	350g
運動習慣者の増加	運動習慣者の割合	40％
睡眠時間が十分に確保できている者の増加	睡眠時間が 6～9 時間（60 歳以上については，6～8 時間）の者の割合	60％
生活習慣病（NCDs）のリスクを高める量を飲酒している者の減少	1 日当たりの純アルコール摂取量が男性 40 g 以上，女性 20 g 以上の者の割合	10％
喫煙率の減少（喫煙をやめたい者がやめる）	20 歳以上の者の喫煙率	12％
糖尿病有病者の増加の抑制	糖尿病有病者数（糖尿病が強く疑われる者）の推計値	1,350 万人
COPD（慢性閉塞性肺疾患）の死亡率の減少	COPD の死亡率（人口 10 万人当たり）	10.0
●社会環境の質の向上		
「健康的で持続可能な食環境づくりのための戦略的イニシアチブ」の推進	「健康的で持続可能な食環境づくりのための戦略的イニシアチブ」に登録されている都道府県数	47 都道府県
健康経営の推進	保険者とともに健康経営に取り組む企業数	10 万社
●ライフコースアプローチを踏まえた健康づくり		
若年女性のやせの減少	BMI 18.5 未満の 20 歳～30 歳代女性の割合	15％
生活習慣病（NCDs）のリスクを高める量を飲酒している女性の減少	1 日当たりの純アルコール摂取量が 20 g 以上の女性の割合	6.4％
骨粗鬆症検診受診率の向上	骨粗鬆症検診受診率	15％

国民衛生の動向 2024/2025

E 型肝炎）

　これらの感染症のくわしいことは，第 10 章（感染症対策）で述べられている．

　飲食物に関係のある寄生虫のおもなものは，次のとおりである．

　　回虫，鉤虫，蟯虫，アニサキスなど（線虫類），肝吸虫，肺吸虫など（吸虫類），広節裂頭条虫，有鉤条虫，無鉤条虫など（条虫類）．

　　回虫と鉤虫はその卵がヒトの糞便から環境に出て，ふたたびヒトに侵入する．糞便を

肥料として使用しなくなってから日本では著しく減少し，ほとんどみられなくなった．発展途上国の農村では，半数以上の者が糞便中の虫卵陽性の場合も少なくない．回虫は，野菜の生食がおもな原因である．

肝吸虫と肺吸虫は，その卵がヒトの糞便から排出され，孵化し，幼虫として前者はモロコ，タナゴ，フナ，コイなどの淡水魚に，後者はサワガニ，モクズガニなどに寄生する．これらの生食によってヒトに侵入し，それぞれ肝硬変と肺結核様症状をもたらす．条虫類は，肉の生食によって感染する．広節裂頭条虫は魚のマス，無鉤条虫は牛肉，そして有鉤条虫は豚肉の生食によって感染する．条虫類の感染は，グルメブームで増加している．

(3) 慢性疾患など

慢性疾患，肥満，がん，動脈硬化，脳卒中，心臓病などの慢性状態ないし疾患と食物との関係については不明の点も多いが，わかっているのはおよそ次のようである．

食生活は，生活習慣病の発生に重要な役割を演じている．食生活のみならず，運動，休養，喫煙，飲酒などにも注意する必要がある．生活習慣病は習慣に起因するものなので，よい食習慣を身につけることを含めて，日常生活習慣全体を健全なものにする必要がある．この習慣の健全化は中年期以降のみならず，乳幼児期から行う必要があり，骨粗鬆症など老年期に問題となる疾患も，その予防対策は青壮年期から立てる必要がある．

糖尿病は放置すると合併症を併発する病気であるが，とくに食後の血糖値をコントロールすることによって健康人と変わりない生活をすることができる．糖尿病の食事は，①エネルギーを制限する，②各栄養素の必要量を確保し，バランスよく食べる，③規則正しく食べる，である．②については，主食は1日3回適量食べ，野菜は毎食とり，食物繊維をしっかりとって，食後の血糖値の上昇をおさえる．主菜（魚，肉，卵）は1食に1皿で種類を変える．牛乳は控えめか，低脂肪のものを飲む．漬け物，汁物は1日2回までとするなど塩分を控える．揚げ物や油をたくさん使った料理を控える．煮物，焼き物，蒸し物料理を食べる．マヨネーズ，ドレッシングの代わりにポン酢，レモン，香辛料を利用する．アルコールは飲まない方がよいが，飲むとしたら，1日の適量はアルコール換算で30 ml（ビール大瓶1本，日本酒1合程度）にし，毎日飲まない．この食事は，「不老長寿食」ともいわれ，ほかの生活習慣病の食事にも適用できる．

高血圧の予防には食塩の過剰摂取をしないことが第一である．塩分の多い食事としては，めん類（汁も飲むと4.8 g），即席ラーメン（1人前5〜6 g），すし（中5個4〜5 g）などがある．また，カリウムの摂取は高血圧を防ぐ．カリウムは腎臓からナトリウム排泄を促し，血圧を下げる．カリウムを多く含む食事は，海藻類，豆類，いも類，野菜，

表 3-9 栄養とがんの関連

	食道がん	肺がん	胃がん	肝臓がん	大腸がん
野　菜	↓↓↓	↓↓↓	↓↓↓	↓	↓↓↓
果　物	↓↓	↓↓↓	↓↓↓		
アルコール	↑↑↑	↑		↑↑↑	↑↑
塩　分			↑↑		
肉　類					↑↑
動物性脂肪		↑			↑

↑↑↑確実にリスクを上昇　　↑↑おそらく確実にリスクを上昇　　↑リスクを上昇
させる可能性がある
↓↓↓確実にリスクを低下　　↓↓おそらく確実にリスクを低下　　↓リスクを低下
させる可能性がある
(世界がん研究基金と米国がん研究機関「食物・栄養とがんの予防―国際的視点から」，1997 より抜粋．日本フードスペシャリスト協会編：栄養と健康，建帛社，2004)

果物，肉類などである．

　高脂血症は摂取エネルギー（とくに，脂肪摂取）の過剰，アルコール多飲によって起こる．卵，レバー，鶏肉の皮などを制限する．食物繊維はコレステロール値を下げる．大豆たんぱく質にはコレステロールを低下させる作用があるので，豆腐や納豆などを食べるとよい．アルコールを制限し，果物の過剰摂取を避けた方がよい．

　がんに対する食品や栄養の影響について，**表 3-9** に示す．緑黄色野菜を多くとる人は肺がんをはじめ多くのがんになりにくい．食塩過剰は胃がんを発生させやすい．大腸がんは脂質摂取が多いと発生しやすく，食物繊維を多くとると予防できる．

　そのほか，肥満の食事は，糖尿病予防食，動脈硬化は高脂血症の食事に準ずる．痛風は，プリン体を多く含む食品（肉・魚の内臓，イワシ，ウニ，ビール）を避け，たんぱく質もとりすぎないようにする．骨粗鬆症では，カルシウムの多い食品をとり，レバーや青魚などのビタミンDを含む食事をとり，カルシウムの吸収をわるくするリンを多く含む加工食品をとらないようにする．

4）食品加工と添加物

　約650万年前に熱帯のサルから進化したヒトは，植物の葉，果物，木の実などを採り，鳥や獣，魚を獲り，貝や海藻を拾って食物としていた．すべて生のままで食べていたが，50～60万年前に火の使用を知ると，やわらかく美味しく食べられるばかりでなく，火で加熱したり煙でいぶしたりしたものは数日後でも食べられることを発見した．火の使用によってヒトの生息域は北方にも広がり，食料の安定供給にも役立った．天日

乾燥による保存技術を，そのころすでにもっていたかもしれない．また古代エジプトではB.C. 6000年ころ，すでにサハラ砂漠の岩塩を食品の保存に使っていた．古代メソポタミアでは，小麦を原料として酵母の添加によるパン作りもB.C. 4000年から始められ，ワインやビールの製造も，大型の容器を入手したB.C. 3000年ころから始められた．今のドイツ地域では昔から冬季の保存食として，豚のあらゆる部分を岩塩で塩漬けにした．岩塩に含まれる硝酸塩が，肉をピンクに，風味よくハムやソーセージにした．唐辛子やこしょうなどの香辛料は食欲をそそり，悪臭を消し，食品の保存性をよくするために使われてきた．

　食品を加工することは，保存，製造，品質向上などのために不可欠であり，人類が非常な努力を払って開発してきたことであった．

　1980年代に日本の食生活は，単独世帯や働く女性の増加などによって加工食品の比重が大きくなるとともに，食生活を通じて健康増進をはかり，また食生活を楽しむ傾向が顕著になった．加工食品というと，ハム類，マヨネーズなどのドレッシング類，エビなどのフライ類，カレーなどのレトルト食品などである．24時間営業のコンビニエンス・ストアで容易に入手できるようになった．これらの加工食品に欠かせないものは，食品添加物である．

　食品添加物とは，"それ自身は通常食べられることはなく，また食品の典型的な材料として使われることはないが，食品を作り貯蔵するためには必要で，わざわざ食品に添加される物"である．

　日本の食品衛生法では，添加物とは"食品の製造過程で，または加工，保存の目的で使用する物"とされている．

　狭義の添加物は，化学的に合成された食品添加物（指定添加物）をいうが，食塩，香辛料，こんぶだしのような調味料（いわゆる天然添加物）も広義の食品添加物である．上の定義は，この両者を含むものである．両者を，もう少し詳しくみてみよう．

(1) 指定添加物（いわゆる合成添加物）

　食品衛生法では，有用性，安全性が確認された添加物が，476品目指定されている（2024年3月末現在）．たとえば合成されたビタミン類，アミノ酸類，クエン酸，リンゴ酸，酒石酸など，自然の食品に含まれているものと同じ物質がある（約30％）．また重曹（重炭酸ナトリウム），塩化カリウム，苛性ソーダ（水酸化ナトリウム），炭酸ソーダ（炭酸ナトリウム）のように，まったくふつうの無機化合物もある（約30％）．まったく新しく人工的に合成された物質は，案外少ない（約10％）．

　これら添加物については，純度などの規格，製造方法，使用方法，使用量などの使用基準が食品衛生法で定められている．

(2) 指定添加物以外の食品添加物〔既存添加物（いわゆる天然添加物）〕

卵黄中に含まれるレシチン，ろ過助剤として使われる珪藻土（規格が決められている），トマト色素（使用基準が決められている）など，2024年3月現在357品目がリストに挙げられている．日本では合成添加物は比較的少ないが，この天然添加物は数多い．これらのうち半分以上は香料である．それ以外も，実際の動植物から抽出されたものがほとんどで，赤キャベツ色素，甘草抽出物などの名がつけられている．もとの物質の製造法，主成分が細かく定められている．天然物なので，すでに古くから利用されており，安全性にも問題がないと思いがちであるが，発がん性や腫瘍性のため使用禁止になったものもあり，安心してはならない．

食品添加物をその用途によって分類すると，次のようである．

(3) 添加物の分類

① 食品の製造に必要なもの

にがりなどの豆腐の凝固剤，炭酸飲料の炭酸ガス，ラーメンの鹹水（かんすい），ビスケットなどの膨張剤，マーガリンの乳化剤などである．また，みそ，しょう油，酒，ビール，チーズ，パンなどの発酵食品に利用する酵素もこの一種である．

② 食品の保存性向上と食中毒予防のために使われるもの

昔から食品を保存するために，塩漬け，乾燥，砂糖漬け，酢漬け，くんせいなどの方法が用いられている．保存料は，微生物の増殖を遅らせるために静菌作用のある物質を食品に添加する化学的合成品である．清涼飲料水，しょう油などには安息香酸類が，1 kg当たり0.6 g以下に限って使用できることが定められている．ソルビン酸類は，魚肉練り製品，食肉製品に使うことができる．

かびの生えやすい果物に，防かび剤が使われる．ミカンやレモンに，オルトフェニルフェノール類やジフェニルが使われる．

食品中の油脂は，空気中の酸素によって酸化物をつくり，食べると下痢を起こしたりする．この酸化を防止するために加えられるのが，酸化防止剤である．アスコルビン酸（ビタミンC）や dl-α-トコフェロール（ビタミンE）も，この一種として使われる．

③ 食品の品質を向上させるもの

マーガリン，アイスクリーム，チョコレート，クリームなどに「レシチン」などの乳化剤が使用される．そのほか，乳化の安定性をよくする乳化安定剤，ゲル化剤，糊料などがある．

④ 食品の風味や外観をよくするもの

着色料，発色剤，光沢剤，酸味料，甘味料，調味料，着香料などがある．

表 3-10　安全性に関する試験

試験の名称	試験の内容	試験の目的
一般毒性試験	28日間反復投与毒性試験	28日間繰り返し投与したとき生じる毒性影響について調べる
	90日間反復投与毒性試験	90日間繰り返し投与したとき生じる毒性影響について調べる
	1年間反復投与毒性試験	長期間繰り返し投与したとき，毒性を示す用量と内容及び毒性の認められない用量を求める
特殊毒性試験	繁殖試験	実験動物の二世代にわたり投与し，生殖機能や新生児の生育に及ぼす影響を調べる
	催奇形性試験	妊娠中の動物に投与し，胎児の発生・発育に対する影響や催奇形性を調べる
	発がん性試験	実験動物に経口投与したときの発がん性を調べる
	抗原性試験	食品添加物の抗原性（アレルギー原性）について検討する
	変異毒性試験／微生物を用いる復帰突然変異試験	微生物に突然変異を起こすか調べる
	変異毒性試験／ほ乳類培養細胞による染色体異常試験	ほ乳類の細胞に染色体異常を起こすか調べる
	変異毒性試験／げっ歯類（ラット・マウスなど）を用いる小核試験	赤血球の染色体異常により，小核が発生するかを調べる
その他	一般薬理試験	生体の機能に及ぼす影響を，薬理学の面から調べる
	体内動態試験	動物に投与して，その吸収・分布・代謝・排泄などの体内動態について調べる

くらしに役立つ食品表示ハンドブック改訂版　群馬県

⑤ 食品の栄養価を補充強化するもの

　ビタミン類，アミノ酸類，ミネラル類を加えて，加工で失われた分を補ったり，さらに強化したりするために加えるものである．

(4) 食品添加物の安全性

　食品添加物は食品に含まれ，毎日口にするものであるため，安全なものでなくてはならない．そのため，食品衛生法で添加物の成分や使用量について厳しく規制されている．

① 無毒性量（無作用量）を求める

　食品添加物の安全性評価の試験では，マウス・ラットなどの実験動物や，試験のために特別に培養された微生物などを用いて，表3-10のような多くの試験を行い，すべての試験においてまったく影響が観察されなかった最高の添加物量から，無毒性量（NOAEL：no observed adverse effect level）〔ノアエル〕を求める．これは用いた実験動物の体重kg当たりで表される．

② 1日許容摂取量を求める

　無作用量に，ヒトと実験動物との動物種の差や，ヒトの年齢・性別などの個人差を加味し，ヒトがその食品添加物を一生涯毎日摂取しても影響を受けない量を推定する．これを，1日許容摂取量（ADI：acceptable daily intake，許容1日摂取量ともいう）という．一般には，無作用量の100分の1をADIとする（ヒトと動物種の差として10倍，ヒトの年齢・性の個人差として10倍，総合的に両方の積として100倍の安全率を見込んでいる）．すなわち，

　ADI＝無毒性量×1/10×1/10＝無毒性量×1/100

である．

③ 食習慣により使用基準を決める

　ある食品に含まれる食品添加物の量がADIを下回っていても，その食品をとくにたくさん食べたり，同一の食品添加物を含む多種類の食品を一緒に食べる習慣などがあると，その食品添加物の摂取量がADIを上回る可能性もある．そこで，厚生労働省が行っている国民健康・栄養調査の各食品の摂取量から，1日に摂取する食品中に含まれる食品添加物の摂取量を推定し，その食品添加物の合計がADIを下回るように，使用基準が定められている．一般的には，合計がADIの7〜8割以下となるようにしている．

④ 安全性を再検討する

　安全性評価の技術は年々進歩しており，すでに指定されている食品添加物についても，その時点での技術水準に合わせて再評価することが望ましいため，厚生労働省では，食品添加物の毒性試験を実施して安全性の再確認をしている．

　もし，食品添加物の安全性に疑問が生じた場合は，その使用を制限し，安全を確保する措置をとることとなる．

　また，この見直し作業は，安全性の面からだけではなく，有用性・必要性の面からも検討される．食品の製造技術や保存技術などの進歩により，使用されなくなった食品添加物は，指定が取り消される．

　国際的には，国連機関の食糧農業機関（FAO）と世界保健機関（WHO）合同の食品添加物専門家委員会（JECFA：Joint Expert Committee on Food Additives）が，添加物の安全性に関する学術情報を評価して，ADIを設定している．2004年現在で，約900品目についてADIが認められている．国ごとに添加物のリストと使用基準が異なるので，食品の輸出入ができない場合もある．

　添加物の安全適正な利用をはかるため，食品衛生法が適用される．同法では，添加物の定義，添加物の指定，規模・規準の設定，使用した添加物の商品への表示義務などが規定されている．これが守られているかどうかの監視をするのが，同法にある食品衛生監視員である．

5）食中毒

　食中毒とは「飲食物そのものおよび器具・容器包装を介して経口的に体内に侵入した食中毒菌や有毒・有害な化学物質などによって起こる健康障害」をいい，魚や肉などに寄生した吸虫や条虫などが原因の寄生虫病，赤痢やコレラなどの消化器系感染症，あるいは摂取栄養素のバランスがくずれた結果生じる栄養障害などは基本的に含まれない．

　食中毒では主として急性胃腸炎の症状を起こすが，ふつうは人から人への二次感染は起こさない．また，比較的短期間の潜伏期で健康障害を起こす．食中毒を原因別に，細菌性，非細菌性，化学物質性，自然毒性，寄生虫性のように分類することができる（図3-2）．

　わが国で1952年に食中毒の統計を始めてから，もっとも患者数が多かった年は1955年で，63,745人の罹患をみた．そのほかは1961年にやや増加をみた程度でほぼ横ばいの状況にあり，例年3〜4万人前後の発生をみているが，2008年以降は1〜2万人台を推移している．2023年の食中毒の事件数は1,021件，患者数は11,803人でうち4名が亡くなっている（図3-3，表3-11）．数年前までは，事件数は7〜9月の夏期を中心に多発する傾向にあったが，近年は12〜3月までの冬期にも多発する傾向である．

　2023年の食中毒統計調査によれば，通年で寄生虫食中毒が発生しており，5月ごろから10月ごろまでは細菌性食中毒が多発し，12月ごろからの冬期に非細菌性のノロウイルスによる食中毒が多発している．原因食品が判明した食中毒事件では，魚介類に起因するものが39.1％と最も多く，次いで野菜及びその加工品5.4％，肉類及びその加工品4.2％の順であった．病因物質の判明した事件数では，アニサキスが全体の43.2％，次いでカンピロバクターが21.1％を占めている．患者数ではノロウイルスが全体の47.7％を占めている．原因施設別の事件数は，判明したもののうち飲食店が62.5％，次いで家庭が14.3％を占めている．

（1）細菌性食中毒

　細菌性食中毒の病原体は，経口感染症の病原体に比べて一般に毒力が弱く，相当多量の病原体がなければ発病しない．したがって食中毒を起こすような食品中には，すでに多量の病原体が繁殖しているので，特殊な場合を除いて潜伏期は短い．

　細菌性食中毒を感染型，毒素型の2つに区別するが，前者は生活する細菌そのものが人体内に侵入して発病させるものであり，後者は食物内で細菌が増殖し，増殖のとき産生する毒素により発病するもので，この場合は細菌の生死は中毒には直接関係しない．

　細菌性食中毒の予防には，清潔，迅速，加熱が有効であるが，近年，食品の原料から最終製品化に至るすべての加工段階で温度や湿度，洗浄方法などの衛生・品質管理を徹

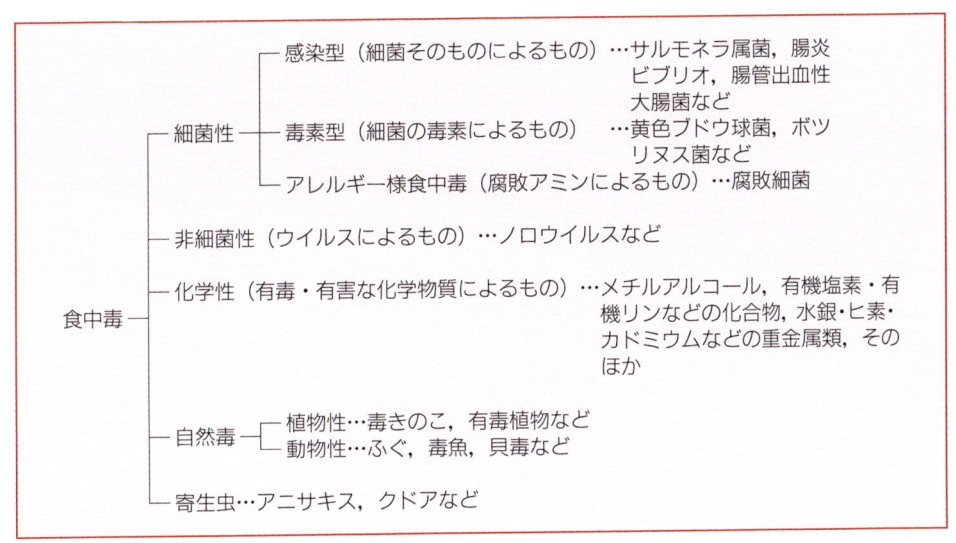

```
                ┌─ 感染型（細菌そのものによるもの）…サルモネラ属菌，腸炎
                │                                   ビブリオ，腸管出血性
                │                                   大腸菌など
       ┌─ 細菌性 ─┼─ 毒素型（細菌の毒素によるもの）    …黄色ブドウ球菌，ボツ
       │         │                                   リヌス菌など
       │         └─ アレルギー様食中毒（腐敗アミンによるもの）…腐敗細菌
       │
       ├─ 非細菌性（ウイルスによるもの）…ノロウイルスなど
       │
       ├─ 化学性（有毒・有害な化学物質によるもの）…メチルアルコール，有機塩素・有
食中毒 ─┤                                           機リンなどの化合物，水銀・ヒ素・
       │                                           カドミウムなどの重金属類，その
       │                                           ほか
       │
       ├─ 自然毒 ┬─ 植物性…毒きのこ，有毒植物など
       │         └─ 動物性…ふぐ，毒魚，貝毒など
       │
       └─ 寄生虫…アニサキス，クドアなど
```

図 3-2　食中毒の分類

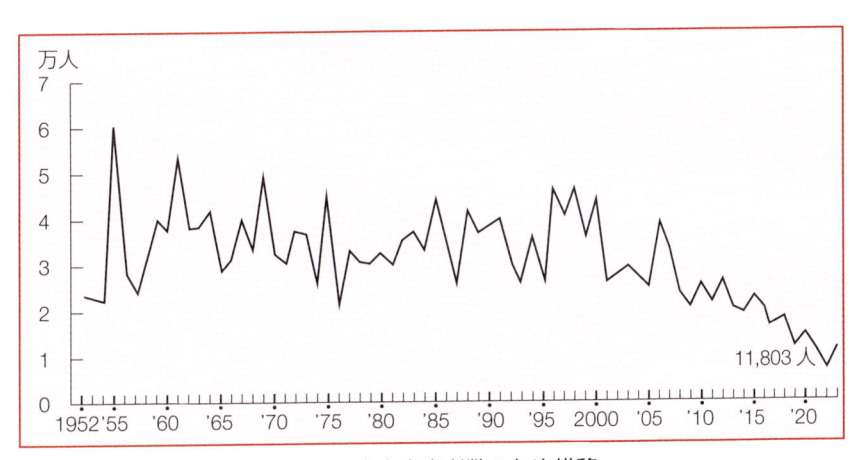

図 3-3　食中毒患者数の年次推移

注　患者数の推移における大きな山の要因として，
　1955 3月―脱脂乳（1,936人），6月―粉ミルク（12,344人）
　1961 3月―あじの唐揚げ（2,426人），6月―マヨネーズサラダ（1,113人），8月―
　　　　仕出し弁当（1,058人）
　1969 6月―うどん（1,211人），9月―ちらし寿司（2,964人），ホットドッグ（1,144
　　　　人），10月―花かつお（1,415人）
　1975 5月―不明（1,195人），9月―タイラギ貝（1,731人），みそ汁（1,136人）
　1982 10月―病原微生物により汚染された疑いのある飲料水またはこれを使用した食
　　　　品（7,715人）
　1985 2月―給食弁当（1,124人），6月―不明（3,010人）
　1988 6月―錦糸卵（10,476人）
　1996 腸管出血性大腸菌およびサルモネラ属菌による食中毒増加
　2000 加工乳の黄色ぶどう球菌による食中毒（13,420人）
　2006 ノロウイルスによる食中毒（27,616人）
資料　厚生労働省「食中毒発生状況」（国民衛生の動向 2024/2025 より作図）

表 3-11　食中毒事件数・患者数等の推移

	事件数	患者数	罹患率 (人口10万対)	1事件当たり 患者数	死者数
1975 年	1 783	45 277	40.4	25.4	52
85	1 177	44 102	36.4	37.5	12
95	699	26 325	21.0	37.7	5
2005	1 545	27 019	21.1	17.5	7
10	1 254	25 972	20.3	20.7	―
15	1 202	22 718	17.9	18.9	6
20	887	14 613	11.6	16.5	3
22	962	6 856	5.5	7.1	5
23	1 021	11 803	9.5	11.6	4

資料　厚生労働省「食中毒発生状況」(国民衛生の動向 2024/2025)

底して行う衛生管理システムである HACCP(ハサップ)(hazard analysis and critical control points, 危害分析重要管理点方式)の普及が推進されている.

① 腸炎ビブリオ食中毒

　わが国における食中毒の発生は,腸炎ビブリオによるものがこれまで比較的多かった.腸炎ビブリオは 3 ％前後の塩分を含む培地でよく繁殖するので,病原性好塩菌ともいわれた.汚染された海産魚介類,とくにタコ,イカ,アジ,サバ,シラスなどの近海産のものを生食することによって起こる.発病は摂食後 14 時間前後の潜伏期を経て,腹部違和感と上腹部痛,下痢,嘔吐を主症状とする急性胃腸炎症状を呈する.

　腸炎ビブリオは熱に弱く,60℃ぐらいで死滅するので,夏の魚はできるだけ生食を避けるようにし,魚介類を料理した器具容器などはよく洗い,熱湯消毒を行って,二次感染を防ぐようにする.なお,この中毒は夏季に多い.

② サルモネラ食中毒

　サルモネラはサルモネラ・エンテリティディス(ゲルトネル菌),豚コレラ菌などのような細菌を総括する一群の細菌であり,本中毒は細菌性食中毒のなかでは,もっとも古くから知られているものである.ねずみをはじめ野生動物や家畜には各種のサルモネラを保有しているものが多く,これらの動物のし尿により食品が直接・間接的に汚染されたために本中毒が起こる場合が多い.

　潜伏期は平均 20 時間前後とされており,発病は一般に急激で,発熱を伴う急性胃腸炎の症状が多い.

　予防は食品に対する十分な加熱,ネズミ・ハエの駆除,新鮮な食品の利用などが重点である.また,鳥の腸内に常在しているので,生たまごを食べるときは新鮮なものに限り,それ以外は加熱することが望ましい.

③ 腸管出血性大腸菌食中毒（表3-12）

大腸菌群はふつうは非病原性の細菌であるが，1945年イギリスで大腸菌のなかにも病原性（ベロ毒素；Vero Toxin, VT）をもち腸炎を起こす特殊な大腸菌があることが報告されてから，病原性大腸菌として注目されるようになった（第10章 感染症とその対策）．また近年では，牛肉や牛レバの生食や，白菜やキュウリの浅漬けによる食中毒の発生が相次いでいる．

本菌はとくに乳幼児に病原性が強く（ベロ毒素），下痢症の原因となり，臨床的には赤痢と区別できない場合もある．

成人に対しては乳幼児や高齢者に比べ病原性は弱いが，食品内に増殖した少量の菌を摂取したとしても，急性胃腸炎を起こすこともある．潜伏期間は2〜9日で，汚染源としては動物の排泄物が重要になる．

予防としては，ネズミ・ハエの駆除，食品の低温保存，十分な加熱調理などである．

④ ブドウ球菌食中毒

ブドウ球菌は体の表面や，空気中，下水中など，どこにでもいて食品に付着しやすい．この菌が産生するエンテロトキシンという毒素が中毒の原因となる．この毒素は加熱しても破壊されないので，加熱処理をしても安全ではない．

潜伏期は短く，3時間ほどで激しい嘔吐，下痢，腹痛を起こす．

予防法としては，手に化膿巣がある者は調理に従事しないこと，食品の低温保存の励行などである．

表3-12 腸管出血性大腸菌（VT産生）による食中毒の発生状況

	発生件数	患者数	死者数
2005	24	105	―
10	27	358	―
15	17	156	―
16	14	252	10
17	17	168	1
18	32	456	―
19	20	165	―
20	5	30	―
21	9	42	―
22	8	78	1
23	19	265	―

資料 厚生労働省「食中毒発生状況」（国民衛生の動向 2024/2025）
注 1）腸管出血性大腸菌O157による食中毒事件として，厚生労働省に報告があったものを集計した．

⑤ ボツリヌス菌食中毒

ボツリヌス菌は耐熱性の芽胞をつくり，嫌気的に増殖し，土壌，家畜，魚などに分布している．ブドウ球菌と同様に毒素によって中毒を起こすが，この毒素は神経に作用して筋肉をまひさせて呼吸困難を引き起こすもので，ほかの細菌性食中毒に比べて致命率が高く危険である．

予防法としては，本菌の毒素は熱に弱いので，食品を摂取前数分間煮沸する．また，食品の低温保存に留意するなどである．

⑥ カンピロバクター食中毒

細菌性食中毒が減少傾向のなか，1983年に新たな食中毒菌として指定されたカンピロバクターの食中毒発生件数は増加の一途をたどり，細菌性食中毒で最も発生件数が多くなっている．鶏肉や鶏レバーの生食など調理時の加熱が不十分なものが原因となることが多い．カンピロバクターに感染すると2～3日の期間を経て，腹痛，下痢，発熱，頭痛，嘔吐の症状を起こす．腸炎での死亡率は低いが，まれに感染後に神経疾患であるギラン・バレー症候群*を発症することもある．75℃で1分以上加熱することで予防できる．

*急激に手足の筋力が低下し，症状が進行する末梢性の多発性神経炎が数週間持続し，その後ほとんどの場合は寛解する．

⑦ ウェルシュ菌食中毒

その他の細菌性食中毒で発生件数はそれほど多くないが患者数の多いものとしてウェルシュ菌食中毒がある．肉類，魚介類，野菜を使用した煮込み料理が原因となることが多く，カレーやシチューなど前日に大量に加熱調理され，大きな器のまま室温で放冷された事例が多い．嫌気性菌で熱に強くカレーやシチューの中心部の酸素のない場所がウェルシュ菌にとって好ましい場所となる．「加熱済食品は安心」という考えを改め，前日調理は避け，加熱調理後速やかに食べることで予防になる．潜伏期間は6～18時間で，腹痛，下痢が主な症状で，下腹部の張りを訴えることが多く症状としては軽い．

(2) ウイルス性食中毒

ウイルスがおもに腸管粘膜に感染して炎症を起こす急性胃腸炎を"ウイルス性下痢症"とよび，その原因ウイルスはノロウイルス（小型球形ウイルス），ロタウイルス，腸アデノウイルスなど多様であるが，実際には大多数がノロウイルスによる食中毒である．ノロウイルスが病因物質である食中毒の患者数は，毎年，上位3位以内を占めている．冬季（11～4月ころ）に学校や老人ホームなどで集団食中毒の形で発生する傾向がある．胃腸炎症状は1～2日経過後治癒し，後遺症はない．中毒が治癒しても2～3週間はノロウイルスを排泄するので注意が必要である．2023年度の病因物質別の食中毒事

件のうち，ノロウイルスに起因するものが16.3％であった．

(3) 自然毒性食中毒

自然毒による代表的なものとして，動物性自然毒のふぐ中毒と，植物性自然毒のきのこ中毒などがある．ふぐ中毒ときのこ中毒による中毒死は，自然毒性食中毒死の大部分を占める．

① ふぐ中毒

ふぐには多くの種類があり，その種類，部位，季節などによって毒性に差がある．ふぐの有毒成分はテトロドトキシンという毒素であり，末梢神経まひ作用がある．発病はふぐ摂食後30分〜5時間の潜伏期を経て起こり，知覚障害，運動障害，血行障害，胃腸障害などがみられ，最後には呼吸まひを起こして死亡することもある．

予防としては，従来の食中毒のほとんどすべてが素人の調理によって起きていることから，ふぐ調理師によって調理されたもののみ摂食することである．

② きのこ中毒

わが国の風土・気候がきのこ類の発育に適しているので多種類のきのこが発生し，食用とされるきのこも多いが，有毒なきのこもまたかなりある．毒きのこの鑑別は困難なものが多く，毎年誤って食し，中毒を起こす人が絶えない．

おもな有毒成分は，ノイリン，ムスカリン，ファリン，アマニタトキシンなどで，とくにアマニタトキシンは毒性が強い．

きのこ中毒の症状は，きのこのなかに含まれる有毒成分の違いにより，胃腸型中毒症状（ツキヨダケ，ドクベニダケ），コレラ様中毒症状や肝障害（タマゴテングダケ），脳症型中毒症状（てんぐだけ）の3型に分類される．

③ そのほかの中毒

そのほかの動物性自然毒としては，毒かます，貝類などによるものがあり，フグ中毒に似た症状がみられる．

そのほかの植物性自然毒としては，ジャガイモ，青梅，トリカブト，コバイケイソウなどによる中毒がある．

(4) 化学物質性食中毒

化学物質性食中毒とは，食品中に有毒物質が故意または無知，不注意そのほかの原因によって混入し，急性・慢性中毒症状を発現することをいう．

化学物質性食中毒が発生するのは，次のような場合である．

① 食品添加物による場合

添加物の人工甘味料としてサイクラミン酸塩（チクロ）が粉末ジュースの素などに使

われていたが，1956年，米国でラットの実験で膀胱がんを高率に起こすことがわかり，1966年に使用が禁止された．豆腐などの殺菌剤として使われていたAF2も，同じ理由から使用が禁止された．1964年より既存の食品添加物の再検討が行われ，2005年末までに疑わしいもの94品目が食品添加物の指定を取り消された．現在許可されている添加物は，決められた量以下なら使用しても，まったく健康に影響がないものである．輸入食品の激増により，国際的標準化が図られつつある．

② 食品製造過程中の過誤混入による場合

製造と流通の過程で食品に混入する化学物質の問題も軽視できない．その代表的なものとしては砒素粉乳事件（1955年），ライスオイルによるPCB事件（いわゆるカネミ油症）（1968年）などがある．食品関係の事業所においては，このような事故がけっして起こらないように細心の注意を払う必要がある．

③ 農薬による場合

除草や害虫駆除のために用いられる農薬の使用は農作物の栽培に不可欠なものであるが，農薬は大部分が有機リン剤および有機塩素剤を主剤としており，誤用されて中毒を起こしたり，また農薬が農作物に残留して健康を害するのではないかといわれている．

現在，農薬取締法，農薬安全使用基準などによって農薬の使用は規制されているが，今後安全で有効な農薬の開発が期待されると同時に，現在使用されている農薬の厳重な保管，散布中や取り扱い上の注意などについて改めて関係者への指導徹底が望まれる．

(5) 寄生虫性食中毒

2012年の食品衛生法施行規則の一部改正で，クドア，サルコシティス，アニサキス，その他の寄生虫が，食中毒の原因物質として食中毒事件表に追加された．

① アニサキス

アニサキスは寄生虫（線虫）の一種で，その幼虫は長さ2～3cm，幅は0.5～1mmくらいの白色の少し太い糸のような形状をしている．サバ，アジ，サンマ，カツオなどの魚介類に寄生し，寄生する魚介類が死亡するとその内臓から筋肉へと移動することが知られている．アニサキス幼虫が寄生している生鮮魚介類を生で食べることによって，アニサキス幼虫が胃壁や腸壁に刺入して食中毒を起こす．症状は食後数時間から数日後に，みぞおちや下腹部の激しい痛み，悪心，嘔吐を生じる．予防としては内臓の除去，目視で確認してのアニサキス幼虫の除去，－20℃で24時間の冷凍や70℃以上の加熱があげられる．2023年度の病因物質別の食中毒事件のうち，アニサキスに起因するものが43.2％を占めている．

6）BSE

　近年の食品にかかわる大きな動きとして，牛海綿状脳症（BSE）の原因物質である異常プリオンの感染性が指摘され，2001年からは，神経症状を呈する牛に対する異常プリオンの有無の検査が開始された．

　2001年10月からは，食用として処理されるすべての牛を対象としたBSE検査を全国一斉に開始するとともに，食肉処理時の特定部位（舌と頬肉を除いた頭部，脊髄，回腸遠位部）の除去・焼却が義務づけられた．

　生後2年以内の牛では異常プリオンの蓄積が少なく，検査での発見が困難なことから，20カ月未満の牛に対する検査の省略が検討され，これに反対の意見も強かったが，その科学的合理性に鑑み，食品安全委員会からの答申を受け，省令改正により2005年8月より検査対象月齢を21カ月以上とし，2013年4月より検査対象月齢を30カ月超とし，2013年7月より検査対象を48カ月超とし施行している．

　異常プリオンの検出は，一次検査ではエライザ法が用いられ，陽性反応が出た場合は，感度が高いウエスタンブロット法による二次検査が行われる．

　また，BSEの安全対策として，2003年より「牛の個体識別のための情報の管理及び伝達に関する特別措置法（牛トレーサビリティ*法）が制定され，すべての牛の出生からと殺・死亡までの個体情報を個体識別番号によって一元管理し，消費に至るすべての流通の各段階で個体識別番号の表示を義務づけることとなった．

＊トレーサビリティとは，食品とその情報を追跡し，さかのぼることができることで，本来は問題のある食品の追跡・回収を容易にすることを目的とするが，小売店などに並んでいる食品が，いつ・どこで・どのように生産・流通されたかについて，消費者がいつでも把握できる，生産者と事業者の顔の見える関係づくりのシステムとしての意味にも広く解釈されている．

7）遺伝子組替え食品

　農業生産性を高めるため，病虫害に強い遺伝子や成長の早い遺伝子を組み込んだ農作物が栽培されるようになり，大豆やトウモロコシといった穀類を中心に流通している．

　2001年から，食品衛生法に基づいて，遺伝子組替え食品について，アレルギー誘発性など多数の項目に沿って審査が行われた．

　遺伝子組替え食品を使用した製品では，JAS法と食品衛生法に基づき2001年4月からその表示が義務づけられている．2024年3月末現在，334品種の食品と83品目の添加物について安全性が確認されている．

8）アレルギー物質を含む食品

エビ，カニ，卵，乳製品，小麦，そば，ピーナッツ，魚類などにアレルギー反応を起こして，気管支ぜんそく，アトピー性皮膚炎，結膜炎，鼻炎などを発症することがある．

2．運動と健康

1）運動の意義

狩猟採集の時代には，人は基本的運動はもとより，多彩な狩猟的運動を獲得していたため，かなりの運動能力が備わっていた．人の心身はこの時代に進化し，形成されたので，運動は生活の基本的な要素のひとつとみなされる．その後，農耕牧畜時代，工業時代と歴史が進むにつれ，人の運動形態は著しく制限され続け，それに伴い運動量も著しく減少した．とくに現代の日本では，自動車や飛行機などの交通手段や電子レンジや全自動洗濯機などの電化製品の使用に代表されるように，生活の省力化，機械化および自動化が進み，日常生活では十分なエネルギーの消費や，体力を維持することが困難となっている．このような日常の運動の不足は，栄養の過剰と偏り，精神的ストレスなどの諸条件と相まって，虚血性心疾患，肥満，糖尿病，高血圧症，高脂血症，腰痛，骨粗鬆症などの生活習慣病の増加を導いた．この現象は米国のクラウスらが1961年に「運動不足病（Hypokinetic disease）」を刊行してすでに約40年前から指摘しており，今日までの先進諸国の「健康増進運動」に多大に貢献してきた．

おもな運動の効果としては，次のようなことが挙げられる．ウォーキングやジョギングなどの全身持久性の運動（有酸素運動）の継続は，中性脂肪（TG），遊離脂肪酸（FFA），コレステロール（C）などの濃度を適切に保つ．とくに運動強度が低い運動を続けると，脂肪は運動のエネルギー源としてよく使用されるので，余分な体脂肪が除去され，体重は減少するが，筋肉量は運動によりよく維持される．また，適度の持久性運動により善玉の高比重リポ蛋白コレステロール（HDL-C）が増加する．HDLコレステロールは悪玉のコレステロール〔低比重リポ蛋白コレステロール（LDL-C）や超低比重リポ蛋白コレステロール（VLDL-C）〕を血管壁から肝臓に運んで処理するので，血管のアテローム変性や動脈硬化の進展が防止されて血流がよくなる．したがって，血管の若返りが期待できるので，運動は老化の防止に有用と考えられる．全身持久性の運動により筋肉などの末梢組織におけるインスリン感受性が亢進し，グルコースの取り込み

が増大して血糖値が低下，インスリンの必要量が節約できる．また筋力や筋持久力も増大する．さらに，運動により肺からの酸素摂取効率がよくなり $\dot{V}O_2max$（最大酸素摂取量）が増加するので，心容積も増大して心拍出量を増加し，運動により心肺機能が改善される．末梢循環が改善し，末梢血管抵抗も減少して血圧は低下する．

　無酸素運動の代表的なものとして，レジスタンストレーニングが挙げられる．レジスタンストレーニングとは，局所または全身の筋肉に負荷をかけ，筋線維を太くし筋量を増やし筋力を高めるトレーニングであり，代表的なものとしてウェートトレーニングがある．筋肉量の増加に伴う代謝量の上昇による肥満の予防や，高齢者においては，下肢の筋力の増加や骨密度の増加によって転倒や骨折を防ぎ，寝たきりの予防や，日常生活動作（ADL：activities of daily living）能力や生活の質（QOL：quality of life）の維持・向上に役立つ．また，レジスタンストレーニングによる筋力の増加は就寝中の成長ホルモンの分泌を高めるが，成長ホルモンは脂肪細胞から遊離脂肪酸（FFA）を放出させ，その利用を促進させることからも，肥満にならない体質づくりに役立つ．

　精神面でも運動は自律神経系の不安定を是正し，ストレス緩和に有用である．これは，運動によって，脳で生産されるモルヒネ様作用物質であるエンケファリンやベータエンドルフィンの増加による作用であると考えられている．効率，自動化，情報化がもたらした今日のストレス社会のもとでは，身体疾患から精神疾患へと健康問題がシフトしてきたが，抑うつなどの精神疾患にも運動は予防効果がある．

　運動の媒体である「スポーツ」はラテン語の"desportate（持ち去る，移る）"を語源とし，中世フランス語"desport（気分転換，気晴らし）"を経て，16世紀のイギリスで"sport"になったといわれ，日常のまじめで厳しい労働や生活から心を解き放ち，気晴らしや娯楽，冗談や戯れ，大騒ぎや恋愛に没頭するという意味があるといわれる．友人とスポーツクラブで汗を流したり，家族とウォーキングを楽しんだりすることは，お互いの社会的支援（ソーシャルサポート）を充実させ，精神面の健康の保持・増進に多大な効果があると同時に，運動習慣を継続させるための動機付けにもなる．

2）運動と健康の保持・増進

　適度な運動を日常生活に取り込んでおくことは，健康の保持・増進にとって有意義である．ドイツの解剖学者であるルー（1850～1924）は，「生体（とくに筋肉）は使用しなければ廃用性萎縮（用いないことによる縮小）をきたし，適度に使用すれば発達して活動性肥大を示す．また，過度に使用すればやせて障害を起こす」という法則（ルーの法則：law of Roux）を唱えた．

　運動はエネルギーの供給過程の違いから，無酸素運動（アネロビックエクササイズ）

と有酸素運動（エアロビックエクササイズ）の2つに分類される．筋収縮に使われるエネルギーはATP（アデノシン三リン酸）をADP（アデノシン二リン酸）とリン酸に分解する過程で生成され，運動の継続のためにはATPを再合成しなければならない．無酸素運動は筋のCP（クレアチンリン酸）を利用してATPを再合成するATP-CP系と，酸素を使用せずに筋のグリコーゲンを利用してATPを再合成し，その代償として乳酸を発生させる乳酸系にさらに分類される．有酸素運動は，運動中の呼吸によって酸素を体内に取り入れ，筋肉や肝臓に貯蔵されているグリコーゲンや脂肪などのエネルギー源を利用してATPを再合成する運動であり，これらはTCA回路で行われている．レジスタンストレーニング，100m走，重量挙げなどは無酸素運動であり，ウォーキング，ジョギング，マラソンなどは有酸素運動である．

　生涯を通じた健康づくりのためには，有酸素運動や無酸素運動を運動習慣として定着させることが重要である．身体活動量の多い人や，運動習慣をもつ人は全死亡，虚血性心疾患，高血圧，糖尿病，肥満，骨粗鬆症，結腸がんなどの罹患率や死亡率が低いこと，また，身体活動や運動が，メンタルヘルスや生活の質（QOL）の改善に効果をもたらすことが認められている．さらに高齢者においても歩行など日常生活における身体活動が，寝たきりや死亡を減少させる効果がある．それでは，どの程度の運動を行ったらよいのだろうか．

　1989年に厚生省（現厚生労働省）は「健康づくりのための運動所要量」を示し，目標値と運動量の目安を示した．各年齢における持久的能力の目標値は表3-13に示すように最大酸素摂取量によって示された．また，必要な運動量として最大酸素摂取量の50％強度での運動を行う場合として，運動中の心拍数の目安と1週間当たりの運動時間を表3-14に示す．この目標に従って，1回に10分以上（1日に20分以上）原則的には毎日行うことが望ましいとされている．また，下肢や体幹部の筋力トレーニングは1週間に2回程度行うことがよいとされる．有酸素運動，無酸素運動を行う前後にストレッチングを行い，柔軟性を高め，ケガや故障の予防を心がけることも重要である．

　しかしながら，2019年の国民健康・栄養調査によれば，週2回，1回30分以上の運動を1年間継続している運動習慣のある人の割合は，成人男性で33.4％，成人女性で

表3-13　最大酸素摂取量の維持目標値

	20代	30代	40代	50代	60代
男	41	40	39	38	37
女	35	34	33	32	31

最大酸素摂取量は，体重1kgあたり1分間に摂取できる酸素の最大量であり，単位はml/kg/分である．　　　（厚生省，1989）

表3-14　健康づくりのための運動所要量

年齢階級	20代	30代	40代	50代	60代
1週間の合計運動時間 （目標心拍数　拍/分）	180分 (130)	170分 (125)	160分 (120)	150分 (115)	140分 (110)

注）目標心拍数は，安静時心拍数がおおむね70拍/分である平均的な人が50％に相当する強度の運動をした場合の心拍数を示すものである．　　　（厚生省，1989）

表 3-15 健康日本 21 における身体活動・運動の数値目標と調査結果

指標の目安	2010 年目標		ベースライン値	中間評価	2010 年値
成人：意識的に運動を心がけている人の増加	63 %以上	男性	51.8 %[a]	54.2 %[c]	60.2 %[e]
	63 %以上	女性	53.1 %[a]	55.5 %[c]	61.4 %[e]
：日常生活における歩数の増加	9,200 歩以上	男性	8,202 歩[b]	7,532 歩[d]	7,136 歩[f]
	8,300 歩以上	女性	7,282 歩[b]	6,446 歩[d]	6,117 歩[f]
：運動習慣者の増加	39 %以上	男性	28.6 %[b]	30.9 %[d]	34.8 %[f]
（1 回 30 分以上・週 2 回以上・1 年以上継続）	35 %以上	女性	24.6 %[b]	25.8 %[d]	28.5 %[f]

[a] 1996 年度保健福祉動向調査，[b] 1997 年国民栄養調査，[c] 2003 年国民健康・栄養調査，[d] 2004 年国民健康・栄養調査，[e] 2008 年国民健康・栄養調査，[f] 2010 年国民健康・栄養調査

表 3-16 健康日本 21（第 2 次）における身体活動・運動の数値目標と最終評価

項目	対象	性別	数値目標	最終評価
日常生活における歩数の増加	20 歳～64 歳	男性	9,000 歩	7,864 歩
		女性	8,500 歩	6,685 歩
	65 歳以上	男性	7,000 歩	5,396 歩
		女性	6,000 歩	4,656 歩
運動習慣者の割合の増加	20 歳～64 歳	男性	36 %	23.5 %
		女性	33 %	16.9 %
	65 歳以上	男性	58 %	41.9 %
		女性	48 %	33.9 %

25.1 %と，欧米などと比較してもまだまだ運動習慣者の割合が低いのが現状である．

　仕事や家事・育児に追われ，特別に運動する時間のとれない人もいるが，このような人たちは日常生活のなかで，こまめに身体を動かすよう心がけることが，健康の保持・増進にとって有効である．通勤や買い物には車でなく自転車や徒歩で，エレベータでなく階段で移動するなどがその工夫である．厚生省（現厚生労働省）は 1993 年に「健康づくりのための運動指針」を作成した．これは，健康な人や生活指導程度でよい軽症の人を対象に基本的には年齢，性別問わず誰にでも当てはまる重要な事柄をまとめたものである．続いて，2006 年に「健康づくりのための運動指針 2006」，2013 年に「健康づくりのための身体活動基準 2013」を作成し，生活習慣病を予防する観点を重視した身体活動・運動量，体力の基準を示し，週当たり 23 メッツ・時（1 時間の普通歩行で 3 メッツ・時）以上の活発な身体活動を推奨している．また，「健康日本 21」においても身体活動・運動の数値目標が掲げられているが，2010 年の目標値を全ての項目で達成できなかった（表 3-15）．この反省を踏まえ，健康日本 21（第 2 次）では，20～64 歳の男性で 1 日 9,000 歩，女性で 8,500 歩，65 歳以上の男性で 1 日 7,000 歩，女性で 6,000 歩，週 2 回，1 回 30 分以上の運動を 1 年間継続している運動習慣のある人の割合を 20～64 歳の男性で 36 %，女性で 33 %，65 歳以上の男性で 58 %，女性で 48 %を 2022 年までの目標値と定めたが，最終評価においてすべての数値目標が達成されなかった（表

全体の方向性	個人差等を踏まえ，強度や量を調整し，可能なものから取り組む 今よりも少しでも多く身体を動かす

	身体活動		座位行動
高齢者	歩行又はそれと同等以上の（3メッツ以上の強度の）身体活動を1日40分以上（1日約6,000歩以上）（=週15メッツ・時以上）	運動 有酸素運動・筋力トレーニング・バランス運動・柔軟運動など多要素な運動を週3日以上【筋力トレーニングを週2～3日】	座りっぱなしの時間が長くなりすぎないように注意する
成人	歩行又はそれと同等以上の（3メッツ以上の強度の）身体活動を1日60分以上（1日約8,000歩以上）（=週23メッツ・時以上）	運動 息が弾み汗をかく程度以上の（3メッツ以上の強度の）運動を週60分以上（=週4メッツ・時以上）【筋力トレーニングを週2～3日】	（立位困難な人も，じっとしている時間が長くなりすぎないように，少しでも身体を動かす）
こども（※身体を動かす時間が少ないこどもが対象）	（参考） ・中強度以上（3メッツ以上）の身体活動（主に有酸素性身体活動）を1日60分以上行う ・高強度の有酸素性身体活動や筋肉・骨を強化する身体活動を週3日以上行う ・身体を動かす時間の長短にかかわらず，座りっぱなしの時間を減らす．特に余暇のスクリーンタイムを減らす．		

図 3-4　健康づくりのための身体活動・運動ガイド 2023 推奨事項一覧
（国民衛生の動向 2024/2025）

3-16）．

2024年にスタートした健康日本21（第三次）にあわせて，「健康づくりのための身体活動・運動ガイド2023」が策定された（図 3-4）．座位時間の長い日本人に対する取り組みが強調されている．

最後に重要な点を追加する．肥大性心筋症，冠動脈奇形，心筋炎などの原因で，運動中の突然死の事故が少なからず起こっている．したがってどんな軽いスポーツでも，健康づくりのために習慣化しようと思えば，スポーツ医学に詳しい医師によって，メディカルチェックを受けることが必要である．ただし，これは1回パスすれば十分であるということでなく，ひきつづき定期的に受診する必要がある．

第4章 環境と健康

1. 環境とは
    1）環境のとらえ方〔(1)環境と人間の相互作用/(2)環境要因/(3)外部環境と内部環境〕　2）生態系の基礎〔(1)エネルギーの移動/(2)物質循環と食物連鎖〕　3）環境への適応
2. 日常生活環境
    1）物理学的環境要因〔(1)温熱/(2)騒音・振動/(3)電離放射線と非電離放射線〕　2）化学的環境要因〔(1)空気/(2)水/(3)栄養素と毒性物質/(4)有機リン系農薬/(5)有機塩素系化合物/(6)有機金属系化合物/(7)廃棄物〕　3）生物学的環境要因〔(1)室内の生物学的環境要因/(2)し尿（屎尿）処理〕
3. 環境問題
    1）公害〔(1)大気汚染/(2)水質汚濁/(3)土壌汚染/(4)騒音・振動/(5)地盤沈下/(6)悪臭〕　2）地球規模の環境問題〔(1)生体内蓄積と生物濃縮/(2)POPs（残留性有機汚染物質）/(3)内分泌攪乱化学物質（環境ホルモン）/(4)オゾン層の破壊/(5)地球温暖化/(6)酸性雨/(7)砂漠化/(8)熱帯雨林の減少/(9)生物種の減少/(10)食糧大量生産と飢餓〕

1．環境とは

　現在の日本における主な死因は，がん，心疾患，肺炎，脳血管疾患である．これらの生活習慣病は特定の病因によって，ある日突然発症するものではなく，日常生活のなかのさまざまな複数の要因によって健康状態が徐々に変化することである．したがって，日常生活を営む場である環境について考えられるようになることはきわめて重要である．

1）環境のとらえ方

　環境（environment）は，もともと「何かを取り巻くもの」の意味の言葉からできた．

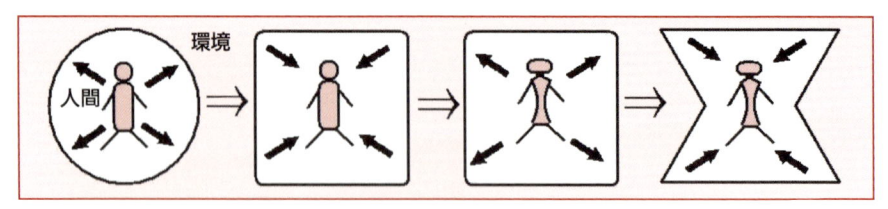

図 4-1　環境と人間の相互作用概念図
環境と人間が，黒矢印のように影響しあいながら変化し続ける様子を示している

表 4-1　環境の分類

自然環境	物理学的要因（温度，湿度，音，光，熱，放射線など）
	化学的要因（水・大気・土壌の成分，天然物質，人工化学物質など）
	生物学的要因（動物，植物，昆虫，微生物など）
社会・文化環境	友人，家庭，地域社会，言語，政治，経済，宗教，食習慣，医療体制など

(1) 環境と人間の相互作用

環境は人間に対してさまざまな影響を及ぼしている．そのなかで人間は自分たちが暮らしやすいように環境を変化させる．変化した環境は今までとは異なった影響を人間に及ぼすようになり，人間はそれに対してさらに変化を与える．このように，環境と人間はお互いに影響しあいながら常に変化している．このことを「環境と人間の相互作用」という（図 4-1）．

(2) 環境要因

環境はさまざまな要因からなり，表 4-1 のように分類できる．これらの要因はお互いに影響しあっている．

(3) 外部環境と内部環境

人間は身体の外にある環境（外部環境）に取り巻かれていると同時に，身体の中のさまざまな状態（内部環境）によって内側から取り巻かれているともいえる．たとえば，体液の温度やpH，血液に溶け込んでいる物質，肝脂肪の蓄積量，腸内細菌などさまざまな状態である．生命活動を営むうえでこうした内部環境は，ある一定の安定状態（ホメオスタシス）を保っている．環境と人間は相互に作用しながらつねに変化しているが，それに伴い内部環境も，異なった安定状態に変化している．

2）生態系の基礎

生態系（ecosystem）とは，ある地域に住む生物とその環境（図 4-2）が物質やエネ

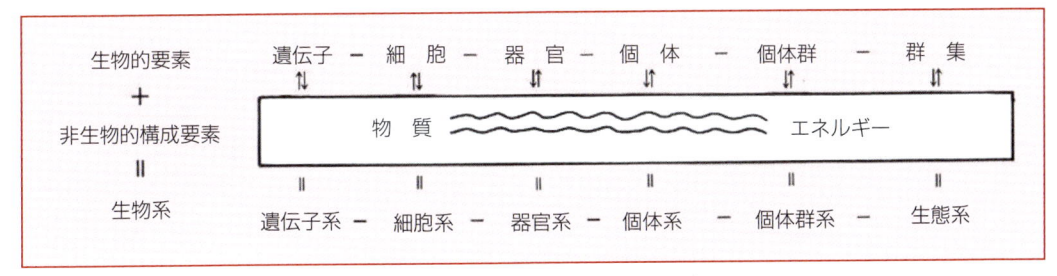

図4-2 環境と生物が構成する系
(Odum, E. P. : Fundamentals of Ecology (3rd ed.). W. B. Saunders, Philadelphia, 1971)

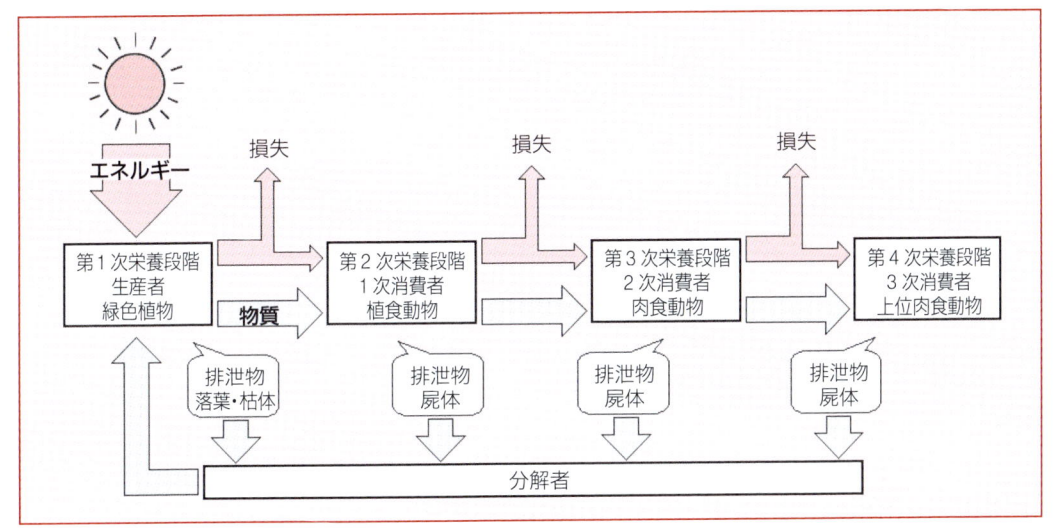

図4-3 生態系におけるエネルギー移動と物質循環

ルギーの流れを介して形づくっている営みのことである．エネルギーと物質は**図4-3**のような流れを示す．

(1) エネルギーの移動

　地球上の生命のエネルギー源は太陽である．しかしほとんどの生物は太陽の光と熱のエネルギーをそのままでは利用できない．生物はさまざまな元素が化学結合した物質（栄養素）を摂取し，分解（消化）することで化学結合エネルギーを取り出して利用している．そのため，光と熱のエネルギーを化学結合のエネルギーに変換する必要がある．この変換のことを光合成とよび，緑色植物がこれを行っている．植食動物は植物を食べることでエネルギーを得，肉食動物は植食動物を食べてエネルギーを得る（図4-3）．このように，エネルギーは栄養段階を移行していくが，消化吸収過程での損失があったり，熱として失われたりする．このため栄養段階を移行するエネルギー量はもとの10〜20％程度であり，栄養段階は5次程度で限界となる．こうしたことから，上位

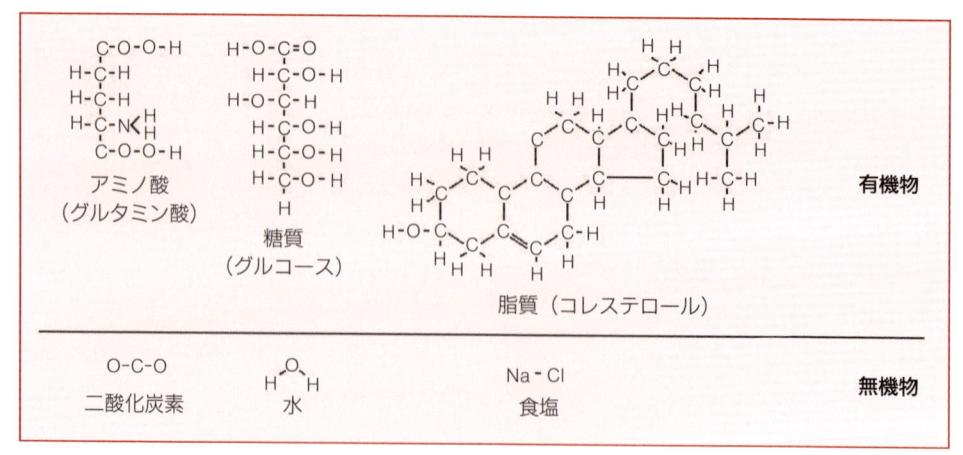

図4-4 有機物と無機物の例

肉食動物を食べる生物はヒトを含め，ごく少数となっている．

(2) 物質循環と食物連鎖

図4-3のように，捕食・被食により一連の生物群を通って食物エネルギーや物質が移行することを食物連鎖という．エネルギーは移行に伴って失われていくが，物質は地球上のさまざまな生物の間を循環して失われることはない．物質は，炭素のつながりをもつ有機物と，無機物に分かれる（**図4-4**）．生産者は根や葉から吸収した無機物と太陽エネルギーから有機物をつくり，有機物は栄養素として各消費者間を移動する．排泄物や屍体は分解者によって無機物に分解され，ふたたび生産者が光合成に利用する．

3) 環境への適応

人間の適応（adaptation）とは環境のストレスに対する反応をきっかけに，しかるべき時間をかけて，自己の生物学的特徴を変えたり（生物学的適応），技術・組織を変更して環境を整備したり（文化的適応）することである．この過程で，**表4-2**のようなさまざまな調整（adjustment）が行われる．

> コラム：次のような例で適応を考えてみよう．
> 長年にわたる灌漑と化学肥料の大量使用で，畑の土が劣化し，作物ができなくなったある村の住民全員が，別の土地へ移動した．移動後の新しい環境に馴染めず，高齢者と乳児が死亡したり若者が逃げ出したりして，人口が減ってしまった．やがて，今までより住みやすい環境で作物が豊富にとれ，人口が増加した．

表 4-2 適応過程の調整（adjustment）

調整の種類	用 語	意 味
生物学的適応過程	慣 れ habituation	繰り返される刺激に対し反応が減弱すること
	順 化 acclimation	刺激に対して起こる生理学的調整
	順 応 acclimatization	順化の結果として生物が獲得した生理学的な特徴
	発達的順応 developmental acclimatization	発育の時期に適応的な形質がつくられる場合
	遺伝的適応 genetic adaptaion	集団内部で死亡や出生に偏りが生じ，結果として集団の遺伝的構成が変化し，それによって適応が達成される場合
文化的適応過程 （異なる文化集団の接触）	同 化 assimilation	小さな集団がより大きな優位の集団のなかに統合されたり，あるいは2つの集団が1つになって新しい文化のシステムをつくり出すこと
	文化変容 acculturation	2つのそれぞれ独立した文化をもつ集団が接続的かつ濃密に接触し，両者または片方の文化に広範囲にわたる変化が生じること
文化的適応過程 （同じ文化集団内での環境変化への対応）	特別な用語はない	

鈴木（1990）に基づいて作表

2．日常生活環境

　すでに述べたように，環境にはさまざまな要因があるが，それらはお互いに関連している．たとえば，部屋の温度は物理学的環境要因のひとつである．生活温度を快適に保つために住居の構造を工夫したり衣服を変えたりするのは社会・文化環境を整えることになるし，住居の材質や衣服の材質に含まれるさまざまな物質は化学的環境要因として人体に影響を及ぼす．さらに，気密性の高い住居内のカビ，ダニや，通気性のよい住居に外部から侵入する昆虫などは生物学的環境要因である．

　本節ではおもに，身近な日常生活や個人の健康への影響といった視点から，さまざまな環境要因について解説する．

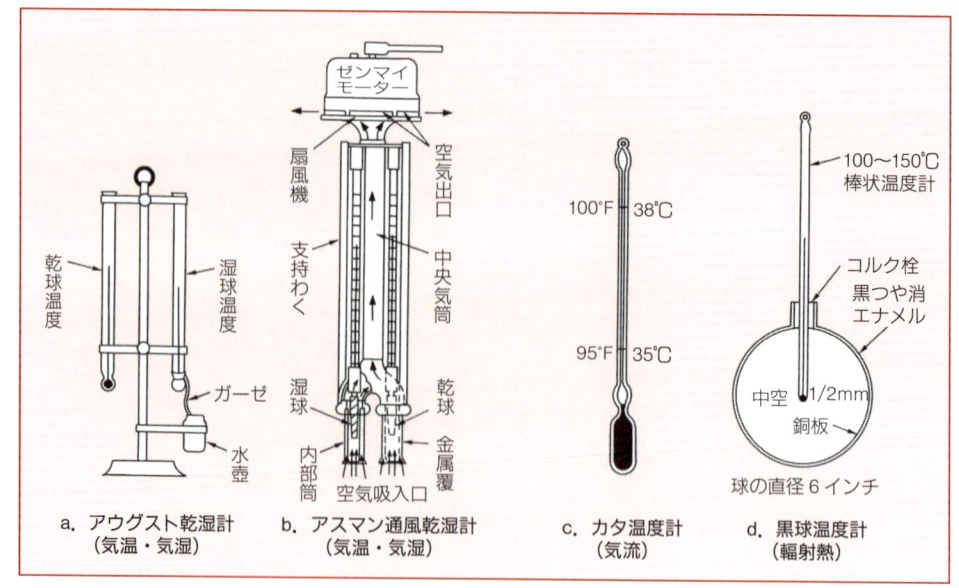

図 4-5 温熱測定器

a. アウグスト乾湿計（気温・気湿）
b. アスマン通風乾湿計（気温・気湿）
c. カタ温度計（気流）
d. 黒球温度計（輻射熱）

表 4-3(a) 湿度の種類

湿度の種類	説　明	単位
絶対湿度	空気1m³中に含まれる水蒸気の重さ（質量）を表す.	g/m³
相対湿度	絶対湿度と，同じ空気が最大限の水蒸気を含んだときの絶対湿度との比	％

1）物理学的環境要因

(1) 温　熱

① 温熱の測定

ヒトが寒さや暑さを感じるのは，気温・気湿・気流・輻射熱といった，体感温度に影響する物理学的環境要因の情報が，皮膚表面の感覚器から中枢神経の温度情報受容部（頭頂葉体性感覚野）に伝えられるからである．さらに深部体温受容器からも身体内部の温度情報が脳に伝えられている．

ⓐ 気　温

気温の表示は摂氏（℃）と華氏（℉）がある．日本では摂氏が用いられる．両者の関係は℃ ＝ 5/9（℉ − 32），℉ ＝ 9/5℃ ＋ 32 である．気温の測定はアウグスト乾湿計（図4-5-a）の乾球や，アスマン通風乾湿計（図4-5-b）の乾球が用いられる．

ⓑ 気　湿

気湿は相対湿度ともよばれる〔表4-3(a)〕．通常，45〜65％の範囲でヒトは快適と感じる．気湿の測定はアウグスト乾湿計（図4-5-a）や，アスマン通風乾湿計（図4-5-

b）を用いる．気湿が低いと湿球からの蒸発量が多く，気化熱が奪われやすいため乾球と湿球の示度差が大きくなる．気湿が高いと両者の差は小さくなる．このことを利用して乾球と湿球の示度差を測定し，専用の計算式または湿度表から気湿を求める．ただし，アウグスト式は気流の影響を受けやすく，ゼンマイモーター等で一定の気流を送るアスマン式の方が正確に測定できる．

　ⓒ 気　流

　空気の流動を1秒間の速度（m/sec）で表す．気流が大きいと体表からの熱放散量が増えるので，涼しく感じる．屋外の速い気流の測定は専用の装置を用いるが，室内の弱い気流にはカタ温度計（**図 4-5-c**）を用いる．これは温度計下部のアルコールを満たした膨らみを人体と見立てた熱放散量測定計である．膨らみを65℃に熱しておいて室内に静置する．38℃から35℃までの室内空気による冷却に要する時間を測定して単位時間に放出する熱量を，温度計ごとに検定された係数を用いて算出する（カタ冷却力）．気流が大きいと熱放散量は増えるので，カタ冷却力と気温から気流算定図表によって気流を求めることができる．

　ⓓ 輻射熱

　反射板のついた電気ストーブの前にいるときや，日なたにいるとき暖かく感じるのは赤外線による熱輻射を受けるからである．熱輻射量は $1\,cm^2$ が1分間に受ける熱量（$cal/cm^2/min$）あるいは，黒球温度として表す．測定は黒球温度計（**図 4-5-d**）を用いる．輻射熱の反射を防ぐために黒色としているが，気流が大きいと熱が奪われるので，使用に適さない．

　② 体温調節

　ⓐ 感覚温度

　気温，気湿，気流，輻射熱によってヒトの感覚温度は異なる．この感覚はホートンとヤグローによって1923年に数値化されている（**図 4-6**）．輻射熱のないところでは乾球温度を，輻射熱のあるところでは黒球温度を用いる．

　ⓑ 環境温度と身体の反応

　ヒトは体内で熱産生を起こして身体を温め，周囲の空気を媒体として皮膚表面から放熱して身体を冷やしている．このバランスをとって体温を一定に保つため，環境温度に応じてさまざまな反応を起こしている．**図 4-7** に示すように「熱中性温域」は暑くも寒くもない温度のことで，裸体でおよそ26〜28℃といわれている．環境温度が下がると，皮膚表面に近い血管が収縮して放熱を抑制するとともに，「非ふるえ熱産生」が生じる．このとき皮膚温は下がるが深部体温は維持される．さらに環境温度が下がると筋肉を収縮して熱産生を起こす「ふるえ熱産生」が生じる．下臨界温より環境温度が下がると，こうした反応では体温維持ができなくなり低体温となり死に至る．環境温度が上

図 4-6　ヤグローの感覚温度図

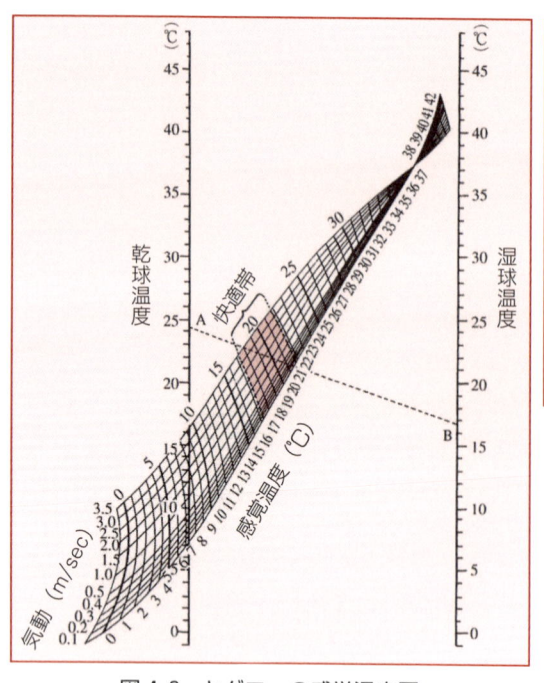

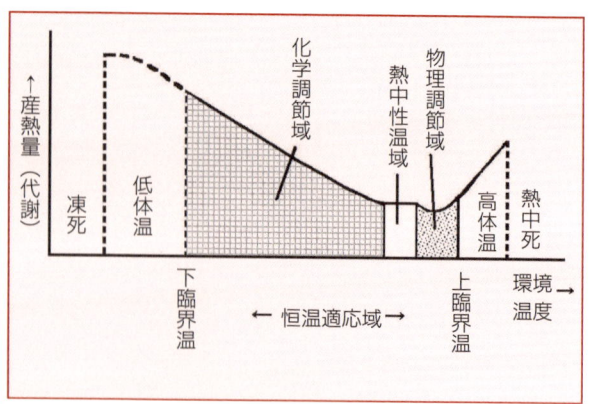

図 4-7　環境温度と体温調節

昇すると皮膚表面に近い血管が拡張して放熱を高める．さらに，発汗して体表水分が蒸発するときの気化熱として熱を逃がす．上臨界温を超えると体温は上昇し，死に至る．これらの反応で体温維持できる外気温度の範囲は，皮下脂肪の厚さや，気湿，気流などによって異なる．

> コラム：熱中症予防のために
>
> 熱中症の危険性を科学的に判断するための指標として，WBGT（Wet Bulb Globe Temperature：湿球黒球温度）がある．「暑さ指数」とも呼ばれ，気温と同じ（℃）で示されるが，その値は気温とは異なり，以下の式で計算される．
> 　屋外：WBGT＝0.7×湿球温度＋0.2×黒球温度＋0.1×乾球温度
> 　屋内：WBGT＝0.7×湿球温度＋0.3×黒球温度
> この値を使って以下のような熱中症予防のための指針が定められている．
>
> 表 4-3(b)　作業者に関する指針
>
> | 代謝率区分 | WBGT 基準値（℃）[*1] | | | |
> |---|---|---|---|---|
> | | 熱に順化している人 | | 熱に順化していない人[*2] | |
> | 0（安静） | 33 | | 32 | |
> | 1（軽作業） | 30 | | 29 | |
> | 2（中程度の作業） | 28 | | 26 | |
> | | 気流を感じない | 気流を感じる | 気流を感じない | 気流を感じる |
> | 3（激しい作業） | 25 | 26 | 22 | 23 |
> | 4（ごく激しい作業） | 23 | 25 | 18 | 20 |
>
> 備考　これらの数値は最高直腸温度38℃を許容限度として設定されている．
> 　[*1]測定値が基準値を超えた場合，適切な方法によって熱によるストレスを軽減する必要がある．
> 　[*2]順化していない人とは，作業する前の週に毎日熱にさらされていなかった人をいう．
> JIS Z 8504 指数に基づく作業者の熱ストレスの評価―署熱環境　より．
>
> このほか，熱中症予防のための運動指針（日本体育協会，1994）では，WBGT が 31 以上での運動は原則禁止としている．

ⓒ 住居（室内環境）と温熱

　住居は社会・文化環境のひとつとして，自然環境の暑熱や寒冷が人体に及ぼす影響を軽減する役割をもっている．日本は温帯に位置するため一部の寒冷地を除いて夏季に快適な通風を確保できる住居設計がされてきた．また，各地に伝わる，住居に関するさまざまなしきたりなども，日本の風土で快適に暮らすための経験的な知恵といえよう．たとえば，鬼門には諸説あるが，温熱面からみると，冬季の夜間にもっとも温度が下がる北東（鬼門）や夏にもっとも温度が高い南西（裏鬼門）にトイレや台所を作らないようにすることは，脳卒中や腐敗の危険を減らす意味が認められる．しかし，断熱性・気密性の高い住宅を冷暖房器具で空調するやりかたが普及するとともに，古い文化をすべて迷信とする考え方や職人の減少から間取りにまったく配慮しない住宅が増えている．このような住居では，換気不足による室内空気の汚染や，アレルギーの原因物質濃度の増加に配慮する必要がある．

　省エネルギー（省エネ）の観点から暖房は20℃，冷房は28℃に抑えることが政府の省エネ対策として広報されているが，これらの数字は一応の目安で科学的根拠はない．また，公共の建物やオフィスでは，外気温に関係なくカレンダーと時計で冷暖房の実施を決めることがあるため，時としてきわめて不健康な温度状態が生じる．こうした人為的環境悪化についても今後考えていく必要がある．

　ヒトが快適と感じる体感温度は気湿や気流を考慮すると図4-6に示したように18～22℃の範囲であるが，皮下脂肪の厚さ，衣服，睡眠や作業といった状態によっても大きく異なるため，実際の室内温度範囲は10～26℃程度と考えられる．ただし，体温調節機能への負担がかかりすぎないよう，外気温との差は5℃以内が望ましいとされている．着衣や作業の内容，外気温との関係を考えながら適切な冷暖房を行うことが健康的であり，結果的に省エネにもつながる．

　一般に外気温は朝低く，午後高い．冬季には昼間暖房を行い，夜間暖房を止めるためこのリズムが維持されるが，夏季には昼間冷房して夜間冷房しないため逆のリズムとなることが多い．こうした生活リズムにも配慮して冷暖房を行う必要がある．

ⓓ 衣服と温熱

　衣服は，外気からの刺激を軽減し，皮膚との間の空気層に衣服下気候を形成して温度や湿度を一定に保つ働きがある．衣服下気候は，衣類の含気性，通気性，断熱性，吸湿性，透湿性などに左右される．重ね着は空気層を複数にして断熱効果を増す働きがある．基本的に夏季は吸湿性・通気性・透湿性に優れた材質を使い，汗の蒸発を円滑にして放熱を助ける衣類がよい．冬季は身体の活動を妨げず保温性・断熱性に優れた材質で，放熱を抑える衣類が適している．住居内では，衣服を調節することで過剰な冷暖房を防ぐことができる．一方，公共の場所では過剰な冷暖房や人の多さによって室内温度

が適切でない場合がある．着脱が容易な衣類を利用して不適切な冷暖房に対応することも必要である．

> **コラム：以下の問題を考えてみよう**
> - 冬季のデパートでは，客は外気下と同じ着衣でおり，店員は半袖でいる．外気温より5℃以上高く暖房されているため体感温度はかなり高めで，厚着をしている客は発汗することが多い．この状態でふたたび低温の外気に触れることは脳卒中や風邪の危険を伴う．
> - 通勤電車も同様に暖房と人の密度の高さで，室内が高温になることが多い．
> - 夏季のオフィスなどでは薄着で軽作業であるにもかかわらず過剰な冷房を行って体調を崩す人が出ている．

(2) 騒音・振動

振動は，ある量の大きさが，ある基準値より大きくなったり小さくなったりする現象が時間の経過とともに繰り返されることである．たとえば，弦楽器の弦をはじくと，はじく前の位置を基準として左右に振動する．すなわち，弦の左右方向の位置を示す量の大きさが大きくなったり小さくなったりすることを繰り返しているのである（図4-8）．また，こうした現象が起きている位置が時間の経過とともに一定の移動をするものを波動とよぶ．海の波は海水の高さが水平線より高くなったり低くなったりすることを一定時間に繰り返していて，上下する位置が一定の速さで海岸方向へ移動している．このように，波の振動方向と進行方向が垂直である波を横波という．これに対して，波の振動方向と進行方向が並行である波を縦波とよび，音波がこれに相当する．「音」は音波により引き起こされる聴覚的感覚である．騒音は，「望ましくない音であり，音声や音楽などの伝達を妨害したり，耳に苦痛，傷害を与えたりする音」（日本工業規格（JIS））である．

① 騒音と健康
ⓐ 音の性質

音波の振動の大小を音圧（単位はdB）とよび，聴覚では音の大きさとして感じる．また，単位時間の振動の数を周波数（単位はHz）とよび，音の高さとして感じる．異なる周波数が異なる音圧で重なると独特の音に聞こえる．人の声の違いや楽器の音色の違いは周波数と音圧の組み合わせの違いから生じる．

ⓑ 騒音の発生源

騒音の発生は局所的，多発的であり，公害のなかで，苦情件数が常に上位である．おもな発生源は，工場・事業場，建設作業，近隣，自動車，航空機，鉄道などである．とくに近隣騒音（カラオケ，家庭用クーラーの音や，ピアノの音など）は，2002年度の騒音苦情件数の約4割を占めている．

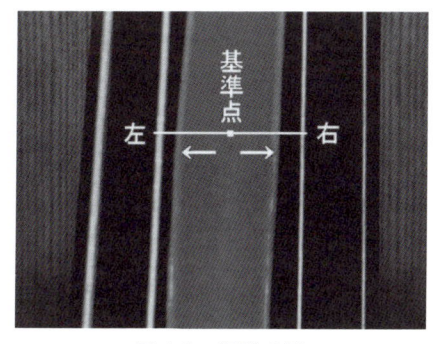

図 4-8 振動の例
弦楽器コントラバスの5本の弦のうち中央の1本が左右に振動している.

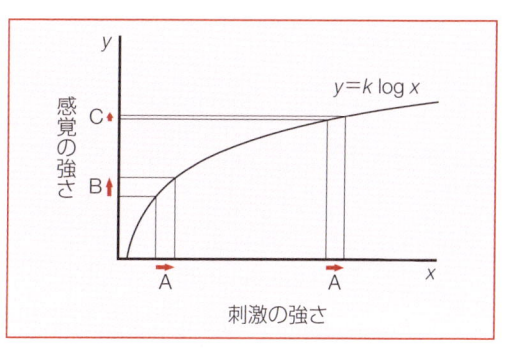

図 4-9 Fechner の刺激感覚曲線

ⓒ 音の伝わり方の性質

縦波としての特徴から，音の伝わり方には次のような性質がある．①音の発生源からの距離が遠くなれば小さく聞こえる（減衰），②壁などでさえぎられると小さく聞こえる（遮蔽），③壁などに当たるとはねかえって聞こえる（反射），④複雑な反射面では波が相殺されて小さくなる（吸収），⑤壁でさえぎられても，壁の材質を振動させて反対側へ伝わる（透過），⑥壁でさえぎられても，さえぎられていない場所の空気を振動させながら壁の反対側へ伝わる（回り込み／回折）．

ⓓ 聴覚

人間は音圧レベルで 0～120 dB，周波数で 20～20,000 Hz の範囲の音を聞き取ることができるが，20 Hz に近い低い音や，20,000 Hz に近い高い音は実際の音圧よりも小さく聞こえる．音の大きさは音波の振動の大小，すなわち音のエネルギーの大きさであるが，聴覚と音のエネルギーの大小との関係は，比例ではなく対数的である．図 4-9 に示すように，刺激の強さの変化が同じ A でも，刺激が小さいときの感じ方 B は刺激が多きときの感じ方 C より大きい．このため，音圧は，音のエネルギーの大小を人間の感覚の大小に沿うように対数処理した値である．騒音対策のための測定・評価は，こうした聴覚の性質を踏まえて行う必要がある．

ⓔ 騒音の測定・評価

一般に環境中の音は，多くの異なる周波数の音によって構成される．また，発生源もさまざまである．こうしたことから，発生源に応じた測定・評価方法が必要である（表4-4）．騒音の大きさは，一般に，騒音計を使用して測定する．騒音計は異なる周波数を込みにしてその音圧を測定するものや，定められた周波数範囲の音圧を測定するものなどがある．騒音は人間の耳にどの程度の大きさに聞こえるかを測定する必要がある．この目的のために騒音計には聴感補正回路（A 特性）が組み込まれており，20 Hz に近い低い音や，20,000 Hz に近い高い音は実際の音圧より小さく測定する．この回路を通

表 4-4 騒音の時間的変化による分類と評価法

分類	内容	評価法
定常音	変動しない音	その指示値
変動音	変動の少ない音	数回の読み取り値の平均
	規則的に変動する音	最大値・最小値，変動のしかた（間隔など）
	不規則かつ大幅に変動する音	等価騒音レベル・中央値・90％レンジ
間欠音	周期的・間欠的に一定の値で発生する音	発生ごとにその最大値を読み取りその数回の平均値
衝撃音	一過性に強い音	その指示値

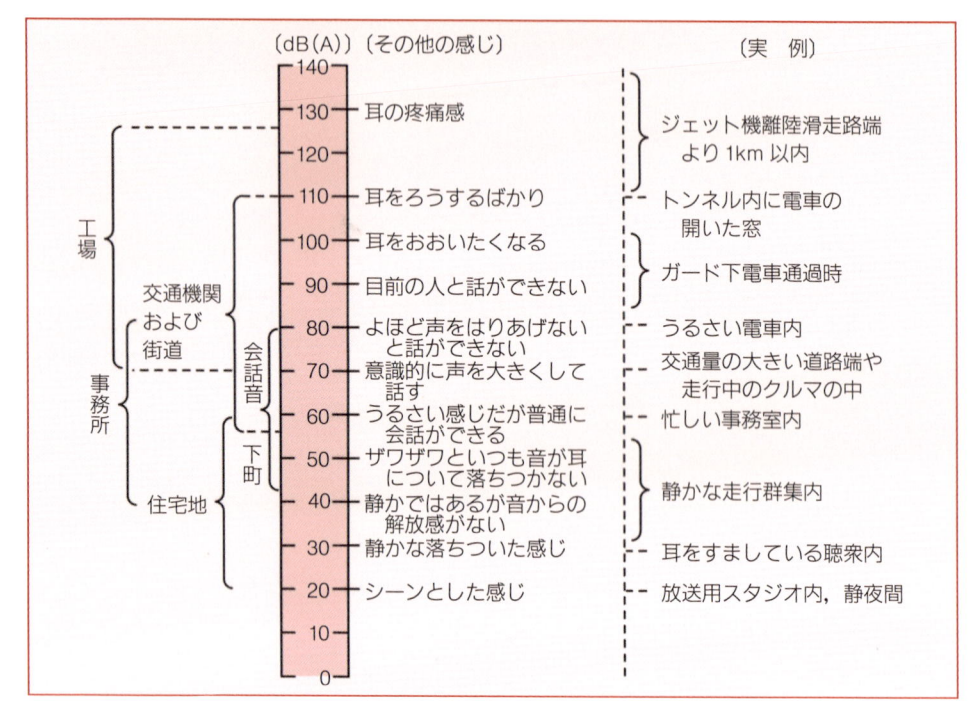

図 4-10 生活環境各所の騒音レベルと健康影響
（田多井吉之介，松岡修吉：新環境衛生測定法，p.312，南江堂，1973 より一部改変）

って示された音圧レベルを騒音レベルという．単位は dB(A) で記載する．変動の大きい騒音について，JIS Z 8731（騒音レベル測定方法）は，基本評価量として等価騒音レベル（Leq）の採用を推奨している．これは，5秒間隔で50回の騒音レベル測定を行って，極端に外れている値を除いた後の測定値（90％レンジ）から算出する平均的な騒音レベルのことである．ただし，音圧は音のエネルギーを対数処理した値なので，Leq は，騒音レベルの平均値ではなく，騒音レベルをエネルギー値に戻してから平均し，エネルギーの平均値をふたたび対数処理して dB 表示にしたものである．

ⓕ 健康への影響

騒音レベルが 130 dB くらいになると耳に疼痛を感じ，鼓膜損傷の恐れもある（**図**

表 4-5 騒音にかかわる環境基準

地域の類型	基準値 昼間	基準値 夜間
AA：療養施設，社会福祉施設等が集合して設置される地域などとくに静穏を要する地域	50 dB 以下	40 dB 以下
A：もっぱら住居の用に供される地域，および B：主として住居の用に供される地域	55 dB 以下	45 dB 以下
C：相当数の住居とあわせて商業，工業等の用に供される地域	60 dB 以下	50 dB 以下

《道路に面する地域》

地域の区分	基準値 昼間	基準値 夜間
A 地域のうち 2 車線以上の車線を有する道路に面する地域	60 dB 以下	55 dB 以下
B 地域のうち 2 車線以上の車線を有する道路に面する地域および C 地域のうち車線を有する道路に面する地域	65 dB 以下	60 dB 以下

備考：車線とは，1 縦列の自動車が安全かつ円滑に走行するために必要な一定の幅員を有する帯状の車道部分をいう．

《特例：幹線交通を担う道路に近接する空間》

地域の区分	基準値 昼間	基準値 夜間
幹線交通を担う道路に近接する空間	70 dB 以下	65 dB 以下

昼間：午前 6 時～午後 10 時
夜間：午後 10 時～翌日午前 6 時
備考：個別の住居等において騒音の影響を受けやすい面の窓を主として閉めた生活が営まれていると認められるときは，屋内へ透過する騒音に係る基準（昼間にあっては 45dB 以下，夜間にあっては 40dB 以下）によることができる．

(2000 年環境庁告示第 20 号を改変)

4-10)．85 dB 以上の強い騒音にさらされると，一時的に聞こえが悪くなる現象（一時的聴力損失，または一時的閾値移動）が起こり，これが長期間続くと不可逆性の永久的聴力損失（永久的閾値移動ともいう）をきたす．これを，騒音性難聴という．また，副腎皮質ホルモンやアドレナリンなどの内分泌系や血圧上昇・胃液分泌減少などの自律神経系を介した生理学的機能への影響のほか，イライラする，うるさい，不快感などの心理的影響や，睡眠・会話・ラジオ，テレビなどの聴取や読書・思考といった生活の妨害が問題となっている．騒音にかかわる環境基準を **表 4-5** に示す．

② 振動と健康

騒音と同様に大きさと周波数が問題となるが，振動の方向が，鉛直方向と水平方向では感じ方が異なる．騒音計と同様，人間の振動感覚補正回路が組み込まれている振動計で測定した値を振動レベルという．単位は dB である．

表 4-6 振動の種類と生体への影響

振動の種類	周波数	生体影響
超低周波振動	0.01～1 Hz	船やクッションの効いたバスなど
全身振動	1～100 Hz （1～40 Hz が重要）	5～8 Hz：内臓が共振 13～16 Hz：声帯が共振 25～30 Hz：眼球が共振
局所振動	8～1,000 Hz （20～600 Hz が重要）	125～160 Hz：チェーンソーの主周波成分

ⓐ 振動の発生源と健康への影響

振動のおもな発生源には，工場，建設作業，道路交通，鉄道などがある．とくに建設作業振動が全体の約6割を占めている．振動は，全身的にゆすられる全身振動（whole body vibration）とチェーンソーなど手腕系の振動，すなわち局所振動（local vibration）の2つに大分される．振動の種類とその影響の一例を**表 4-6**に示す．健康への影響は基本的に騒音と同様である．

ⓑ 低周波による問題

近年，産業機械の大型化や高速化に伴い，それらの機械から発生する低周波音が問題となっている．可聴域以下の低周波音は，音としてではなく，物体の振動として感じられる．建具のがたつきなどの物的影響や，室内における生理的，心理的不快感などの苦情が発生しており，工場・事業場からの低周波に対する苦情が44％を占めている．日本では，可聴域以下の周波数域だけでなく，可聴域の低域を含んだ100 Hz以下程度の範囲を低周波音として，対策を講じている．

③ 住居と騒音・振動

音や振動の伝わり方で述べたように，壁を透過したり回り込んだりする性質があるため，とくにマンションなどの集合住宅において，壁を伝わる音や配管から生じる音が問題となることがある．また，周辺環境から伝わる音は，とくに低周波の場合，遠距離の音源にも注意が必要である．

（3）電離放射線と非電離放射線

可視光線・赤外線・紫外線・電波といった電磁波は非電離放射線であるが，γ線・X線といった電磁波や，α線・β線・中性子線などの粒子線は電離放射線とよばれる．単に放射線とよぶときは電離放射線を指す（**図 4-11a**）．

① 放射線の性質

ⓐ 放射線被曝と生体影響

放射線は，当たった物質の元素の電子を飛ばして性質を変えたり，物質中の原子の核

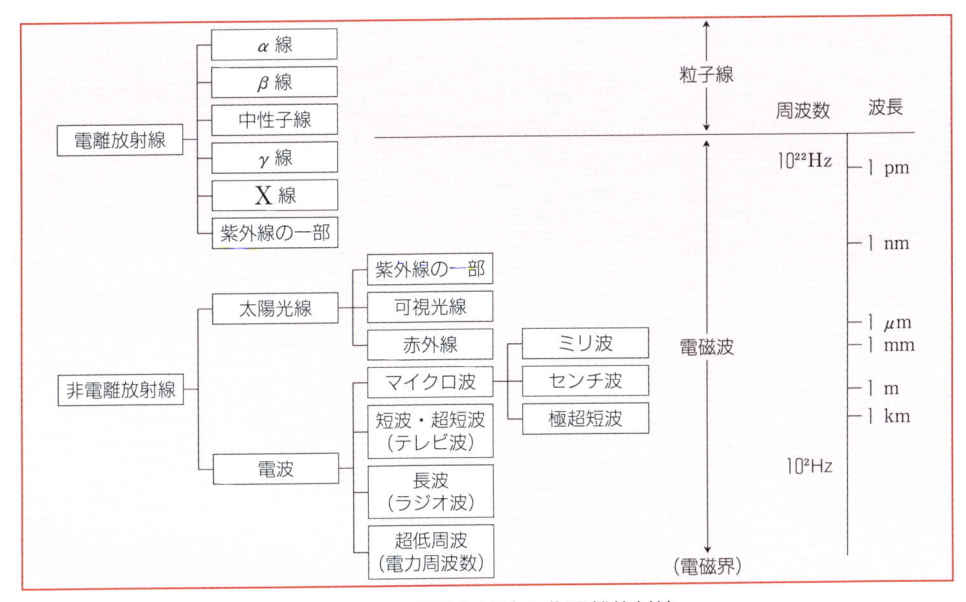

図 4-11a　電離放射線と非電離放射線

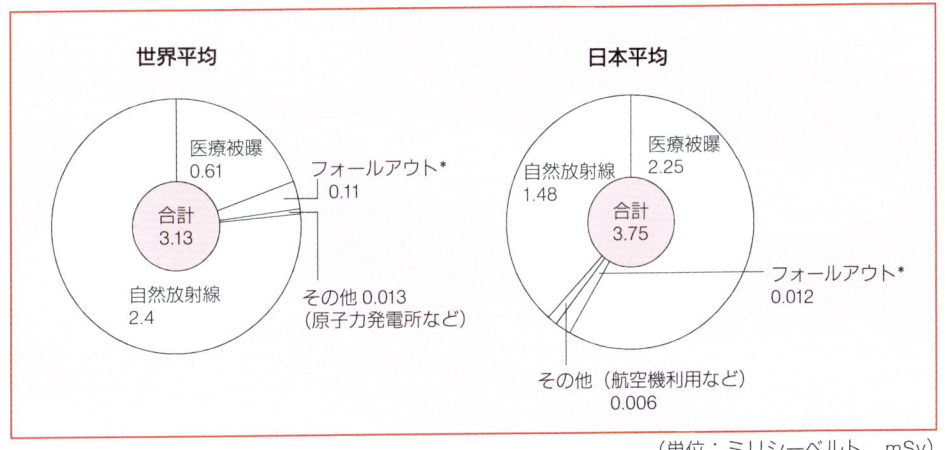

図 4-11b　自然および人工放射線源から受ける年間線量の割合
*フォールアウト：核実験による放射性降下物
(1993 年国連科学委員会報告書，旧科学技術庁「生活環境放射線」)

を壊したりする．放射線源の強さはベクレル（Bq），放射線が当たった物質に吸収される量はグレイ（Gy），生体影響の大きさを示す実効線量はシーベルト（Sv）で表される．X 線と γ 線では Sv = Gy，α 線は微小領域に大きなエネルギーを与えるため，20 Sv = Gy となる．図 4-11b に示すように，自然界の放射線源からヒトが 1 年間に被曝する実効線量は世界平均で 2.4 mSv，人工の放射線源からの被曝が 0.73 mSv である．一方，日本は世界平均より被曝線量が多く，自然界の放射線源から 1.48 mSv，人工の放射線源から 2.27 mSv である．人工の放射線源，とくに，医療被曝が多いことが問題となっており，安易なレントゲン（X 線）撮影を避けるなどの医療体制の改善が必要である．

表 4-7a　国際原子力事象評価尺度（INES）

	レベル	基準（もっとも高いレベルが当該事象の評価結果となる）			参考事例
		基準1：所外への影響	基準2：所内への影響	基準3：深層防護の劣化	(INESの公式評価でないものが含まれている)
事故	⑦（深刻な事故）	放射性物質の重大な外部放出〔ヨウ素131等価で数万テラベクレル相当以上の放射性物質の外部放出〕			チェルノブイリ事故(1986年) 福島第一原発事故(2011年)
事故	⑥（大事故）	放射性物質のかなりの外部放出〔ヨウ素131等価で数千から数万テラベクレル相当の放射性物質の外部放出〕			
事故	⑤（所外へのリスクを伴う事故）	放射性物質の限られた外部放出〔ヨウ素131等価で数百から数千テラベクレル相当の放射性物質の外部放出〕	原子炉の炉心の重大な損傷		スリーマイルアイランド事故(1979年)
事故	④（所外への大きなリスクを伴わない事故）	放射性物質の少量の外部放出〔公衆の個人の数ミリシーベルト程度被曝〕	原子炉の炉心のかなりの損傷/従業員の致死量被曝（約5グレイ）		JCO臨界事故(1999年)
異常な事象	③（重大な異常事象）	放射性物質のきわめて少量の外部放出〔公衆の個人の十分の数ミリシーベルト程度の被曝〕	所内の重大な放射性物質による汚染/急性の放射線障害を生じる従業員の被曝（約1グレイ）	深層防護の喪失	
異常な事象	②（異常事象）		所内のかなりの放射性物質による汚染/法定の年間線量当量程度（約50ミリシーベルト）を超える従業員の被曝	深層防護のかなりの劣化	関電美浜2号機伝熱管損傷(1991年)
異常な事象	①（逸脱）			運転制限範囲からの逸脱	旧動燃もんじゅナトリウム漏えい事故(1995年)
尺度以下	⓪（尺度以下）	安全上重要ではない事象		0+ 安全に影響を与える事象	
尺度以下				0− 安全に影響を与えない事象	
評価対象外		安全に関係しない事象			

*テラは10^{12}＝1兆（電気事業連合会編：「原子力」図面集 2001-2002, p.106）

　許容される年間の被曝線量は，放射線業務従事者で 50 mSv，一般者で 1 mSv と定められている．日常生活の年間被曝量を本章末（p.135）図に示す．

　世界中で発生する原子力発電所における故障やトラブル事故などの事象の報告の標準化や，コミュニケーションを促進するため，国際原子力機関（IAEA）と経済協力開発

表 4-7b　放射線障害

放射線障害		内容	症状
個人に発生する身体影響	急性障害	細胞の損傷	疲労感・吐き気・頭痛などの全身症状，皮膚の一時的紅斑・一時的脱毛・水疱・潰瘍，白血球・血小板・赤血球の減少による出血や貧血など
	慢性障害		骨髄障害による再生不良性貧血，脱毛，皮膚の色素沈着，無精子症，無月経症など
	晩発性障害	遺伝情報の乱れ	白血病・皮膚がんなどの悪性腫瘍，白内障，老化の進行，寿命の短縮など
子孫に発生する遺伝的影響	後世代障害		胎児奇形など

機構・原子力機関（OECD/NEA）の協力で，国際原子力事象評価尺度（International Nuclear Event Scale；INES）が策定され，1992年より各国で採用されている（**表4-7a**）．

ⓑ 放射線障害

身体を構成しているさまざまな細胞は，日々新しくなっている．新しい細胞は古い細胞内の遺伝子情報がコピーされてつくられるが，放射線によって遺伝子が損傷されていると正しい情報がコピーできない．このため細胞が壊死したり数が減ったり，異常な細胞ができてがんになったりする．放射線障害は，急性障害，慢性障害，晩発性障害，後世代障害に分かれる（**表4-7b**）．

ⓒ 胎内被曝

胚や胎児が数百mGyを被曝すると，胚死，奇形などを生じるが，それらの影響は胎児の発生時期に大きく依存している．ヒトで明確なデータが得られているのは，原爆被爆生存者にみられる重度精神遅滞（知恵遅れ）であり，とくに妊娠8〜15週齢が最も感受性の高い時期であり，16〜25週齢がそれに次ぐことが知られている．Sv当たり約30ポイントのIQ低下が予想されている．胎内被曝による出生後の発がんリスクについては，可能性が示唆されているが，明確な結論を得るには至っていない．

② 非電離放射線

ⓐ 可視光線

波長が400〜700 nmの，目に見える光のことで，適度な光線量であれば問題はない．近年，パソコンの画面を長時間見つめることによる眼精疲労が問題となっている．

ⓑ 赤外線

可視光線より長い波長で，熱線ともよばれ，IR（infrared）と略す．赤外線グリルなどの名称からもわかるように，皮膚の深部まで透過する．皮膚毛細血管の血流をよくす

表 4-8 正常な大気組成

成分	体積%	重量%
窒素（N_2）	78.100	75.510
酸素（O_2）	20.930	23.010
二酸化炭素（CO_2）	0.040	0.050
アルゴン（Ar）	0.934	1.286
ヘリウム（He），ネオン（Ne）などの不活性ガス	0.006	0.154

る効果があるが，眼に照射すると白内障を引き起こすことがある．

ⓒ 紫外線

可視光線より短い，15～400 nm の光で，UV（ultraviolet）と略す．体内のビタミンDの活性化に必要である．殺菌作用をもつが，皮膚には，日焼け，色素沈着，皮膚がん，老化促進などの作用がある．また，角膜や結膜の炎症を伴った眼炎を引き起こす．海岸，高地，積雪地では紫外線量が多い．サングラスで予防する場合，紫外線を遮光や吸収する効果がないものは，暗さで瞳が開いた状態で紫外線を受けることになるので，かえって危険である〔本章 3-2)-(4)オゾン層の破壊参照〕．

ⓓ レーザー光線

波長は紫外線から赤外線にわたる広範囲であるが，単一波長で指向性が強い．医療用メス，金属の切断・溶接，通信などに用いられる．1か所に光エネルギーが集中するため，生体への作用は強く，皮膚では紅斑，水疱，炭化など，眼では角膜・結膜炎，白内障，網膜の火傷，失明を引き起こす．

ⓔ マイクロ波

波長がきわめて短い電波であり，電子レンジ，携帯電話，テレビ，無線，衛星通信など広く用いられる．ガラス，紙，陶磁器などは透過し，金属は反射する．水分を含む物質には吸収され，発熱する．生体は水分を含むので，熱傷や白内障を起こすことがある．

2) 化学的環境要因

(1) 空 気

① 大気の成分組成

温熱の項〔本章 2-1)-(1)温熱〕で述べたように，ヒトは空気を放熱の媒体としているが，空気のもうひとつの役割は，酸素の供給源である．汚染されていない正常な空気は表 4-8 に示すような組成をしている．

表 4-9　酸素濃度低下による人体への影響

酸素濃度（％）	症状
16〜12	頭痛，悪心，耳鳴り，脈拍・呼吸数の増加，精神集中や細かい作業が困難
14〜9	判断力低下，精神状態が不安定，感覚麻痺，記憶障害，体温上昇，全身脱力，チアノーゼ
10〜6	意識不明，中枢神経障害，痙攣，チアノーゼ，チェインストークス型呼吸
10〜6の持続またはそれ以下	呼吸停止し死に至る

Henderson & Haggard の分類を改変

ⓐ 窒素（N_2）

不活性ガスであり，通常の大気中では人体に特別な作用は及ぼさない．しかし，高圧下では中枢神経系に対する麻酔作用がある．水深 30 m 以上の大深度の潜水において空気を使わず，ヘリウム酸素混合気体を使用するのはこのためである（コラム参照）．窒素原子はアミノ酸の成分である．大気中の窒素を窒素化合物に変換して生物が栄養素として利用できるようにすることを窒素固定とよび，マメ科植物の根粒菌や藻類がこれを行っている．

> **コラム**：気圧変化の人体影響は，高圧環境における窒素の麻酔作用による影響と，高圧から常圧に戻るのが速すぎたときに体液に溶解していた窒素が気泡を形成して血液循環を阻害したり組織を圧迫したりするケイソン病〔潜函病，減圧病，潜水（夫）病ともいう〕に分かれる．

ⓑ 酸素（O_2）

化学的活性に富み，多くの物質と反応して酸化物をつくる．熱や光を出しながら激しく酸化することを燃焼とよぶ．水とともに生命を支えており，生体内では栄養素代謝の最終過程でエネルギーを産生するときに不可欠である．ヒトでは吸気された酸素は血液中のヘモグロビンと結合して各組織へ運ばれ，利用される．呼気中の酸素濃度は 14 ％前後となる．大気中の酸素濃度が 16 ％以下になると酸欠症が現れる（表 4-9）．ただし，南米アンデスやモンゴル高地居住者のように，16〜12 ％の範囲でも，生理学的な適応によって酸欠症を起こさない人々もいる．

ⓒ 二酸化炭素（CO_2）

有機物の燃焼で発生する．ヒトの体内ではさまざまな代謝によって発生し，呼気中濃度は 4 ％前後である．毒性は低いが，地球温暖化の要因とされている〔本章 3-2)-(5)地球温暖化参照〕．室内空気の汚染と換気の指標として用いられる〔本章 2-2)-(1)-③室内空気汚染参照〕．

表 4-10 大気汚染にかかわる環境基準

物　質	環境上の条件（設定年月日など）	備　考 環境基準は，工業専用地域，車道その他一般公衆が通常生活していない地域または場所については，適用しない．
二酸化硫黄 (SO_2)	1時間値の1日平均値が0.04 ppm以下であり，かつ，1時間値が0.1 ppm以下であること．（1973.5.16告示）	
一酸化炭素 (CO)	1時間値の1日平均値が10 ppm以下であり，かつ，1時間値の8時間平均値が20 ppm以下であること．（1973.5.8告示）	
浮遊粒子状物質 (SPM)	1時間値の1日平均値が0.10 mg/m³以下であり，かつ，1時間値が0.20 mg/m³以下であること．（1973.5.8告示）	浮遊粒子状物質とは大気中に浮遊する粒子状物質であってその粒径が10 μm以下のものをいう．
二酸化窒素 (NO_2)	1時間値の1日平均値が0.04 ppmから0.06 ppmまでのゾーン内またはそれ以下であること．（53.7.11告示）	二酸化窒素について，1時間値の1日平均値が0.04 ppmから0.06 ppmまでのゾーン内にある地域にあっては，原則としてこのゾーン内において現状程度の水準を維持し，またはこれを大きく上回ることとならないよう努めるものとする．
光化学オキシダント (OX)	1時間値が0.06 ppm以下であること．（1973.5.8告示）	光化学オキシダントとは，オゾン，ペルオキシアセチルナイトレートその他の光化学反応により生成される酸化性物質（中性ヨウ化カリウム溶液からヨウ素を遊離するものに限り，二酸化窒素を除く）をいう．
ベンゼン	1年平均値が0.003 mg/m³以下であること．（1997.2.4告示）	ベンゼンなどによる大気の汚染にかかわる環境基準は，継続的に摂取される場合には人の健康を損なうおそれがある物質に係るものであることにかんがみ，将来にわたって人の健康にかかわる被害が未然に防止されるようにすることを旨として，その維持または早期達成に努めるものとする．
トリクロロエチレン	1年平均値が0.2 mg/m³以下であること．（1997.2.4告示）	
テトラクロロエチレン	1年平均値が0.2 mg/m³以下であること．（1997.2.4告示）	
ジクロロメタン	1年平均値が0.15 mg/m³以下であること．（2001.4.20告示）	
ダイオキシン類	1年平均値が0.6 pg-TEQ/m³以下であること．（1999.12.27告示）	基準値は，2,3,7,8-四塩化ジベンゾ-パラ-ジオキシンの毒性に換算した値とする．
微小粒子状物質	1年平均値が15 μg/m³以下であり，かつ，1日平均値が35 μg/m³以下であること．（2009.9.9告示）	微小粒子状物質とは，大気中に浮遊する粒子状物質であって，粒径が2.5 μmの粒子を50％の割合で分離できる分粒装置を用いて，より粒径の大きい粒子を除去した後に採取される粒子をいう．

http://www.env.go.jp/kijun/index.html#kijunlist（環境省）

② 大気汚染

人類は火を用いるようになって以来，さまざまな有害物質を大気中に放出してきた．とくに産業革命以降の石炭消費，その後の石油消費に伴って有害物質の量は大きく増えてきた．これらの物質は固形粒子状物質とガス状物質に分かれる．日本の大気汚染にか

かわる環境基準を**表4-10**に示す．

ⓐ 硫黄酸化物

硫黄酸化物には数種類あるが，大気汚染物質としての硫黄酸化物は二酸化硫黄（SO_2），三酸化硫黄（SO_3），および三酸化硫黄が大気中の水分と反応した硫酸ミスト（H_2SO_4）を指す．これらは硫黄を含む物質（石炭，石油，木材など）の燃焼により発生する．SO_2とSO_3は無色で刺激臭があり，水に溶けやすい．強い粘膜刺激性と腐食性をもち，高濃度では気管支炎や肺浮腫を起こす．硫酸ミストは酸性雨の原因として知られている〔本章3-2）-(6)酸性雨参照〕．近年，石油・石炭の脱硫処理などで大気中濃度は減少してきている．

ⓑ 一酸化炭素（CO）

有機物が不完全燃焼して生じる．一酸化炭素は無色無臭の気体で，ヒトの感覚器では感知できない．生体内では血中ヘモグロビンに対し酸素の200〜300倍の強い親和性をもち，血液の酸素運搬を阻害する．空気中濃度が10 ppmを超えると精神活動が低下，100 ppmで頭痛やめまい，5,000 ppmでは1時間以内に死亡する．室内ではおもに暖房器具を換気しないで使用することで一酸化炭素濃度が上昇する．一方，大気中の一酸化炭素の88.9％はメタンガスの光酸化などの自然由来で，残りの11.1％が人為的な発生による．石油系燃料による一酸化炭素発生の99.3％がガソリンエンジン自動車，0.5％がディーゼルエンジン自動車による．ただし，ガソリンエンジンは空気と燃料の混合比を調整することで走行中の完全燃焼が可能といわれているため，整備の徹底やエンジン開発の努力とともに監視制度が重要である．

ⓒ 浮遊粒子状物質（SPM：suspended particulate matter）

大気中の粒子状物質のうち，粒径が10 μm以下の粒子をいう．自動車，工場，火山活動による発生が多く，煙，煤煙，粉塵，石綿（アスベスト），ディーゼルエンジン排気粒子（DEP），黄砂などが含まれる．粒子の成分や量とともに粒径により生体影響が異なるのが特徴である．国際的な関心が高まっているPM 2.5（粒径が2.5 μm以下の微小粒子状物質）や，さらに粒径が小さいPM 1.0は，肺胞まで到達して沈着しやすく，塵肺，肺がん，アレルギーなどを生じる．とくに黄砂は中国の大気汚染物質等を吸着している可能性が指摘され，近年その危険性が注目されている．

ⓓ 窒素酸化物

大気汚染物質としての窒素酸化物は一酸化窒素（NO）と二酸化窒素（NO_2）である．燃焼により物質中の窒素化合物が酸素と反応する場合と，空気中の窒素が反応する場合があるが，大部分がNOの状態で発生し，大気中で酸素と反応してNO_2が生じる．水に溶けにくいため，容易に呼吸器系深部まで到達し，肺気腫や気管支炎を起こす．光化学オキシダントの原因となる．発生源には自動車を主とする移動発生源と，発電所，工

場，家庭を主とする固定発生源がある．硫黄酸化物と同様，硝酸ミスト（HNO_3）を生じて酸性雨〔本章3-2）-(6)酸性雨参照〕の原因となる．自動車の増加に伴い，硫黄酸化物の減少とは対照的に窒素酸化物の大気中濃度は低下していない．

　ⓔ 光化学オキシダント

　二酸化窒素が太陽光の紫外線で酸素原子を遊離し，この酸素原子が大気中の酸素や炭化水素と反応して非常に強い酸化力をもつ過酸化物を生成する．オゾンやPAN（硝酸ペルオキシアセチル）が知られており，いずれも目，鼻，喉を刺激し，高濃度では肺に障害をきたす光化学スモッグの原因となる．

　ⓕ ベンゼンほか

　ベンゼンは工業用原料として広く使用され，自動車のガソリン中にも含まれている．また，トリクロロエチレンとテトラクロロエチレンはドライクリーニングの溶剤や洗浄剤に使われている．これらはいずれも発がん性をもつ．ジクロロメタンは樹脂やゴム製品に用いられ，高濃度で昏睡・死亡の危険がある．

　ⓖ ダイオキシン類

　発がん性，催奇形性が知られる有機塩素系化合物で，焼却炉からの発生が問題となっている．〔本章2-2）-(5)-③有機塩素系化合物のダイオキシン参照〕

> **コラム**：社会・文化環境要因が化学的環境要因を悪化させている例として，次の問題を考えてみよう．
> 　交通渋滞による排気ガス汚染や経済的損失が問題となり，渋滞防止策の検討が行われている．しかし，一方では，信号が青になってスタートした途端に次の信号が赤になるような道路が数多くある．また，深夜の幹線道路を走行すると，交通がほとんどない細い交差道路のための信号で多数の大型車が発進・停止を余儀なくされている．自動車の速度を上げさせないためにそのような設定にしている箇所もあると聞く．発進・停止を繰り返すことは，ブレーキ・タイヤ・道路からの粉塵発生量を増加させ，排気ガス中の環境汚染物質濃度を増加させる結果となっている．自動車は一定速度で走行するときもっとも効率的で排気ガス中の汚染物質濃度も少なくなる．交通事故も環境汚染もともに人命にかかわる事項である．信号待ちの最後尾で追突される事故は無駄な信号のせいであるともいえる．「国道43号公害訴訟」判決を機に兵庫県警交通規制課が独自に取り組んでいる公害を抑制するシステムもあるが，交通事故の発生原因を単にスピードの出しすぎとかハンドル操作の誤りで片付けず，科学的な事故調査分析をしたうえで，交通環境全体の安全を検討すべきである．

③ 室内空気汚染

　室内空気には，閉鎖空間での人間活動によって，外気とは異なる汚染が生じる．温熱の項〔本章2-1）-(1)-②-ⓒ住居と温熱〕でも述べたように，冷暖房効率を高めるために高気密住宅が増加したことで，有害物質への高濃度曝露の機会が増えている（**図4-12**）．このため，掃除とともに室内空気と外気の入れ替え，すなわち換気が重要である．換気は**表4-11**に示すような方法がある．換気の良否は二酸化炭素濃度によって判定する．濃度が0.1％を超えなければ良好としている．外気の汚染が著しい場合，吸気側のフィルターや空気清浄装置の使用を考えるべきである．室内空気汚染物質は，ホル

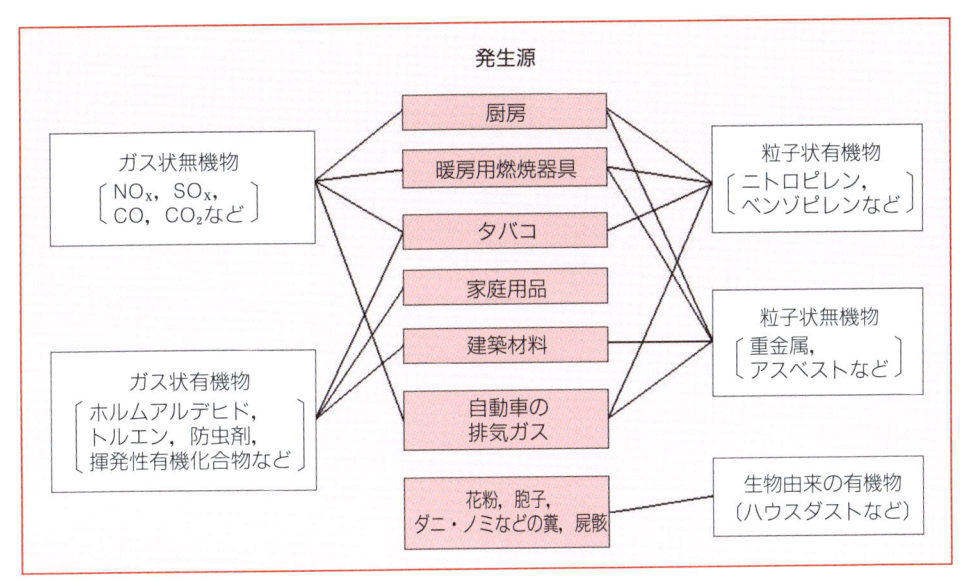

図 4-12 室内空気汚染物質と発生源

表 4-11 換気の種類

換気の種類		方　法
自然換気	風力	風上と風下を開口し，通風させる
	温度差	暖かい空気は上昇するので，室内上部と下部を開口すれば上部から暖かい空気が室外に出ていき，下部から外気が入る
人工換気	機械	機械により強制的に排気，吸気，その両方を使い分けて行う

ムアルデヒドや揮発性有機化合物（volatile organic compounds：VOC）などのガス状汚染物質と，粒子状汚染物質に分けられる（図 4-13）．

ⓐ シックハウス症候群（sick building syndrome）

「居住者の健康を維持するという観点から問題のある住宅においてみられる健康障害の総称」（厚生労働省平成 16 年室内空気質健康影響研究会報告書）である．建材接着剤のホルムアルデヒドや塗料のトルエン，キシレンといった揮発性有機化合物や，カビ，ダニなどによって引き起こされる．症状には皮膚・粘膜刺激，および倦怠感，頭痛，めまいなどがある．衣服の防虫剤に含まれるパラジクロロベンゼンやドライクリーニングした衣服に残留しているテトラクロロエチレンは発がん性が指摘されている．また，染み抜きなどの揮発性溶剤などにも有毒物質が含まれている．表 4-12 におもな物質の室内濃度指針を示す．

ⓑ MCS（multiple chemical sensitivity：多種化学物質過敏状態）

化学物質が生体に及ぼす影響には，これまで，中毒とアレルギー（免疫毒性）の 2 つ

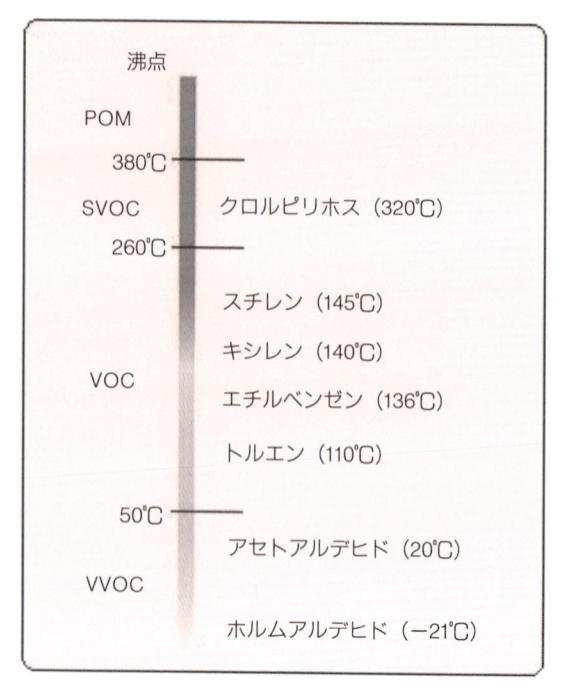

図4-13 粒子状物質および揮発性有機化合物（VOC）の分類

POM：粒子状物質
SVOC：半揮発性有機化合物
VOC：揮発性有機化合物
VVOC：高揮発性有機化合物

建材や塗料などから住宅の室内に放散する化学物質を「揮発性有機化合物」とよぶ．全体としてVOCと総称されることもある．WHO（世界保健機構）では揮発性有機化合物を揮発性の高さ（沸点）に応じていくつかに分類している．
（「快適で健康的な住宅で暮らすために」国土交通省住宅局）

沸点
POM
380℃
SVOC　　クロルピリホス（320℃）
260℃
　　　　　スチレン（145℃）
　　　　　キシレン（140℃）
VOC　　　エチルベンゼン（136℃）
　　　　　トルエン（110℃）
50℃
　　　　　アセトアルデヒド（20℃）
VVOC
　　　　　ホルムアルデヒド（-21℃）

の機序があると考えられてきた．これに対し，近年，微量化学物質曝露により，従来の毒性学の概念では説明不可能な機序によって生じる健康障害の病態が存在する可能性が指摘されてきた．これは，微量化学物質に反応し，非アレルギー性の過敏状態の発現により，多彩な精神・身体症状を示すもので，物質と症状の因果関係がはっきりしない場合には，IEI（idiopathic environmental intolerances：本態性環境非寛容症）とよぶ場合もある．

ⓒ 粒子状汚染物質

粒子状物質は，眼・鼻・喉の刺激，アレルギーや気管支炎および気道感染症，肺がんの原因となる．発生源は，タバコ，石油ストーブ，暖炉，噴霧式スプレー，殺虫剤，ハウスダスト〔本章2-3）-(1)-②ハウスダスト参照〕などである．

コラム：以下の問題を考えてみよう

表4-12 揮発性有機化合物（VOC）の室内濃度指針値（厚生労働省）

	化学物質	指針値*	おもな用途
厚生労働省が濃度指針値を定めた13物質	①ホルムアルデヒド	0.08 ppm	合板, パーティクルボード, 壁紙用接着剤等に用いられるユリア系, メラミン系, フェノール系等の合成樹脂, 接着剤．一部ののり等の防腐剤
	②アセトアルデヒド	0.03 ppm	ホルムアルデヒド同様一部の接着剤, 防腐剤など
	③トルエン	0.07 ppm	内装材等の施工用接着剤, 塗料など
	④キシレン	0.20 ppm	内装材等の施工用接着剤, 塗料など
	⑤エチルベンゼン	0.88 ppm	内装材等の施工用接着剤, 塗料など
	⑥スチレン	0.05 ppm	ポリスチレン樹脂等を使用した断熱材など
	⑦パラジクロロベンゼン	0.04 ppm	衣類の防虫剤, トイレの芳香剤など
	⑧テトラデカン	0.04 ppm	灯油, 塗料等の溶剤
	⑨クロルピリホス	0.07 ppb（小児の場合0.007 ppb）	シロアリ駆除剤
	⑩フェノブカルブ	3.8 ppb	シロアリ駆除剤
	⑪ダイアジノン	0.02 ppb	殺虫剤
	⑫フタル酸ジ-n-ブチル	0.02 ppm	塗料, 接着剤等の可塑剤
	⑬フタル酸ジ-2-エチルヘキシル	7.6 ppb	壁紙, 床材等の可塑剤

* 25℃の場合　ppm：100万分の1の濃度, ppb：10億分の1の濃度
①⑨は建築基準法の規制対象物質
①〜⑥は住宅性能表示で濃度を測定できる6物質
（「快適で健康的な住宅で暮らすために」国土交通省住宅局）

表4-13 成人1日あたりの水出納（ml）

摂取量		排泄量	
飲料水	1,300	尿	1,400
食物	850	糞便	100
代謝水（生体のさまざまな反応に伴い, 体内で酸素（O）と水素（H）から水（H_2O）ができる）	350	呼気	400
		皮膚の不感蒸泄	600
計	2500	計	2500

最近の鉄道車両には窓が開かない構造となっているものがある．空調システムで対応する仕組みであるが，天井の換気扇だけでは車内空気が効果的に換気されているとはいえない．

(2) 水

　ヒトの体重の約2/3は水である．水は，体内のさまざまな化学反応に必要不可欠である．個人差はあるが，表4-13に示すように，成人が生命維持に必要な水の量は1日当たり2,500 ml前後とされている．個人が主に消費する家庭用水のほかに社会生活を営むうえで必要な水として，都市活動用水，農業用水，工業用水がある．家庭用水と都市

表4-14 水道水の水質基準　　（2020年4月1日施行）

#	項目	基準
1	一般細菌	1 ml の検水で形成される集落数が100以下
2	大腸菌	検出されないこと
3	カドミウムおよびその化合物	カドミウムの量に関して, 0.003 mg/l 以下
4	水銀およびその化合物	水銀の量に関して, 0.0005 mg/l 以下
5	セレンおよびその化合物	セレンの量に関して, 0.01 mg/l 以下
6	鉛およびその化合物	鉛の量に関して, 0.01 mg/l 以下
7	ヒ素およびその化合物	ヒ素の量に関して, 0.01 mg/l 以下
8	六価クロム化合物	六価クロムの量に関して, 0.02 mg/l 以下
9	亜硝酸態窒素	0.04 mg/l 以下
10	シアン化物イオンおよび塩化シアン	シアンの量に関して, 0.01 mg/l 以下
11	硝酸態窒素および亜硝酸態窒素	10 mg/l 以下
12	フッ素およびその化合物	フッ素の量に関して, 0.8 mg/l 以下
13	ホウ素およびその化合物	ホウ素の量に関して, 1.0 mg/l 以下
14	四塩化炭素	0.002 mg/l 以下
15	1,4-ジオキサン	0.05 mg/l 以下
16	シス-1,2-ジクロロエチレンおよびトランス-1,2-ジクロロエチレン	0.04 mg/l 以下
17	ジクロロメタン	0.02 mg/l 以下
18	テトラクロロエチレン	0.01 mg/l 以下
19	トリクロロエチレン	0.01 mg/l 以下
20	ベンゼン	0.01 mg/l 以下
21	塩素酸	0.6 mg/l 以下
22	クロロ酢酸	0.02 mg/l 以下
23	クロロホルム	0.06 mg/l 以下
24	ジクロロ酢酸	0.03 mg/l 以下
25	ジブロモクロロメタン	0.1 mg/l 以下
26	臭素酸	0.01 mg/l 以下
27	総トリハロメタン（クロロホルム, ジブロモクロロメタン, ブロモジクロロメタンおよびブロモホルムのそれぞれの濃度の総和）	0.1 mg/l 以下
28	トリクロロ酢酸	0.03 mg/l 以下
29	ブロモジクロロメタン	0.03 mg/l 以下
30	ブロモホルム	0.09 mg/l 以下
31	ホルムアルデヒド	0.08 mg/l 以下
32	亜鉛およびその化合物	亜鉛の量に関して, 1.0 mg/l 以下
33	アルミニウムおよびその化合物	アルミニウムの量に関して, 0.2 mg/l 以下
34	鉄およびその化合物	鉄の量に関して, 0.3 mg/l 以下
35	銅およびその化合物	銅の量に関して, 1.0 mg/l 以下
36	ナトリウムおよびその化合物	ナトリウムの量に関して, 200 mg/l 以下
37	マンガンおよびその化合物	マンガンの量に関して, 0.05 mg/l 以下
38	塩化物イオン	200 mg/l 以下
39	カルシウム, マグネシウム等（硬度）	300 mg/l 以下
40	蒸発残留物	500 mg/l 以下
41	陰イオン界面活性剤	0.2 mg/l 以下
42	(4S,4aS,8aR)-オクタヒドロ-4,8a-ジメチルナフタレン-4a(2H)-オール（別名ジェオスミン）	0.00001 mg/l 以下
43	[2.2.1]ヘプタン-2-オール（別名2-メチルイソボルネオール）	0.00001 mg/l 以下
44	非イオン界面活性剤	0.02 mg/l 以下
45	フェノール類	フェノールの量に換算して, 0.005 mg/l 以下
46	有機物（全有機炭素(TOC)の量）	3 mg/l 以下
47	pH値	5.8以上8.6以下
48	味	異常でないこと.
49	臭気	異常でないこと.
50	色度	5度以下
51	濁度	2度以下

（厚生労働省令）

さらに，水質管理上留意すべき「水質管理目標設定項目（農薬120種を含む26項目）」および，今後必要な情報・知見の収集に努めていくべき「要検討項目（47項目）」が定められている．水道法による，蛇口での残留塩素濃度は0.1 mg/l 以上．その一方，味やにおいの観点から，水質管理目標値で上限を1 mg/l としている．

　活動用水（オフィス・ホテル・飲食店・公衆トイレ・消火等の用水）を合わせた生活用水の使用量は1965年以降増加してきたが近年はほぼ横ばいで1人1日当たり319 l である（2014年度国土交通省水源部調べ）．地球上の水は地層による濾過や，自然界の微生物による分解といった自浄作用で浄化されるが，産業革命以降の工業化や都市への人口集中などによって大量の汚水が環境中に放出されるようになり，飲料水の汚染を引き

起こした．このため現在では上水と下水を分けて，それぞれに処理を行うようになった．

① 上　水

ヒトが飲用するために供給される水を上水という．日本における上水道の普及率は98.3 %（2021年度環境省・国土交通省）に達している．上水の水質は水道法により基準が定められている（表4-14）．上水道は，水源からの取水，導水，浄水場での浄水，送水，配水の各施設により構成される．水源は河川，湖沼，貯水池などの地表水が75 %，地下水が25 %を占める．近年，有害化学物質による水源の汚染が問題となっている．

浄水方法は，普通沈殿・緩速濾過法と，薬品による急速沈殿・急速濾過法がある．緩速濾過法は1829年にイギリスで開発された砂濾過法で，広く普及し，現在でもヨーロッパの多くの国々が採用している．この方法では，原水を1日3〜6 mの遅い濾過速度で，細かい径の砂層（濾層）を通過させる．このようにして濾過すると，砂層の表面から20〜30 cm下層にわたって微生物の薄膜が砂粒の表面に形成され，この働きで，濁り・細菌・藻類・油・アンモニア性窒素・有機物・異臭味・鉄・マンガンなどが効果的に分解・除去される．日本でも最初は緩速濾過が導入されたが，水道水需要の急増により，第2次大戦後米国から急速濾過を導入した．急速濾過では，原水を1時間当たり約5 mの速い速度で流すため，大量の濾過水をつくることができる．しかし，砂層に生物膜ができず，物理的な濾過が主体となるため，塩素処理による消毒が必要である．

水に添加された塩素の一部は有機物と反応し，反応しない塩素はHOCl（次亜塩素酸）およびOCl$^-$（次亜塩素酸イオン）を生じ，これらは遊離残留塩素とよばれ，強い殺菌力を有する．しかし，この方法では農薬などが除去できないこと，クリプトスポリジウム〔本章2-3）-(1)-⑤クリプトスポリジウム症参照〕などの耐塩素性病原微生物が生じてきたこと，有機物と塩素の反応で発がん性のあるトリハロメタンが生じること，原水の水質によっては悪臭が除去できないことなどの問題がある．このため，微生物・オゾン・紫外線・活性炭などを併用した高度浄水処理が実用化されている．

② 下　水

下水は，生活廃水と農業以外の産業排水（汚水と総称する）および雨水を指す．下水道普及率（下水道処理人口普及率）は2022年度末で81.0 %である（ただし福島県の一部を除く．日本下水道協会調べ）．汚水と雨水を別々の下水管で運ぶ方法を「分流式」，汚水と雨水を同じ下水管で下水処理場まで運ぶ方式を「合流式」とよぶ．下水処理場では，沈砂池でゴミや砂を除く．次に，最初沈殿池で小さなゴミや砂を除いた後，反応タンクで活性汚泥（バクテリアや原生動物のような好気性微生物の集まり），空気とともに撹拌し，分解処理を行う．最終沈殿池で活性汚泥を取り除き，塩素消毒後下水処理水として河川や海に放流する．活性汚泥は下水処理に伴い増えていくので，次回の処理に

表4-15 コメ残留農薬の検出例

分析年度	玄米 検体数	玄米 検出数	精白米 検体数	精白米 検出数	検出された物質
2000年	9	3	19	0	フェノブカルブ（BPMC）
2001年	6	2	18	3	フェニトロチオン，臭素，ペルメトリン
2002年	18	1	25	3	フェニトロチオン，BPMC，臭素
検出率（％）	18.2		9.7		

食品衛生データブック2000, 2001, 2002（東京都食品環境指導センター）より作成
精白米と比べ，玄米からの検出率は約2倍である．

使用しない余剰汚泥は水分を除き，嫌気性微生物を使って分解した後，土壌改良剤として使用したり，焼却後，セメントの原料や埋め立てに使用される．近年，合成洗剤，富栄養化の原因となるリンなどの除去を行うため，最終沈殿後オゾン酸化やイオン交換などを用いた高度処理を行うことが多くなった．

(3) 栄養素と毒性物質

　物質を体外からおもに経口的に取り入れて利用し，生活活動を営むことを栄養というが，このとき取り入れる物質のことを栄養素という．しかし，栄養素となる物質でも，摂取する量や経路によっては毒性（生物に対する有害作用）をもつものがある．たとえば，ビタミンAは栄養素であるが，大量に摂取すると皮膚障害を起こす．また，栄養素とともに食物に含まれる残留化学物質や食品添加物にも注意する必要がある．

　① 残留化学物質

　農作物の栽培に使用する農薬は，噴霧する場合や土壌中から農作物に吸収させる場合がある．さらに，収穫後保管運搬のさいに腐敗・カビ・虫の発生を防ぐために薬品で燻蒸（くんじょう）することがある（ポストハーベスト農薬）．残留性の高い物質は脂溶性であるため，農作物細胞内の脂質に溶けているので，洗っても落とすことはできない．また，農作物の部分によって残留量は異なる（**表4-15**）．家畜飼育で使用される抗生物質などの薬品が食肉中に残留することもある．使用規則や残留基準が定められている物質もあるが，①国によって基準などが異なる物質があること，②輸入農産物の残留基準は国内産と異なることから，食糧自給率の低い日本では注意が必要である（この項のコラム）．有機栽培であっても，わらに残留していた農薬が堆肥を作るさいに化学反応を起こして毒性の強い物質に変化した例や，家畜の糞から抗生物質が検出された例があり，物質の循環を考慮する必要がある．

　　コラム：日本を含む先進国では販売や使用が禁止されている農薬がある．しかし，輸出はできる．この農薬の使用が禁止されていない国で農作物に使用され，その農作物は日本に輸入される．農薬によっては輸入農産物の残留基準がないものがあり，フリーパスである．

表 4-16 食品添加物の種類と用途例

種類	用途例	おもな物質名
甘味料	食品に甘味を与える	カンゾウ抽出物, アスパルテーム サッカリンナトリウム, ステビア
着色料	食品を着色し, 色調を調節する	クチナシ黄色素, βカロチン, 食用黄色4号などのタール系色素
保存料	カビや細菌などの発育を抑制し, 食品の保存性をよくし, 食中毒を予防する	ソルビン酸 シラコたんぱく抽出物
増粘剤 安定剤 ゲル化剤 糊剤	食品に滑らかな感じや, 粘り気を与え, 分離を防止し, 安定性を向上させる	ペクチン カルボキシメチルセルロースナトリウム
酸化防止剤	油脂などの酸化を防ぎ保存性をよくする	エリソルビン酸ナトリウム ミックスビタミンE
発色剤	ハム・ソーセージの色調・風味を改善する	亜硝酸ナトリウム, 硝酸ナトリウム
漂白剤	食品を漂白し, 白く, きれいにする	亜硫酸ナトリウム, 次亜硫酸ナトリウム
防かび剤（防ばい剤）	輸入柑橘類などのカビの発生を防止する	オルトフェニルフェノール ジフェニール
イーストフード	パンのイーストの発酵をよくする	リン酸三カルシウム, 炭酸アンモニウム
ガムベース	チューインガムの基材に用いる	エステルガム, チクル
香料	食品に香りをつけ, おいしさを増す	オレンジ香料, オクテノール, バニリン
酸味料	食品に酸味を与える	クエン酸（結晶）, 乳酸
調味料	食品にうま味などを与え, 味をととのえる	L-グルタミン酸ナトリウム タウリン(抽出物), イノシン酸ナトリウム
豆腐用凝固剤	豆腐を作る時に豆乳を固める	塩化マグネシウム グルコノデルタラクトン
豆腐用消泡剤	泡立ちを抑える	シリコーン樹脂 グリセリン脂肪酸エステル
乳化剤	水と油を均一に混ぜ合わせる	グリセリン脂肪酸エステル 植物レシチン
安定剤	形を保ち, 舌ざわりをよくする	ローカストビーンガム
pH調整剤	食品のpHを調節し, 品質をよくする	DL-リンゴ酸, 乳酸ナトリウム
かんすい	中華めんの食感, 風味を出す	炭酸カリウム（無水） ポリリン酸ナトリウム
膨張剤	ケーキなどをふっくらさせ, ソフトにする	炭酸水素ナトリウム, 焼ミョウバン
栄養強化剤	栄養素を強化する	ビタミン類, アミノ酸類 乳酸カルシウム
その他の食品添加物	その他, 食品の製造や加工に役立つ	水酸化ナトリウム 活性炭, 液体アミラーゼ
結着剤	弾力性を増す	ピロリン酸塩, ポリリン酸塩, メタクリン酸塩
殺菌料	細菌などを殺し消毒する	次亜塩素酸ナトリウム
防虫剤	米や麦の虫を防ぐ	ピペロニルブトキサイド
皮膜剤	果実の表面を被い鮮度を保持する	
小麦粉改良剤	製パン効果を向上させる	
醸造用添加物	褐変防止	

日本食品添加物協会の表を改変

表 4-17　食品添加物として指定される要件と使用基準（食品添加物協会資料を改変）

指定要件	1．安全性が実証または確認されるもの 2．使用により消費者に利点を与えるもの 　● 食品の製造，加工に必要不可欠なもの 　● 食品の栄養価を維持させるもの 　● 腐敗，変質，その他の化学変化などを防ぐもの 　● 食品を美化し，魅力を増すもの 　● その他，消費者に利点を与えるもの 3．すでに指定されているものと比較して，同等以上か別の効果を発揮するもの 4．原則として化学分析などにより，その添加を確認しうるもの
使用基準	食品添加物の摂取量が ADI*（＝NOAEL**/100）を超えないように，食品衛生法第7条の規定に基づいて設けられている． 1．使用できる食品の種類の制限 2．食品に対する使用量や使用濃度の制限 3．使用目的についての制限 4．使用方法についての制限 通常これらが必要に応じて組み合わされて定められる．

*ADI（acceptable daily intake）：1日許容摂取量
**NOAEL（no observed adverse effect level）：無毒性量，ラットやマウスなどの実験動物に，毎日一定量の物質を一生（2年以上）食べさせて，健康に対する有害な影響が現れない1日最大摂取量
第3章1-4)-(4)の説明および本章の図 4-19 を参照

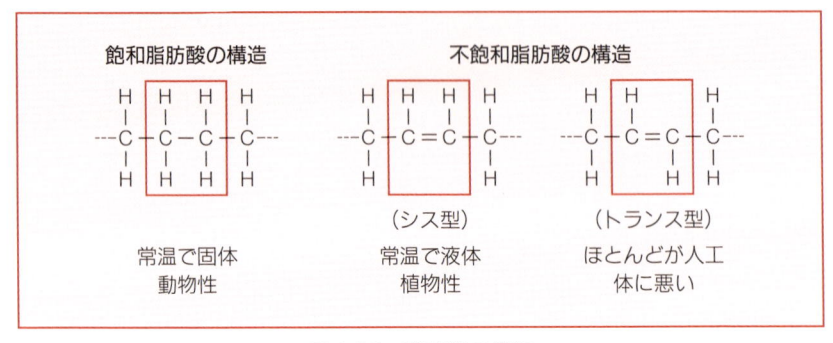

図 4-14　脂肪酸の構造

② 食品添加物

　食品添加物とは，「食品の製造の過程において又は食品の加工若しくは保存の目的で，食品に添加，混和，浸潤その他の方法によって使用する物をいう」（食品衛生法）．**表 4-16** におもな用途と物質名を示す．日本では，食品添加物は厚生労働大臣が安全性と有効性を確認して指定した「指定添加物」345 品目，天然添加物として使用実績が認められ品目が確定している「既存添加物」489 品目，および「天然香料」や「一般飲食物添加物」に分類される．天然香料，一般飲食物添加物を除き，今後新たに開発される添

加物は，天然や合成の区別なく指定添加物となる．

　食品添加物として指定するさいには表3-9（p. 62）に示すような種々の毒性試験を課し，また，使用に当たっては**表4-17**に示すような無毒性量に安全係数をかけ，1日許容摂取量を食品添加物ごとに決めるなど，いくつかの安全対策を講じている．しかし，①実験動物で安全でもヒトで安全とは限らない，②長期曝露影響，とくに次世代にわたる影響が評価されていない，③添加物が複合した場合の影響評価が困難，④国によって使用基準の異なる物質がある，などの点が指摘されている．

　　コラム：次の問題を考えてみよう
　　　表4-15に示したように，玄米の残留農薬の検出率は，精白米の約2倍である．健康のために玄米食をする場合，どのようなことに注意すべきだろうか．

③ 摂取と蓄積

　生体内に蓄積する物質は脂溶性であるものが多い．水溶性であれば摂取しても尿や汗で体外に排泄されるが，脂溶性物質は体外に出にくいためである．農薬の残留基準や食品添加物の使用量は，通常の摂取量をもとに定められているため，複数の食材から同一の物質が生体内に入る場合や同じ食材を大量に摂取した場合など，想定以上の量が体内に入り蓄積量が多くなる可能性もある．現代ではさまざまな人工化学物質が食品中に含まれており，その摂取量をゼロにすることは不可能であるが，できるだけ減らす努力は可能である．

④ 食品の製造・調理過程で生じる毒物

例1：トランス脂肪酸

　上記③の脂溶性物質は油にも溶ける．油は，常温で液体・植物性・不飽和脂肪酸といった性質をもつものが多く，脂は，常温で固体・動物性・飽和脂肪酸が多い．マーガリンや植物性スプレッドなど，植物性なのに常温で固体の食品は，人工的に不飽和脂肪酸を飽和脂肪酸に変換して作られている．この過程で，シス型の構造が，天然にはほとんど存在しないトランス型の構造に変化することがある（**図4-14**）．トランス型脂肪酸は動脈硬化を起こす危険性がきわめて高く，また，構造的にもろいので細胞膜の材料等に使われた場合，細胞の破壊につながる危険性がある．2003年にWHOとFAOによって摂取量を1日の摂取エネルギー量の1％未満に控える勧告が発表され，食品中の含有量の表示義務化や上限制限を設けた国がある一方，日本では，一部の製造者が自主的に取り組んでいるのみである．

例2：タンパク加水分解物

　タンパク質を分解して得られるアミノ酸混合物で，従来のうま味調味料では作れなかった自然なうまみを得るために食品に添加されることがある．分解の方法は複数ある

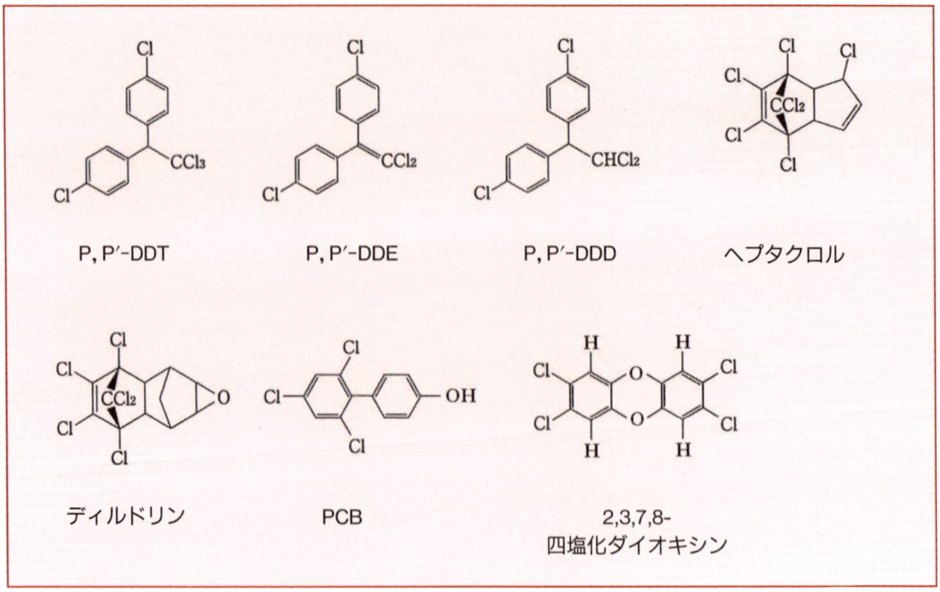

図 4-15　有機塩素系化合物の例

が，塩酸を用いて分解した場合，発癌性が疑われているクロロプロパノール類が生成する場合がある．

<u>例3：アクリルアミド</u>

フライドポテトや焼きすぎたトーストなど，高温調理によって，アスパラギンと糖類がメイラード反応をして生成するとされている．発癌性が疑われており，WHOとFAOは食品中の含有量を減らすべきとの勧告を2005年に出している．

(4) 有機リン系農薬

炭素のつながり構造をもった有機物に，リン（P）が結合した化合物である．リンは必須元素であり，さまざまな有機リン化合物のなかには栄養素もある．ここで扱う有機リン化合物は人工的につくられた毒素で，リン酸，ホスホン酸，ホスフィン酸のエステルまたはアミド構造をもつ農薬（殺虫剤）の化合物群である．パラチオン，DEP（トリクロルホン），TEP（リン酸トリエチル），ダイアジノンなどの殺虫剤がこれに当たる．パラチオンやメチルパラチオンなどは害虫に対して優れた殺虫効果を示すが，一方でヒトに対する急性毒性も強いことから中毒事故を引き起こした．このため，今日では，パラチオン，メチルパラチオンなどの急性毒性の強い殺虫剤は大部分使用が禁止されている．脂溶性で生体内に蓄積する物質も多い．

（5）有機塩素系化合物

炭素のつながり構造をもった有機物に，塩素（Cl）が結合した化合物の総称である．図4-15に，その例を示す．

① DDT（dichloro-diphenyl-trichloroethane）

1939年に開発され，強力な殺虫効果が認められた最初の有機合成殺虫剤．第2次大戦以降における公衆衛生革命の主役の一つ．昆虫媒介性伝染病対策や農業用殺虫剤として世界中の国で使用された．開発者のP. H. Müllerは1948年，ノーベル医学生理学賞を受賞した．日本では終戦直後の衛生状態悪化時に，チフスを媒介するシラミ駆除のためにヒトへの噴霧も行われた．しかし，その後，残留性が高いこと，母乳中に出現すること，中枢神経系への影響があること，動物実験で発がん性が認められたことから，先進諸国で使用禁止となった．1962年に出版された，レイチェル・カーソンの「Silent Spring（沈黙の春）」は，DDTを中心に環境汚染物質の影響を最初に広く世に知らせた書物である．日本におけるDDTの農薬登録期間は1948年9月～1971年5月で，「農薬取締法」によりDDT製剤の販売が禁止された．1981年には「化学物質の審査及び製造等の規制に関する法律」の第一種特定化学物質に指定され，製造・輸入が禁止された．POPs条約〔本章3-2)-(2)POPs参照〕の規制対象物質のひとつでもある．なお，DDTおよびその代謝物（DDEおよびDDD）は環境ホルモンのひとつとして指摘されている〔本章3-2)-(3)内分泌撹乱化学物質参照〕．一方，東南アジアや中南米ではマラリア対策のため現在でも使用している国がある．

② PCB（polychlorinated biphenyl）

1881年にドイツのシュミットとシュルツによってはじめて合成され，日本では1954年に鐘淵化学工業が「カネクロール」の商品名で，1969年には三菱モンサント（現三菱化学）が「アロクロール」の商品名で生産を開始した．熱安定性や電気絶縁性に優れているため，燃えない油として，トランス（変圧器），コンデンサー，熱媒体，ノーカーボン紙などに用いられた．しかし，難分解性で，生体に蓄積すること，胎盤を通過すること，母乳中に出現すること，動物実験で肝臓がんが発生することが指摘された．製造・輸入は原則的に禁止され，目的を限って使用を認め，事業者が廃棄処理を行うことが決められている．しかし処理は，施設の設置が困難なことなどから，過去30年間ほとんど進んでおらず，PCBの廃棄物は使用者が保管し続けている．環境省の2003年の試算では耐用年数経過後保管された高圧トランス・コンデンサーのうち，紛失・不明・未報告の合計が2万6千台に上る．さらに，感圧紙9トン，安定器2,600個などが紛失している．

こうしたことからPCB処理特別措置法（環境省所管）が2001年制定され，PCBの廃棄物を保管している事業者などに，保管・処分の状況を都道府県知事に届け出ること

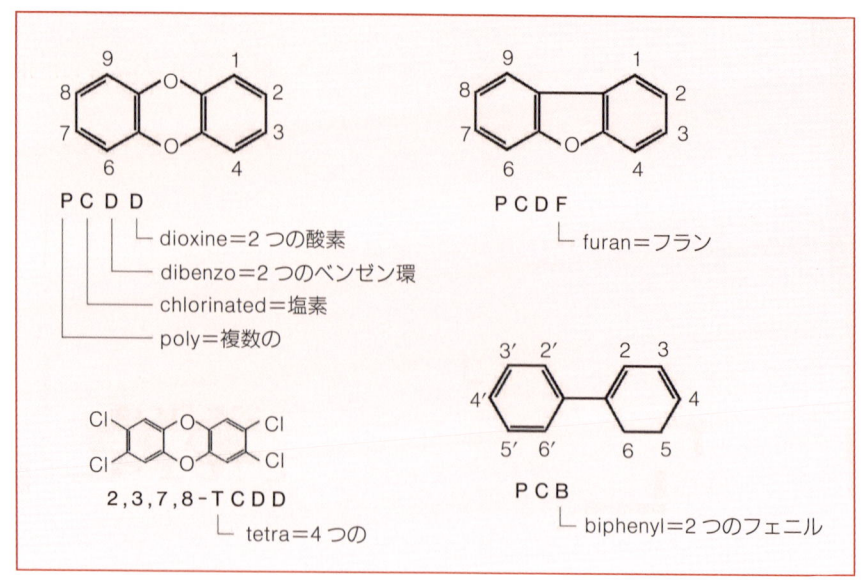

図4-16 ダイオキシン類

や，法施行日（2001年7月15日）から15年以内にPCB廃棄物を処分することなどを義務づけた．なお図4-16に示すように，塩素の位置の違いによる異性体をコプラナーPCBとよび，構造的にダイオキシンやフランに類似し，そのほかのPCBよりも強い毒性を示すため，「ダイオキシン類」として分類されている．1968年に冷却のための熱媒体として使われたPCBが製造過程で米ぬか食用油に混入し，それを食べた人に皮膚障害，肝機能障害などの油症を発症したカネミ油症事件は，コプラナーPCBによる可能性が高いことが最近わかってきた．

③ ダイオキシン（polychlorinated dibenzo-p-dioxin）

ダイオキシン類対策特別措置法（1999年）では，PCDD，ポリ塩化ジベンゾフラン（PCDF），コプラナーポリ塩化ビフェニル（Co-PCB）をあわせて「ダイオキシン類」と定義している（図4-16）．塩素の数や位置により200種あまりの異性体が存在する．ダイオキシン類は脂溶性で生体に蓄積し，胎盤を通過し，母乳中に出現する．異性体によって毒性の強さや生体への影響が異なる．ベトナム戦争で米軍が空中散布した枯葉剤に不純物として含まれていたダイオキシンは，発がん性はないが催奇形性があり，米軍兵士やベトナム人の子供に図4-17のような悲惨な事例を数多く生じた．狭義のダイオキシンという場合は2,3,7,8-四塩化ダイオキシン（2,3,7,8-TCDD）をさす．このダイオキシンは史上最強の直接毒性をもち（図4-18），催奇形性，発がん性が知られている．農薬などとは異なり，ダイオキシン類は意図せずに生じる物質である．塩素を含む有機化合物（塩化ビニルなど）が250〜400℃の比較的低温で，燃焼すると発生しやすい．廃棄物処理にかかわる環境省の基準によれば，ダイオキシンの発生防止には，焼却炉の

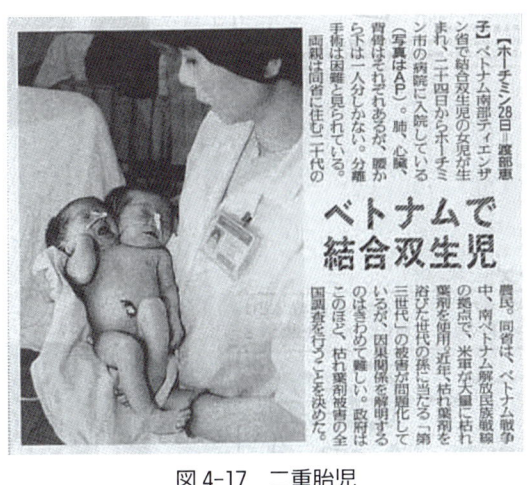

図4-17 二重胎児
（読売新聞 1999年6月29日より）

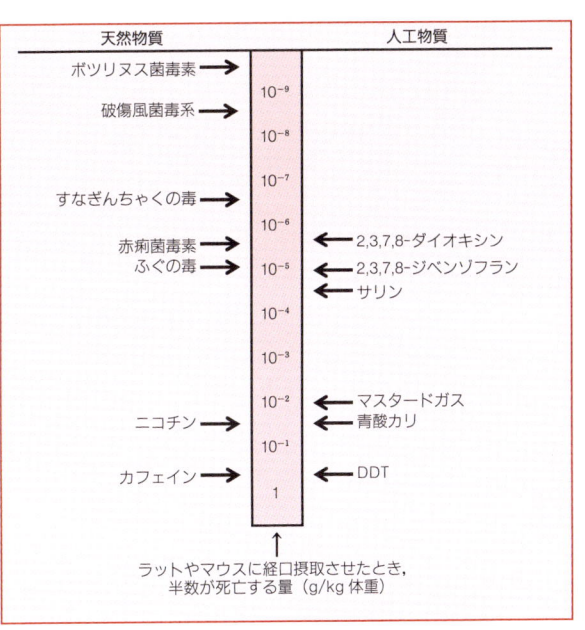

図4-18 ダイオキシンと他の物質との毒性比較
図の上になるほど毒性が強い．
（環境省資料を改変）

構造と特定の運転条件が必要で，①廃棄物の連続定量投入，②燃焼温度800℃以上の高温処理，③十分なガス滞留時間（1～2秒以上継続），④200℃以下への排ガスの高速冷却とバグフィルターの設置，⑤排ガス中のCO濃度の連続的測定記録，などを義務づけている．ダイオキシン類の除去方法は，ほかに活性炭などに吸着させる方法，触媒により分解する方法があり，無酸素状態で400～450℃に加熱すれば分解することも確認され，実行されている．

> コラム：畑で使用したビニールシートやビニールハウスを，ドラム缶などで燃やしていることがあるが，不完全な低温燃焼であり，ダイオキシンが発生する．畑にダイオキシンを散布しているのと同じである．

(6) 有機金属系化合物

炭素のつながり構造をもった有機物に，金属元素が結合した化合物の総称である．

① 水銀，カドミウム

カドミウムによるイタイイタイ病〔本章3-1）-(2)-①イタイイタイ病参照〕や，水銀による水俣病〔本章3-1）-(2)-②水俣病参照〕については公害の項で詳述するが，環境中に放出された無機金属（無機水銀など）は，海・河川・農地土壌中で微生物などの働きにより有機金属化合物（メチル水銀など）となり，生体毒性や蓄積性を強める．有機水銀（メチル水銀）の1日摂取量と生体内蓄積量の関係を図4-19に示す．また無

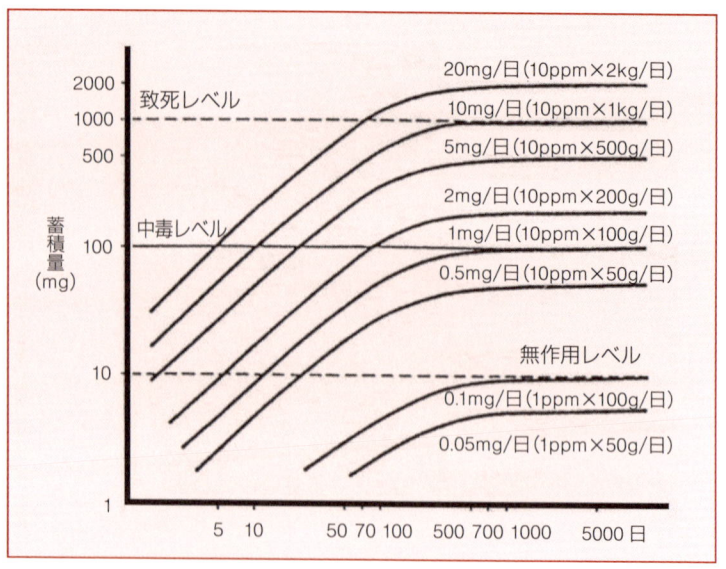

図 4-19　メチル水銀摂取量と生体内蓄積量の関係（人体蓄積推移曲線）
（喜田村：神経進歩, 18：825, 1974）

機水銀は胎盤を通過しないのに対し，有機水銀は胎盤を通過し，胎児の脳に影響を与える．

② 鉛

　金属鉛は鉛蓄電池の電極板，鉛管，放射線遮蔽材，活字，ハンダ，鉛ライニング，真鍮，青銅などに利用され，また無機鉛化合物は顔料，塗料，ゴムの耐熱増強剤，塩化ビニル安定剤，農薬などに広く用いられる．肺または消化器から吸収された鉛化合物は血液中に移行し，各種臓器に分布するが，最終的に骨に多く沈着する．中毒は血色素合成の異常と貧血，食欲不振などの消化器症状，中枢神経や末梢神経への影響，腎障害を示す．有機鉛化合物はアルキル鉛などがあるが，有機化すると脂溶性や皮膚粘膜透過性をもつ．生体内では毒性の強いトリエチル鉛になり，幻覚，全身痙攣，昏睡などを経て死に至る．なお，米国では，小児が鉛塗料剥落片を食べて中毒（鉛脳症）を起こす事例が多数発生して問題となった．環境中への発生源は有鉛ガソリンを使用している古い自動車，鉛関連工場，鉛含有塗料の剥落粉塵，有機鉛を使った殺虫剤などである．

③ スズ

　有機スズのうち，モノアルキルスズとジアルキルスズはおもに塩化ビニル樹脂安定剤や産業用触媒に用いられる．また，トリアルキルスズやトリフェニルスズは防汚剤，農薬，防腐剤，殺菌剤，防かび剤などに用いられる．トリブチルスズは，農・漁業，製紙・製材・塗料製造事業で殺菌剤，防かび剤，防汚剤として用いられるが，環境ホルモン〔本章3-2）-(3)内分泌撹乱化学物質参照〕としての疑いがもたれている．

表 4-18　廃棄物の種類（廃棄物の処理及び清掃に関する法律）

産業廃棄物	特別管理産業廃棄物	● 高燃性廃油 ● 強酸 ● 強アルカリ ● 感染性産業廃棄物 ● 特定有害産業廃棄物（PCB，石綿など）
	上記以外の産業廃棄物	事業活動によって生じた， ● 廃油 ● 廃酸 ● 廃アルカリ ● 廃プラスチック類 ● その他政令で指定した廃棄物
一般廃棄物	特別管理一般廃棄物	● PCB を使用した製品 ● 感染性一般廃棄物 ● 煤塵など
	上記以外の一般廃棄物	

特別管理廃棄物：爆発性，有毒性，感染性他，健康被害を与える廃棄物と定められている．放射性廃棄物については別に定められている

(7) 廃棄物

廃棄物とは，「廃棄物の処理及び清掃に関する法律」によって，「ごみ，粗大ごみ，燃え殻，汚泥，ふん尿，廃油，廃酸，廃アルカリ，動物の死体，その他の汚物又は不要物であって，固形状又は液状のもの（放射性物質及びこれによって汚染された物を除く）」と定義されている．表4-18 にその分類を示す．

① 廃棄物処理

処理は，直接資源化，直接最終処分，中間処理に分かれる．中間処理は焼却と，破砕・選別で最終処分または資源化に分かれる．廃棄物の第一の処理責任は一般廃棄物については市町村，産業廃棄物については事業者となっている．図4-20 a に一般廃棄物，図4-20 b に産業廃棄物の処理の流れを処理量とともに示す．

② リサイクルと焼却

廃棄物の発生量が多いこと，廃棄物処理施設の立地が困難になっていること，不法投棄が増加していることから，廃棄物による環境汚染問題が深刻化している．これらをふまえ，2000年に，循環型社会の形成を推進する基本的な枠組みとなる法律として，「循環型社会形成推進基本法」がつくられた．個別の物質ごとの，①容器リサイクル法，②家電リサイクル法，③建設リサイクル法，④食品リサイクル法，⑤自動車リサイクル法と合わせて，資源化量とリサイクル率ともに上昇をめざしている．しかし，廃棄物が減らないことや不法投棄が増加した原因のひとつに，排出者責任を重視して製造業者・販売流通業者の責任を軽視しすぎてきたことがある（この項のコラム参照）．

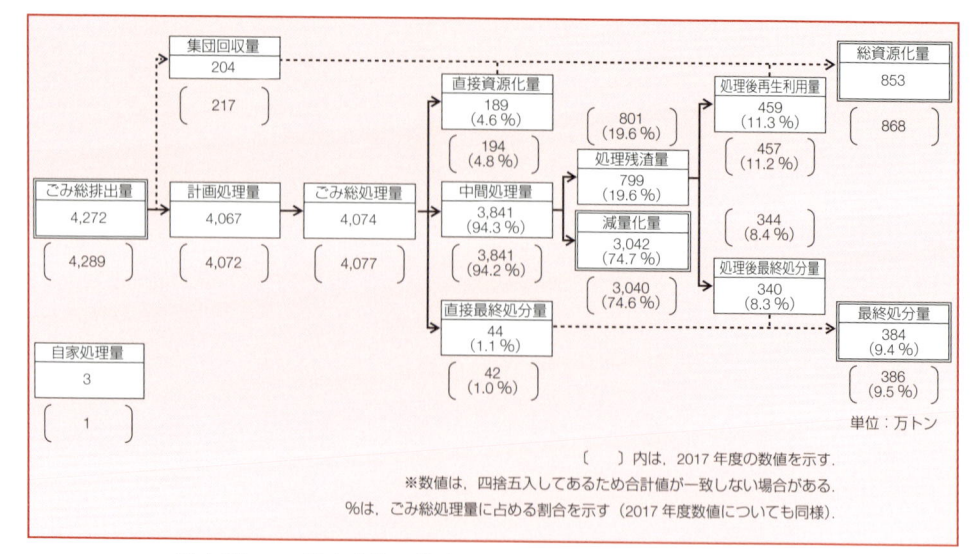

図 4-20a 一般廃棄物の排出および処理状況等（2018 年度実績）

（http://www.env.go.jp/press/107932.html：2020 年発表）

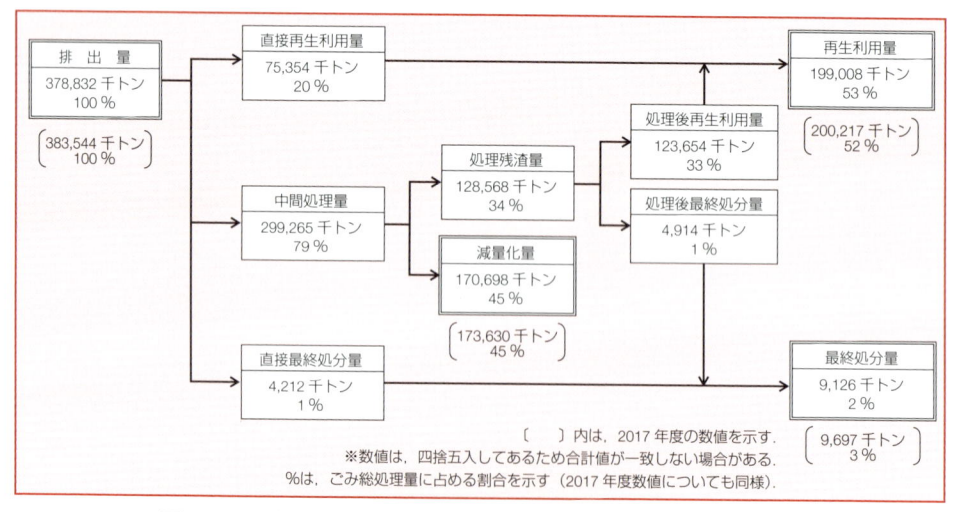

主なフロー（単位：万トン）：
- ごみ総排出量 4,272（4,289）
- 集団回収量 204（217）
- 自家処理量 3（1）
- 計画処理量 4,067（4,072）
- ごみ総処理量 4,074（4,077）
- 直接資源化量 189（4.6%）／194（4.8%）
- 中間処理量 3,841（94.3%）／3,841（94.2%）
- 直接最終処分量 44（1.1%）／42（1.0%）
- 処理残渣量 799（19.6%）／801（19.6%）
- 減量化量 3,042（74.7%）／3,040（74.6%）
- 処理後再生利用量 459（11.3%）／457（11.2%）
- 処理後最終処分量 344（8.4%）／340（8.3%）
- 総資源化量 853（868）
- 最終処分量 384（9.4%）／386（9.5%）

〔　〕内は，2017 年度の数値を示す．
※数値は，四捨五入してあるため合計値が一致しない場合がある．
％は，ごみ総処理量に占める割合を示す（2017 年度数値についても同様）．

図 4-20b 産業廃棄物の排出および処理状況等（2018 年度実績）

（http://www.env.go.jp/press/109265.html：2020 年発表）

主なフロー：
- 排出量 378,832 千トン 100%（383,544 千トン 100%）
- 直接再生利用量 75,354 千トン 20%
- 中間処理量 299,265 千トン 79%
- 直接最終処分量 4,212 千トン 1%
- 処理残渣量 128,568 千トン 34%
- 減量化量 170,698 千トン 45%（173,630 千トン 45%）
- 処理後再生利用量 123,654 千トン 33%
- 処理後最終処分量 4,914 千トン 1%
- 再生利用量 199,008 千トン 53%（200,217 千トン 52%）
- 最終処分量 9,126 千トン 2%（9,697 千トン 3%）

〔　〕内は，2017 年度の数値を示す．
※数値は，四捨五入してあるため合計値が一致しない場合がある．
％は，ごみ総処理量に占める割合を示す（2017 年度数値についても同様）．

コラム：以下の問題を考えてみよう
- ドイツは頑丈なペットボトルにデポジット制（容器を返却すれば返金される）を導入して再利用している．このことが最先端のリサイクルとして賞賛されているが，日本ではドイツの制度以前に，牛乳瓶，ビール瓶，酒・しょう油・酢などの 1 升瓶といった，共通規格の容器を再利用するシステムがあった．消費者の生活時間帯が変化したこと，流通業者と製造業者が重いガラス瓶の取り扱いを嫌がったことから，缶・紙パック・ペットボトルなどの容器が主流となっている．リターナブル容器を再利用するシステムが崩壊したため，共通規格のワイン瓶まで砕いてカレット（cullet，ガラスくず）とし，ガラス資源（？）とせざるをえないが，着色カレットは再資源化が困難で問題が生じている．缶・紙パック・ペットボトルなどをリサイクルするための社会的コストは新たに製造するコストより高額

であり，環境への負荷の面からもよいリサイクルとはいえない．消費者の好みや流通コストの問題もあるが，人の健康にかかわる環境を守るためには科学的に正しいシステムを構築し，製造業者・流通業者・消費者のすべてが対応すべきである．
- ドイツの自動車メーカーは部品のほとんどすべてに材質表示をしてリサイクルしやすい設計で自動車を生産するとともに，日本へ進出したときはまずリサイクル工場を日本国内に建設してから販売を開始している．いまだに下請け業者に廃車処理を任せている国産メーカーと処理費用を自動車所有者から徴収するシステムは今後検討が必要と考えられる．
- 家電のリサイクルシステムも同様である．日本の経済成長は，本来製造業者がコストとして計上すべき製品使用後の処理や環境への配慮に必要な費用を棚上げしてできたものであり，先進国としてはこうした状況を改善する責務がある．
- 落語の「らくだ」や「道具屋」を聞いてみよう．古道具は本来，各家庭の財産であり，それを仕入れて転売したり作り替えたりして商売する古道具屋は，各家庭の財産を引き取る際に代金を置いていったのである．現在，廃品回収業者や地方自治体は，リサイクルの美名の元に，各家庭の財産（＝資源）とお金（＝処理料）を一緒に持っていく．リサイクルコストが大きくて処理業者が儲かっていない，すなわち，現在のリサイクルシステムが完全でない証拠である．これを「やらずぶったくりさいくる」と呼ぶ．

3）生物学的環境要因

物理学的要因，化学的要因は非生物学的な環境要因である．ヒトは生態系のなかでほかのさまざまな生物と共存している．こうした生物学的な環境要因もヒトの健康に影響を及ぼす．生態系の物質循環に重要な分解者は地中や水中の微生物であり，窒素固定〔本章2-2）-(1)-①-ⓐ窒素参照〕を行うのも根粒菌である．エネルギーの移行や物質循環にはさまざまな生物種による多様な経路が存在し，自然界では食物連鎖が網の目のようになった食物網を形成している．生物種が減ることは遺伝子プールが減るとともにこうした経路が少なくなることであり，生態系の維持にとって致命的である．このため，生物多様性を守ることがヒトの生存可能性を確保するうえで重要である．ヒトを取り巻く生物は季節や気候，物理的化学的環境要因によってその数や種類が左右される．衛生学・公衆衛生学ではおもに病原微生物を扱う．

(1) 室内の生物学的環境要因

ヒトが居住する室内には，目に見えない微生物，ダニ，カビ，昆虫といった，生物が共存している．最近の高気密性建物内では，冷暖房の普及や換気の不足によりこうした生物が季節とは無関係に繁殖しやすい状態となっている．衛生状態の改善により，病原媒介生物による感染症は激減しているが，近年，以下のような生物学的要因への対応が重要な課題となっている．

①　レジオネラ症

1976年，フィラデルフィアのホテル屋上に設置されていたクーリングタワー内で繁殖した菌が，在郷軍人会員（レジオネア legionnaire）の集会参加者に，死亡率が15

％に及ぶ多数の肺炎患者を出した事件によって発見され，レジオネラ（*Legionella*）という属名がつき，在郷軍人病と俗称されるようになった．この菌は，河川，湖沼などの常在菌であり，私たちの身のまわりにも存在する．感染力は低いが高齢者や免疫不全者には重篤な肺炎症状をもたらすことがある．塩素消毒に対して抵抗性がある．最近では，空調機器以外にも，加湿器，空気清浄器，24 時間風呂などでの感染事例が報告されている．感染源になりうる設備などの定期的な清掃など適切な維持管理が必要である．

② ハウスダスト

家の中で発生する汚れのうち 1 mm 以下の細かいものを「ハウスダスト」とよぶ．ハウスダストには，砂塵，衣服や布団の繊維，フケ，垢，ペットの毛，ダニ，ダニの糞・死骸，昆虫の成分，花粉，カビの胞子などが含まれている．これらの成分は，アレルギー，アトピー性皮膚炎，過敏性肺炎の原因となる．最近の報告では，ハウスダストサンプルの 20 ％以上が 25 μm 以下の粒子径であり，とくに 4 μm 以下の粒子に，殺虫剤と多環芳香族炭化水素（PAHs）が高濃度で吸着していることが報告されている．PAHs は，タバコ，火を使った料理，石油・ガスの暖房により発生し，強い発がん性を示すものや，発がんを促進させる物質が含まれている．

③ 過敏性肺炎

有機物粉塵の吸入によるアレルギー性肺炎である．夏型過敏性肺炎は，高温多湿で日当たりがわるく，換気状態のわるい家屋で増殖する不完全菌類トリコスポロン（*Trichosporon*）によって発症する．ほかに空調設備内の好熱性放線菌を反復吸入することにより発症する空調病（加湿器肺），飼料のカビによる農夫肺，鳥の血漿たんぱくや糞による鳥飼病などが知られている．

④ 結　核

1990 年代以降に増加している．ビルの空調を介した結核の集団感染事例の原因として，建築物の気密性の向上と過密が関連している．〔室内空気汚染のコラム参照〕

⑤ クリプトスポリジウム症

クリプトスポリジウム（*Cryptosporidium*）は，胞子虫類に属する原虫で，環境中では「オーシスト」とよばれる囊胞体の形で存在する．オーシストは塩素に対して強い耐性があり，上水道が汚染して発症した事例がある．人間や動物の消化管細胞に寄生して増殖する．感染すると，腹痛を伴う水様性下痢を起こし，免疫不全者では重篤化することもある．排出源の把握と浄水処理の徹底など，給排水衛生設備の維持管理も重要である．

⑥ 花粉症

花粉に対するアレルギー反応による，鼻炎・眼症状・頭痛・全身倦怠などの症状をい

う．原因となる花粉が発生する時に一致して発生する（春季のスギ，ヒノキなど，秋季のブタクサ，カモガヤなど）．歴史的には，古代ローマの記録にも同様の症状が記録されており，19世紀末に，これらの症状が花粉によって起きることが解明された．日本では，1960年にブタクサ花粉，1964年にスギ花花粉症などが報告され，その後多くの花粉が関係していることが知られるようになった．近年，日本では，花粉症の患者数はきわめて多く，国民病とまでいわれるようになっている．ことに，スギは，第2次世界大戦後，住宅復興の目的で山野にさかんに植林したが，成長するとともに海外からの低価格木材輸入の増加に伴ってスギ林の管理がされなくなったことから，大量の花粉を飛散するようになったため国民の6人に1人が発症するといわれている．環境省が行った児童のアレルギー性鼻炎についての調査では農漁村より都市の方が花粉症の有病率が高く，発症については，大気汚染も関係するともいわれており，とくに，ディーゼルエンジン排気粒子などの粒子状物質が鼻粘膜に影響を与え，花粉の体内への侵入を容易にしている可能性が高いといわれている．

(2) し尿（屎尿）処理

① し尿処理の歴史

生態系において，排泄物は分解者によって無機物に分解され，生産者がそれを利用することで物質循環が形成されている．中世ヨーロッパでは家畜の糞尿や麦わらなどを堆肥化して肥料として用いた．日本では平安時代までは，「し尿は田の神を汚す」として川に廃棄する（厠「かわや」の語源）地方もあったので不明であるが，鎌倉時代末期にはし尿を元肥に使用することが『飢餓草子』に記されている．江戸時代には，し尿は植物油かすや魚肥とともに重要な肥料として売買の対象であった．しかし，第2次世界大戦後，①人口急増による農村周辺の宅地開発に伴う悪臭の問題，②寄生虫や感染症の問題，③化学肥料の発達などにより，し尿はほとんどが廃棄物として処理されるようになった．

② 現在のし尿処理

表4-19に，し尿処理の形態別人口割合を示す．公共下水道人口のし尿は下水道を経て下水処理される．浄化槽人口と計画収集人口のし尿は，93.0％がし尿処理施設で処理された後，河川などに流される（表4-20）．

> コラム：これは正しいだろうか．
> し尿を使えば化学肥料による土壌劣化も防げるし，有機農法である．最高のコヤシなのでみんな田畑にまいてしまえ！

表 4-19 し尿処理形態別人口割合 (%)

	総人口					
	水洗化人口			非水洗化人口		
	公共下水道人口	浄化槽人口	合計	計画収集人口	自家処理人口	合計
2009 年	68.92	22.60	91.52	8.37	0.11	8.48
2017 年	74.93	19.90	94.84	5.11	0.05	5.16

環境省「日本の廃棄物処理」より

表 4-20 収集し尿と浄化槽汚泥の処理内訳比率 (%)

	し尿処理施設	下水道投入	農地還元	海洋投入	ごみ堆肥化施設	メタン化施設	その他
2009 年	93.6	5.3	0.1	—	0.2	0.1	0.2
2017 年	93.0	6.5	0.1	—	0.05	0.2	0.1

環境省「日本の廃棄物処理」より

3. 環境問題

　本節では，前節で説明したさまざまな環境要因への理解をふまえて，これまでに発生した環境問題について解説する．さらに，これからの時代に必要な広い視野での環境理解を深めるため，地域や地球規模の環境や，個人だけでなく人間集団への影響といった視点から解説する．

1）公　害

　環境基本法における公害の定義は，「環境の保全上の支障のうち，事業活動その他の人の活動に伴って生ずる相当範囲にわたる大気の汚染，水質の汚濁，土壌の汚染，騒音・振動，地盤の沈下および悪臭によって，人の健康又は生活環境に係る被害が生ずること」とされている．ここにあげられた7項目は「典型7公害」とされ，環境基準が設定されている．

(1) 大気汚染

　大気汚染にかかわる環境基準は表4-10に示した〔本章2-2）-(1)-②大気汚染〕．
　① 四日市喘息
　1960年ころから，三重県四日市市の石油コンビナートから排出される二酸化硫黄〔本章2-2）-(1)-②-ⓐ硫黄酸化物参照〕を大量に含んだ有毒ガスで，幼児と40歳以上の住民を中心に気管支喘息や気管支炎が多発した．1972年に津地方裁判所は被告6社の

共同不法行為を認め，賠償を命じた．典型的な経済高度成長期の"公害"で，日本の環境政策の拡充に大きな影響を与えた．

②　尼崎公害訴訟

1988年12月に472名の原告により，国，阪神高速道路公団および9企業を被告として提訴された．判決では，原告のうち道路から50 m以内に居住する50人について局所的な大気汚染による健康被害を認めて，国，公団に損害賠償を命じ，また，二酸化窒素は発症原因として認められないが，浮遊粒子状物質が健康影響を与えたとし，大気汚染の差止め請求について浮遊粒子状物質による0.15 mg/m^{3}を超える場合について容認するとした．この判決について原告，被告双方が控訴したが，2000年12月に国，公団が交通量削減対策，測定地点の増設，健康調査実施などを約束し，原告が一審で認められた損害賠償請求を放棄して，和解が成立した．

(2) 水質汚濁

水質測定項目には，大きく分けて，人の健康を保護するための環境基準項目（健康項目）と生活環境を保全するための環境基準項目（生活環境項目）がある．健康項目（**表4-21**）は全水域共通で，有害物質（化学物質）として，26の元素や化合物が設定されている．生活環境項目（**表4-22**）は，特定の物質を指定するのではなく，一般的な水質汚染を測定評価するための9項目（水質指標）が設定されている．測定している項目は水域ごとに異なる．

①　イタイイタイ病

富山県神通川流域の婦中町周辺で多発した公害病．骨が脆くなって体のあちこちで骨折し，患者がいつも痛い痛いと叫ぶので，この名がつけられた．地元の開業医萩野昇医師と，岡山大学小林純教授により原因がカドミウムであることが示された．汚染源は，神通川上流の岐阜県神岡町にある三井金属鉱業神岡鉱業所で，亜鉛を製錬した後に出るカドミウムを含んだ排水を沈殿堆積させて上澄みを神通川に流していたが，大雨で堆積物が下流へ流され，水質と土壌の汚染を招いた．その後の研究で，イタイイタイ病は，同地域の汚染された農作物や飲料水を通じてカドミウムを長期間摂取したことにより引き起こされた腎障害と骨軟化症を主症状とする慢性カドミウム中毒とされる．公害健康被害補償法では，イタイイタイ病を指定疾病とし，富山県神通川流域の認定患者に治療費などの補償をしている．2024年に認定患者の生存数は0となったが，将来の発症がありうる要観察者は存命であり，潜在的な患者がいる可能性は残っている．

②　水俣病

1956年に熊本県水俣湾周辺の住民に発生が報告された．くちびると手足の感覚障害，運動失調，求心性視野狭窄などを主症状とする中枢神経系疾患（ハンター・ラッセル症

表 4-21 水質測定項目のうち，生活環境を

項目	基準値 (mg/l)	性状・用途	健康影響・環境影響
カドミウム	0.003 以下	重金属．充電式電池，塗料，メッキ工業等広用途．自然界（地表水，地下水）にごく微量であるが亜鉛ととも広く分布	生体蓄積性あり．慢性中毒を引き起こす．イタイイタイ病の原因物質
全シアン	検出されないこと	無機化合物．メッキ工業，化学工業等．水中では，イオンや化合物として存在．全シアンは，試料水中に含まれるシアンの総量を測定するものである	生体蓄積性なし．汚染された水を飲用すると急速に粘膜から吸収され，血液中で呼吸酵素を阻害し，頭痛，吐き気，浮腫等の急性中毒を起こす
鉛	0.01 以下	重金属．鉛蓄電池，鉛管，ガソリン添加剤等広用途	生体蓄積性あり．慢性中毒を起こす
六価クロム	0.05 以下	重金属．化学工業薬品・メッキ剤等に用いる	生体蓄積性あり．慢性中毒を起こす．皮膚潰瘍，胃・肺がん，鼻中隔湾曲等
ヒ素	0.01 以下	重金属．鉱山，製薬，半導体工業等に用いる	生体蓄積性あり．慢性中毒を起こす．肝臓障害，皮膚沈着，皮膚がん等
総水銀	0.0005 以下	重金属．化学工業，電解ソーダ，蛍光灯，計器等に用いる	環境中で有機水銀に転換の可能性あり
アルキル水銀	検出されないこと	金属有機化合物．かつては，有機水銀系農薬，有機水銀製剤があった	生体蓄積性あり．慢性中毒を起こす．水俣病の原因物質．運動失調や視野狭窄等
PCB	検出されないこと	有機塩素化合物．電気絶縁油，熱媒体，ノーカーボン複写紙等に用いられたが，現在は製造禁止	生体蓄積性あり．慢性中毒を起こす．生体黒色色素沈着，塩素痤瘡等，油症事件の原因物質
ジクロロメタン	0.02 以下	プリント基板の洗浄，金属の脱脂洗浄，冷媒，ラッカー等	いずれも低分子有機塩素化合物．生体蓄積性なし．発がん性あり 強浸透性のため，主に地下水への影響が問題となる
四塩化炭素	0.002 以下	機械器具の洗剤，殺虫剤，ドライクリーニングの洗剤，フロンガスの製造，その他の化学工業原料等	
1,2-ジクロロエタン	0.004 以下	塩化ビニルモノマーの原料，エチレンジアミン，合成樹脂原料，フィルム洗浄剤，有機溶剤，殺虫剤等	
1,1-ジクロロエチレン	0.1 以下	低分子ポリ塩化ビニリデン（コーティングシート）の原料等	
シス-1,2-ジクロロエチレン	0.04 以下	溶剤，染料抽出剤，香水，ラッカー，熱可塑性樹脂の製造，有機合成原料等	
1,1,1-トリクロロエタン	1 以下	金属の洗浄，ドライクリーニング洗剤等	
1,4-ジオキサン	0.05 以下	合成皮革用・反応用の溶剤，塩素系溶剤の安定剤，洗浄溶剤，医薬品合成原料	中枢神経系，肝臓，腎臓，肺に影響

保全するための環境基準項目（健康項目）

項　目	基準値 (mg/l)	性状・用途	健康影響・環境影響
1,1,2-トリクロロエタン	0.006 以下	粘着剤，溶剤等	
トリクロロエチレン	0.01 以下	機械金属部品や電子部品の脱脂やドライクリーニング用の洗剤等	
テトラクロロエチレン	0.01 以下		
1,3-ジクロロプロペン	0.002 以下	低分子有機塩素化合物．土壌薫蒸剤，殺線虫剤等に用いる農薬である	発がん性がある
チウラム	0.006 以下	農薬．種子，球根，芝等の殺菌剤，ゴムの加硫促進剤等に用いる	急性中毒を引き起こす
シマジン	0.003 以下	農薬．トリアジン系除草剤で，野菜，豆類，芝等に用いる	急性中毒を引き起こす
チオベンカルブ	0.02 以下	農薬．チオカーバメイト系除草剤で，稲，野菜，豆類等に用いる	急性毒性を引き起こす
ベンゼン	0.01 以下	揮発性，可燃性，水より軽い．水に難溶，有機溶剤に可溶．染料，溶剤，合成ゴム，合成皮革，合成顔料等，化学工業原料等に用いる．ガソリンに1％前後含まれる	発がん性がある
セレン	0.01 以下	複写機感光体，整流器，太陽電池，赤色顔料，ガラス着色剤等に用いる	発がん性がある．肝硬変を引き起こす
硝酸性窒素および亜硝酸性窒素	10 以下	電気鍍金の洗浄・防錆剤，希土類精鉱の溶解剤，製品の触媒，化学肥料等．環境中で種々の有機窒素化合物，無機窒素化合物からアンモニア性窒素を経て生成	高濃度の硝酸・亜硝酸性窒素を含む水の摂取によって，とくに乳幼児に急性中毒（メトヘモグロビン血症）を発症
フッ素	0.8 以下	化学作用が極めて強く，自然界では遊離状態で存在せず，鉄鋼業等で原料として使用するホタル石等の形態で存在．温泉・海水中に比較的高濃度で存在．金属研磨やステンレス洗浄に用いられる	高濃度のフッ素を含む水の摂取によって斑状歯が発生するほか，フッ素沈着症が生じる
ホウ素	1 以下	自然界で多くはホウ砂等として存在．温泉・海水中に比較的高濃度で存在．電気鍍金工程の緩衝剤・鍍金液，釉薬等の製造工程で使用．石炭火力発電所に使用される石炭中にも含まれている	高濃度のホウ素を含む水の摂取によって嘔吐，腹痛，下痢及び吐き気等が生ずる．動物実験ではラットの体重増加抑制等の影響が見られる

1．基準値は年間平均値とする．ただし，全シアンにかかわる基準値については，最高値とする．
2．「検出されないこと」とは，定められた方法により測定した場合において，その結果が当該方法の定量限界を下回ることをいう．別表2において同じ．
3．海水中フッ素およびホウ素は自然状態で環境基準値を上回っているため基準値は適用しない．海水の影響がある河川・湖沼にある環境基準点も評価から除外
国立環境研究所環境情報センターおよび環境省資料より

表4-22 水質測定項目のうち，生活環境を保全するための環境基準項目（生活環境項目）

略称 （測定項目名称）	表示単位	表示水域			解説	環境影響
		河川	湖沼	海域		
pH （水素イオン濃度指数）	log[N]	○	○	○	酸性か，アルカリ性を示す．酸性はpH7未満，中性はpH7，アルカリ性はpH7を超えた値	酸性やアルカリ性の水質は，水利用や水中生物の生息に影響
DO （溶存酸素量）	mg/l	○	○	○	dissolved oxygenの略．水中に溶けている酸素量のこと．有機物による水質汚濁の指標．水温に比例し，水温15℃の時に約9mg/lで飽和状態となる．もっともきれいな水ではほぼ飽和状態，やや汚染された水では5mg/l以上，非常に汚染された水ではゼロないし微量	酸欠状態が続くと，嫌気性微生物が増殖する．有機物の腐敗（還元）が起こり，メタンやアンモニア，硫化水素が発生し，悪臭の原因になる．また，生物相は非常に貧弱になり，魚類は生息できなくなる
BOD （生物化学的酸素要求量）	mg/l	○			biochemical oxygen demandの略．有機物による水質汚濁の指標．環境基準類型AA：1mg/l以下，やや汚染：5mg/l以下，かなり汚染：10mg/l以下，非常に汚染：常に高濃度	高い状態が続くと，水生生物相が貧弱になり，魚類などが生息できなくなる
COD （化学的酸素要求量）	mg/l		○	○	chemical oxygen demandの略．有機性物質による水質汚濁の指標	
油分（n-HEX） （ノルマルヘキサン抽出物質量）	mg/l			○	無機性および有機性の油分による汚染の指標	とくに海域では，オイルタンカーからの排水・事故による汚染が問題となっている
大腸菌群数	MPN（最確数）*/100ml	○	○	○	人または動物の排泄物による汚染の指標	水が人または動物の排泄物で汚染されている可能性を意味し，赤痢菌等の病原菌汚染が疑われる
SS （浮遊物質量）	mg/l	○	○		suspended solidの略．濁りの原因となる，水に溶解しない固体成分（浮遊物）の指標	高濃度で，魚の呼吸障害，水中植物の光合成妨害等．沈殿すると底質に影響
全窒素（N）および全リン（P）	mg/l		○	○	閉鎖性水域の，富栄養化の指標．水中では，イオンや化合物として存在しているが，水中に含まれる窒素（リン）の総量を測定するものである	植物の生育に不可欠だが，大量にあると富栄養化で，植物プランクトンの異常増殖（湖沼のアオコや淡水赤潮，内湾の赤潮や青潮を）起こす

国立環境研究所環境情報センター資料より

*MPN（最確数▶ most probable number）．試料を段階的に希釈して試験管で培養し，陽性を示した試験管数から，実験的に求められている「最確数表」を用いて算定した菌数．試料中の菌数が少なく，直接数えることが困難な場合に用いる方法．試料から一定量の試料を5本の試験管にとる．それを10倍希釈した試料を一定量ずつ5本の試験管にとる．この操作を繰り返して段階的に希釈し，35～37℃，48±3時間培養する．ガス発生を認めたものを大腸菌群陽性管とし，各希釈における陽性管数を求め，これから100ml中の最確数を最確数表を用いて算出する．

候群）である．チッソ水俣工場のアセトアルデヒド製造工程で使っていた無機水銀の触媒から生じた微量のメチル水銀が工業排水として水俣湾に排出され，生物濃縮を経て魚介類中にメチル水銀が蓄積し，それを大量に食べることによって発生した公害病である．メチル水銀は胎盤透過性をもつため，大人より広範囲の中枢神経系障害（言語知能発育障害，嚥下障害，運動機能障害など）を示す子供（胎児性水俣病）も発生した．ま

表 4-23　土壌汚染にかかわる環境基準項目

カドミウム	シス-1,2-ジクロロエチレン
全シアン	1,1,1-トリクロロエタン
有機燐（りん）	1,1,2-トリクロロエタン
鉛	トリクロロエチレン
六価クロム	テトラクロロエチレン
砒（ひ）素	1,3-ジクロロプロペン
総水銀	チウラム
アルキル水銀	シマジン
PCB	チオベンカルブ
銅	ベンゼン
ジクロロメタン	セレン
四塩化炭素	フッ素
1,2-ジクロロエタン	ホウ素
1,1-ジクロロエチレン	

環境省告示第 46 号

た，1964 年ころから新潟県阿賀野川下流域でも同様の症状を示す患者が発生し，第 2 水俣病または新潟水俣病とばれている．両水俣病の認定患者は 2,955 人（2003 年 2 月末現在の累計）に及ぶ．

(3) 土壌汚染

　土壌汚染にかかわる環境基準項目を**表 4-23** に示す．土壌に直接散布・投入される化学肥料や農薬・除草剤などの化学物質は河川や地下水の汚染を引き起こす．逆に，河川や地下水の汚染は農地などの土壌を汚染する．このように，土壌汚染は水質汚濁と密接にかかわるため，基準項目もほとんど同じである．また，水質汚濁の項で述べたイタイイタイ病も，水質汚濁に伴う土壌汚染による農作物のカドミウム汚染ということができる．

(4) 騒音・振動

　騒音・振動の環境基準は**表 4-5** に示す．大気や水中の目に見えない成分とは異なり，音や振動はその発生の有無は明確である．しかし，悪臭とともに感覚公害とよばれるように，被害の有無については認定がむずかしい場合がある〔本章2-1）-(2)：騒音・振動参照〕．感覚公害は個人の快不快によるので苦情件数も上位を占める．**図 4-21** に示すように，環境ホルモンとダイオキシンの問題（p. 126）や，地球温暖化に関する京都会議（p. 131）や，米国で PM 2.5（p. 97）の環境基準が出されたこと等で大気汚染への関心が高まった 1997 年から 2013 年にかけて，大気汚染が苦情件数の 1 位となったが，近年は再び騒音が第 1 位となっている．

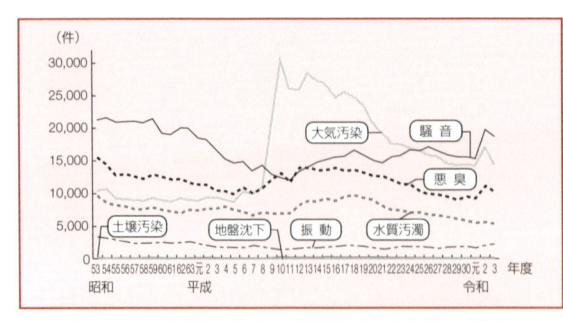

図 4-21　典型 7 公害の種類別苦情件数の推移
令和 3 年度　公害苦情調査結果概要（総務省）より

表 4-24　過去 5 年間の累積地盤沈下の上位 5 地域

地域名	累積沈下量 (cm)
千葉県市川市福栄	11.41
山形県門東町一丁目	9.90
新潟市西区寺尾上	9.81
千葉県茂原市萱場	9.17
石川県金沢市近岡町	8.23

令和 4 年度　全国の地盤沈下地域の概況（環境省　水・大気環境局）より作成

① 航空機騒音

航空機騒音は，高周波成分が大きいうえに影響の及ぶ範囲も広いことから，飛行場周辺の生活環境の保全は，大きな問題である．大阪空港訴訟が有名である．

② 基地騒音

米軍および自衛隊機地周辺の航空機騒音が問題となり，最近では沖縄嘉手納飛行場など数多くの訴訟となっている．とくに米海軍航空母艦艦載機が厚木，横田，岩国および三沢の各基地において実施している夜間の離着陸訓練では，いったん着陸してただちにそのまま離陸する訓練（タッチ・アンド・ゴー）による騒音がきわめて大きい．

③ 鉄道騒音

1964 年の東海道新幹線の開業により，沿線各地において騒音と振動が大きな社会問題となった．ことに，名古屋市内においては沿線住民が訴訟（名古屋新幹線訴訟）を起こした．このため，1975 年に新幹線鉄道にかかわる環境基準が定められ，ロングレール化，パンタグラフの改良，防音壁の設置などの音源対策，民家防音工事などの障害防止対策，住宅の移転などの土地利用対策などが実施されている．最近では，東京の小田急線訴訟があった．

(5) 地盤沈下

地表面が広い範囲にわたって徐々に沈んでいく現象．地下水の大量揚水，トンネル工事や農地排水などが原因となることが多い．地盤沈下が起きると，地表面と河川などとの高低差がなくなり，排水がわるくなることによる冠水や，また道路や建物などの建造物が物理的に歪みや破壊を受けるなどの障害が発生し，社会的に大きな被害が発生する．**表 4-24** に過去 5 年間の累積地盤沈下の上位 5 地域を示す．沈下が 10 cm 以上の地域はない．地盤沈下の防止のため，「工業用水法」および「建築物用地下水の採取の規制に関する法律」（ビル用水法）に基づき地下水採取の規制が行われており，現在，両

表 4-25 特定悪臭物質

アンモニア，メチルメルカプタン，硫化水素，硫化メチル，二硫化メチル，トリメチルアミン，アセトアルデヒド，プロピオンアルデヒド，ノルマルブチルアルデヒド，イソブチルアルデヒド，ノルマルバレルアルデヒド，イソバレルアルデヒド，イソブタノール，酢酸エチル，メチルイソブチルケトン，トルエン，スチレン，キシレン，プロピオン酸，ノルマル酪酸，ノルマル吉草酸，イソ吉草酸

法によりそれぞれ10都府県，4都府県の一部が地域指定されている．また，多くの地域では地方公共団体の条例などに基づく規制のほか，工業用地下水採取の自主規制，使用合理化など行政指導を行うことにより地下水の採取量の減少をはかっている．

(6) 悪 臭

悪臭は感覚公害のひとつである．環境基本法や悪臭防止法では悪臭の定義がされていないが，健康状態に影響を及ぼす場合には大気汚染といえるので，一般的には，嗅覚を通じて気分を悪くさせたり，頭痛・食欲減退などを起こさせるなどの原因となる程度の影響があれば「悪臭」と考えられる．悪臭防止法は，都道府県知事が，市長村長の意見をきいて規制地域を指定し，また，環境省令が定める範囲内で規制基準を定めて，悪臭を規制し，指定後は市長村長が規制実務を行い，悪臭公害を防止することをおもな内容としている．悪臭の規制には，悪臭の原因となる典型的な化学物質を『特定悪臭物質』として規制する方法，および，種々の悪臭物質の複合状態が想定されることから物質を特定しないで『臭気指数』を規制する方法の2通りの方法がある．特定悪臭物質は「不快な臭いの原因となり，生活環境を損なうおそれのある物質」（悪臭防止法第2条）で同法施行令により22物質が指定されている（**表4-25**）．臭気指数は臭気を感知しなくなるまで希釈した場合の希釈倍数の対数を10倍した値で，悪臭防止法（1971年）および同法施行規則により定義されている．

2）地球規模の環境問題

公害の概念は，もともとイギリスで生じたもので，人為的に環境が損なわれたことで生じた，かなりの範囲の人々の健康や生活の被害をいう．しかし，この考え方に固執すると，「眼に見えるかたち」の被害が出なければ救済が始まらないし，公害対策は規制と被害者への対応に偏ってしまう．被害の有無にかかわらず，環境と健康との関わりについて，良好な環境の保全，環境に与える負荷の評価と防止，国際的な，地球規模での環境保護といった，さまざまな視点で考える必要がある．このため，「公害」ではなく「環境問題」という言葉を使うようになってきている．さらに，これまで述べてきたように環境は自然要因と社会・文化要因がお互いに影響しあった構造となっているため，

環境問題を考えるときには決してひとつの視点からのみで物事を見ないようにする必要がある．

(1) 生体内蓄積と生物濃縮

化学物質のなかには，生物体内に蓄積しやすい化合物がある．水溶性の物質は体内に入っても尿や汗で排泄される．しかし，脂溶性の物質は体内の脂質を含む成分に溶け込み，簡単には排泄されない．さらに化学的に安定した性質であると，代謝分解に時間がかかる．このため徐々に環境中濃度より生体中濃度の方が高くなってくる．このことを生体内蓄積（bioaccumulation）という．さらに，生態系の項で述べたように地球上の生物は食物連鎖を通してつながっている〔本章1-2）生態系の基礎参照〕．生体内に蓄積した化学物質は，食物連鎖を通じて高次の栄養段階に，より高濃度に蓄積する（図4-22）．このことを，生物濃縮（biomagnification）という．

> コラム：次のことを考えてみよう．
> 　海の中の生物濃縮を考えると，化学物質は高次栄養段階の魚の方が高濃度に体内に蓄積している．また，脂肪分の少ない魚のほうが蓄積量は少ない．同じマグロなら大トロより赤身の方が安全といえる．すし店のネタを安全と思われる順に並べてみよう．たぶん安い順になるところが面白い．

(2) POPs（persistent organic pollutants；残留性有機汚染物質）

環境中で分解されにくく，生物に蓄積されやすく，かつ毒性が強いといった性質をもった化学物質の総称．このような物質については1つの国だけで規制しても意義はうすく，世界的な協調体制が必要である．1992年に開かれた国連環境開発会議（UNCED）でPOPsの規制の重要性が指摘され，残留性有機汚染物質に関するストックホルム条約が2001年5月に採択された．本条約は50か国以上が批准してから90日後に発効することになっており，2004年5月に発効した．2004年9月現在，日本（2002年に批准）を含む76か国（G8ではカナダ，ドイツ，フランス）が批准している．この条約ではPOPsとして表4-26の12物質が指定されている．いずれも有機塩素系化合物〔本章2-2）-(5)有機塩基系化合物参照〕である．製造・使用・輸出入の禁止と廃棄のほか，ごみ焼却などで発生するダイオキシン類の排出削減などを定めている．今後，新たなPOPsを生み出さない努力とこれまでに製造・使用されてきたPOPs，とりわけPCBや埋設された農薬類の適正処理が求められている．

(3) 内分泌撹乱化学物質（環境ホルモン）

Endocrine disrupting chemicals（ED）の訳である．これまでの毒物の概念とは異な

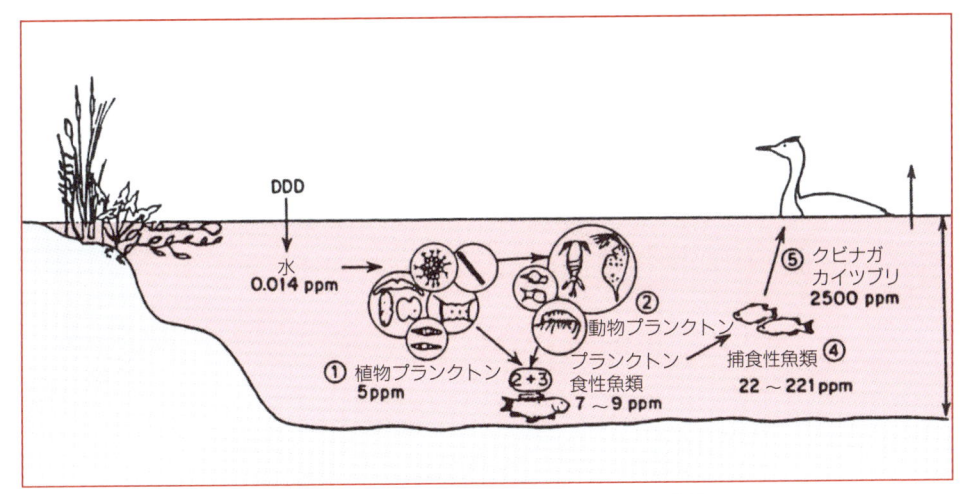

図 4-22　クリヤ湖における DDD の生物濃縮

カリフォルニア州のクリヤ湖で，ブユの発生を抑えるため，1949～1957 年にかけて DDD（DDT と同様の殺虫剤）を繰り返し散布したところ，クビナガカイツブリ（魚食性の水鳥）が大量死した．食物連鎖を通して DDD が濃縮されたためである．湖水中濃度に対するカイツブリの体脂肪中濃度は 178,500 倍に上っていた．
(Hunt, E. G. & Bischoff, A. I. : Initial effects on wildlife of periodic DDD application to Clear Lake. Calif. Fish. Game, 46, 91-106, 1960)

表 4-26　POPs に指定された 12 物質

アルドリン，ディルドリン，エンドリン，クロルデン，ヘプタクロル，DDT，マイレックス，トキサフェン，PCB，ヘキサクロロベンゼン，ダイオキシン，フラン

いずれも有機塩素系化合物である．

り，摂取量や蓄積量は重要でなく，「きわめて微量で生物のホルモン作用を撹乱する物質がある」という考え方は，1996 年コルボーンらの「Our Stolen Future（奪われし未来）」で広く紹介された．1998 年に環境庁（現環境省）が公表した環境ホルモン戦略計画 SPEED'98 では，「動物の生体内に取り込まれた場合に，本来，その生体内で営まれている正常なホルモン作用に影響を与える外因性の物質」としている．ED の作用は，細胞のホルモン受容体（レセプター）に結合して，身体がホルモン分泌していないのに分泌した状態をつくったり（**図 4-23**），身体が分泌したホルモンとレセプターの結合を邪魔したり（**図 4-24**）するものである．**表 4-27** に示す物質がこうした作用をもつと疑われている．これまでに報告された野生生物への影響を**表 4-28** に示す．ヒトでの影響は，米国で広く処方された流産防止薬（DES）が胎児の生殖器を中心とした発育を阻害した例や，1976 年，イタリアのセベソで起こった農薬工場の爆発でダイオキシンが広く放出し，その後この地域で生まれる子供の性別が女児に偏っている例がある．SPEED'98 は，対象物質を整理しながら，EXTEND 2005，EXTEND 2010 へ引き継が

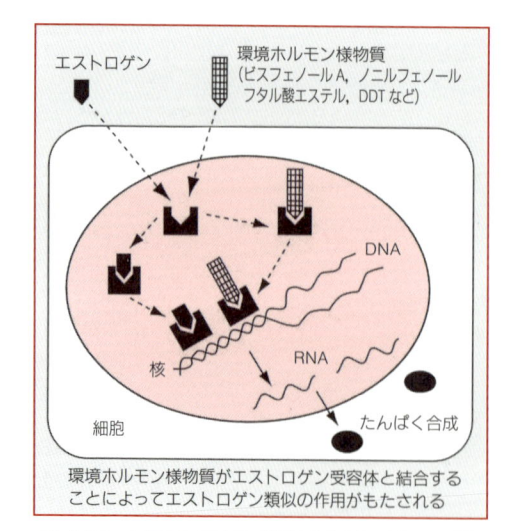

図 4-23 エストロゲン類似作用のメカニズム
身体はホルモン分泌していないのに，環境ホルモン様物質がレセプターと結合するため，たんぱく合成が進んでしまう．

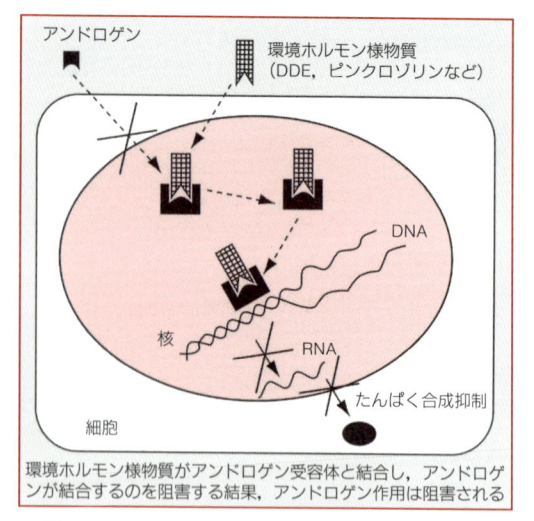

図 4-24 アンドロゲン阻害作用のメカニズム
身体はホルモンを分泌しているのに，環境ホルモン様物質がレセプターとの結合を邪魔するため，たんぱく合成できない．

（日経 BP 社医療局環境ホルモン取材班：環境ホルモンに挑む．日経 BP 社，1998）

れて研究が続いている（p.134 コラム 4．参照）．

（4）オゾン層の破壊

地表から 18〜48 km の成層圏には，オゾン（O_3）の豊富な層があり，地球を覆っている．この層は宇宙からの紫外線を吸収する性質がある．スプレーの加圧剤，エアコンや冷蔵庫などの冷却機器の冷媒に使用されてきたフロンは，きわめて安定な人工塩素化合物であるが，環境中に放出されるとオゾン層に達し，塩素（Cl）を放出する．$Cl + O_3 \rightarrow ClO + O_2$，$ClO + O_3 \rightarrow Cl + O_2 + O_2$ と，オゾンが次々に分解されていく．地球の自転や気流のためフロンガスは極地に集まりやすいので，北極と南極上空のオゾン層が大きく破壊され，穴が開いたようになっている．これをオゾンホールとよぶ（**図 4-25**）．オゾン層が破壊されると，紫外線が地表面に達し，皮膚がんや白内障などの健康影響を引き起こすほか，植物の葉の細胞が破壊されるため農作物への影響や光合成量の減少が起きる．1985 年のウィーン条約や 1987 年のモントリオール議定書など，国際的取り組みがもっとも早くはじまった地球環境問題で，フロンの生産量は 1990 年ころから激減し，1990 年代後半からオゾン量はわずかな増加傾向がみられる．しかし，すでに環境中に出たフロンは分解まで時間を要するため，影響は今後も続くと考えられる．

（5）地球温暖化

19 世紀以降，人間のエネルギー消費量は飛躍的に増加した（**図 4-26**）．これに伴い，

表 4-27 内分泌撹乱作用を有すると疑われる化学物質

用途	物質名
熱媒体，ノンカーボン紙，電気製品，難燃剤	ポリ塩化ビフェニール類（PCB）
殺菌剤	ヘキサクロロベンゼン（HCB），ペンタクロロフェノール（PCP），ベノミル，マンゼブ（マンコゼブ），マンネブ，メチラム，ビンクロゾリン，ジネブ，ジラム
有機合成原料	ヘキサクロロベンゼン（HCB）
防腐剤	ペンタクロロフェノール（PCP）
除草剤	ペンタクロロフェノール（PCP），2,4,5-トリクロロフェノキシ酢酸，2,4-ジクロロフェノキシ酢酸，アミトロール，アトラジン，アラクロール，CAT，ニトロフェン，トリフルラリン
分散染料，樹脂の硬化剤	アミトロール
殺虫剤	ヘキサクロロシクロヘキサン，エチルパラチオン，NAC，クロルデン，trans-ノナクロル，1,2-ジブロモ-3-クロロプロパン，DDT，アルドリン，エンドリン，ディルドリン，エンドスルファン（ベンゾエピン），ヘプタクロル，マラチオン，メソミル，メトキシクロス，マイレックス，トキサフェン，アルディカーブ，キーポン（クロルデコン），シペルメトリン，エスフェンバレレート，フェンバレレート，ペルメトリン
DDT の代謝物	DDD，DDE
クロルデンの代謝物	オキシクロルデン
殺ダニ剤	ケルセン
ヘプタクロルの代謝物	ヘプタクロルエポキサイド
船底塗料	トリブチルスズ，トリフェニルスズ
漁網の防腐剤	トリブチルスズ，トリフェニルスズ
界面活性剤の原料	アルキルフェノール（C5〜C9），ノニルフェノール，4-オクチルフェノール
油溶性フェノール樹脂の原料	アルキルフェノール（C5〜C9），ノニルフェノール，4-オクチルフェノール
樹脂の原料	ビスフェノール A
プラスチックの可塑剤	フタル酸ジ-2-エチルヘキシル，フタル酸ブチルベンジル，フタル酸ジ-n-ブチル，フタル酸ジシクロヘキシル，フタル酸ジエチル，アジピン酸ジ-2-エチルヘキシル
染料中間体	2,4-ジクロロフェノール
医療品合成原料，保香剤	ベンゾフェノン
2,4 ジニトロトルエンなどの中間体	4-ニトロトルエン
有機塩素系化合物の副生成物	オクタクロロスチレン
非意図的生成物	ダイオキシン類，ベンゾ（a）ピレン
その他	フタル酸ジペンチル，フタル酸ジヘキシル，フタル酸ジプロピル

表 4-28　ED によると推定される野生生物への影響

生物		場所	影響	推定される原因
貝類	イボニシ	日本の海岸	雄性化,個体数の減少	有機スズ化合物
魚類	ニジマス	英国の河川	雌性化,個体数の減少	ノニルフェノール,ホルモン ＊断定
	ローチ（鯉の一種）	英国の河川	雌雄同体化	ノニルフェノール,ホルモン ＊断定
	サケ	米国の五大湖	甲状腺過形成,個体数減少	不明
爬虫類	ワニ	米国フロリダ州の湖	オスのペニスの矮少化,卵の孵化率低下,個体数減少	湖内に流入した DDT 系農薬
鳥類	カモメ	米国の五大湖	雌性化,甲状腺の腫瘍	DDT，PCB ＊断定されず
	メリケンアジサシ	米国ミシガン湖	卵の孵化率の低下	DDT，PCB ＊断定されず
哺乳類	アザラシ	オランダ	個体数の減少,免疫機能の低下	PCB
	シロイルカ	カナダ	個体数の減少,免疫機能の低下	PCB
	ピューマ	米国	精巣停留,精子数減少	不明
	ヒツジ	オーストラリア（1940 年代）	死産の多発,奇形の発生	植物エストロジェン（クローバー由来）

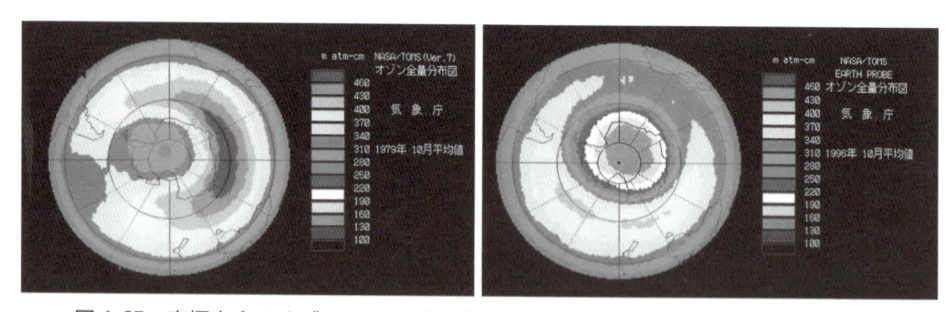

図 4-25　南極上空のオゾンホール（地球環境キーワード事典：環境庁地球環境部）
（環境庁地球環境部編：地球環境キーワード事典．中央法規．1997）

大気中の二酸化炭素濃度が上昇している（図 4-27）．熱帯雨林の伐採による二酸化炭素吸収量の減少も関与している．二酸化炭素は地球から放射されて宇宙に逃げるはずの赤外線を吸収するため，対流圏の気温を上昇させる．これを温室効果という．亜酸化窒素，フロン，メタンも温室効果をもつことが知られている．メタンは人口増加に伴う農耕地の増加によって発生量が増えている．地球温暖化が進行すると，①干ばつや砂漠化の拡大，②山岳等の氷の融解（図 4-28）や海水膨張による海面上昇，③低緯度（赤道付近）の病害虫の高緯度への生息域拡大，④海水蒸発速度の上昇による大型台風の発生など広範囲への影響が懸念される．1988 年以降 IPCC（Intergovernmental Panel on Climate Change：気候変動に関する政府間パネル）が活動をはじめ，京都議定書（1997年）・パリ協定（2015 年）といった国際的な取り組みが試みられている（コラム参照）．

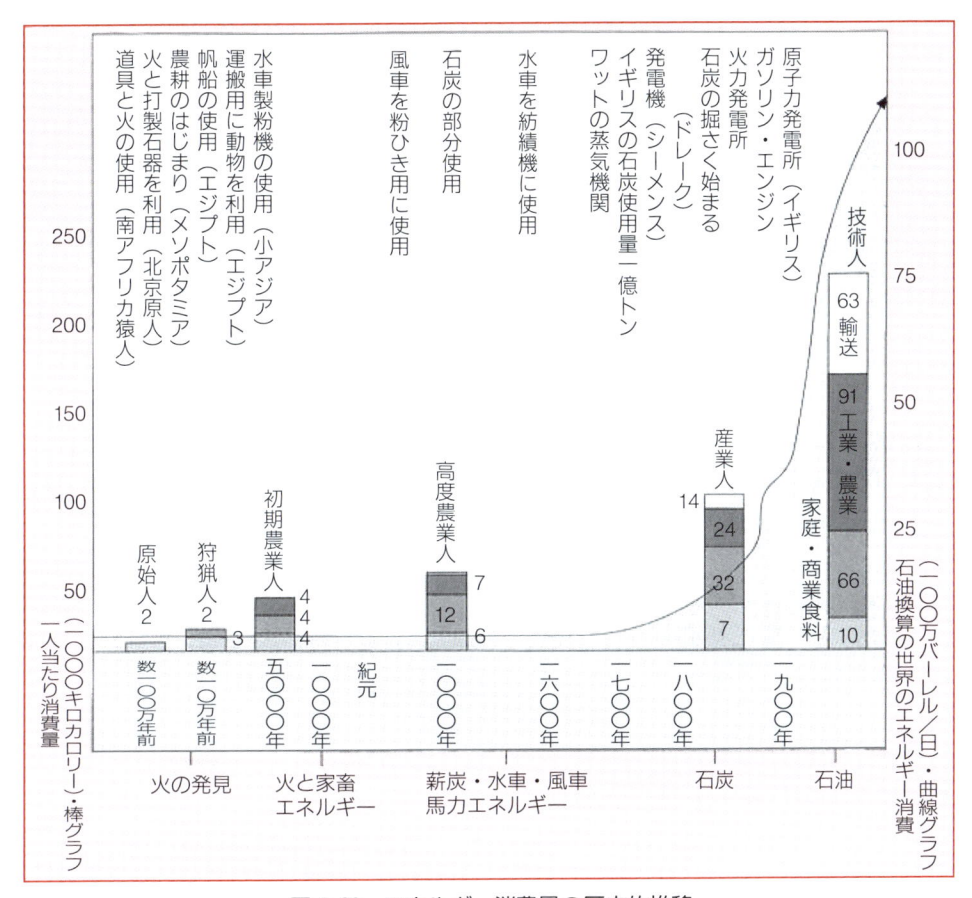

図 4-26 エネルギー消費量の歴史的推移
〔環境庁（現環境省）地球環境部編：地球環境キーワード事典．中央法規，1997〕

温室効果ガスの環境中寿命は長い（**表 4-29**）ので，早急な対応が必要である．

コラム：京都議定書とパリ協定

　京都議定書は，1997 年の温暖化防止京都会議で採択．温室効果ガス 6 種類について 2008〜2012 年の年平均排出量を 1990 年の排出量と比べて一定の割合削減することを先進国に義務付けた．削減割合は，日本 6 ％，アメリカ 7 ％，ヨーロッパ 8 ％，ロシア 0 ％（先進国全体で 5.2 ％）．しかし，議定書はアメリカやロシア等の大量排出国が批准せず 7 年間発効しなかった．2005 年 2 月，ロシアの批准でようやく発効したが，世界最多排出国であったアメリカは批准せず，世界第 2 の排出国であった中国は京都会議自体に不参加であった．この削減目標は 1990 年を基準としているため，ベルリンの壁崩壊と民主化に伴って，それまでの非効率的な旧東側に西側の技術が入っただけでヨーロッパとロシアは簡単に達成できるものであったのに対し，1980 年代に公害を減らして効率的なシステムを構築する努力をすでにしていた日本にとっては最も厳しいものであった．

　パリ協定は京都議定書の後継となるもので，2015 年にパリで開かれた「国連気候変動枠組条約締結国会議（COP）」で合意された．近年の温室効果ガスの排出量は，中国がアメリカを抜いて世界最多となり，3 位が EU，以下，インド，ロシア，インドネシア，ブラジル，日本となっている．2030 年までの削減目標（2013 年比に換算）は，日本 26 ％，アメリカ 18〜21 ％，EU24 ％．中国は 2005 年比で GDP あたりの排出量を 60〜65 ％削減としている．ただし，GDP あたりの中国の排出量は日本の 10 倍近くある．パリ協定は京都議定書と異なり，途上国にも排出削減を求める内容となり進歩してはいるが，アメリカはトランプ政権下で脱退を

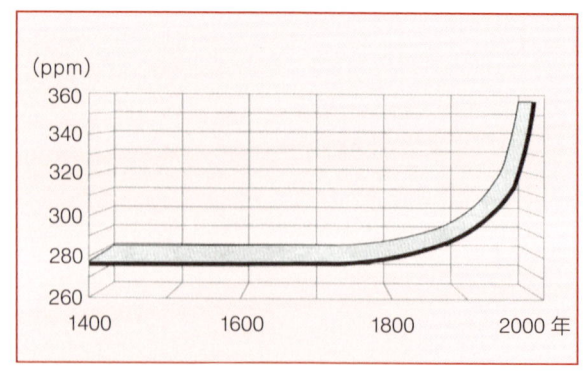

図4-27 大気中の二酸化炭素濃度の増加
〔環境庁（現環境省）地球環境部編：地球環境キーワード事典．中央法規，1997〕

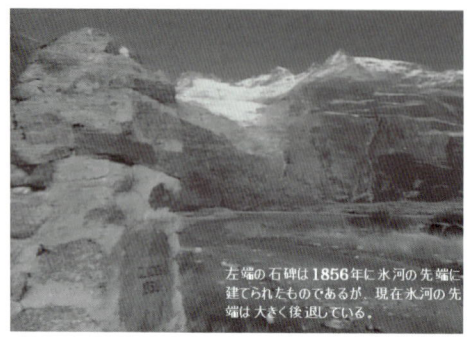

図4-28 ローヌ氷河1856年の先端と現在の先端
遠くに見える氷雪山がアルプスの頂上
（NHKビデオ「地球汚染」1997．より）

表4-29 温室効果ガスの大気中寿命

温室効果ガス	大気中寿命（年）
二酸化炭素	50〜200
メタン	10
フロン11	65
フロン12	130
亜酸化窒素	150

（IPCC報告書より）

表明するなど，自国の利益や目先の利益しかみない国への対策は引き続き必要である．

(6) 酸性雨

硫黄酸化物や窒素酸化物などの排出により降雨の酸性化が起こる．森林，湖沼，河川，土壌への影響が大きい．欧米諸国では，燃料源の転換などにより発生量の抑制が進んでいるが，硫黄含有量の多い石炭に依存する中国やモータリゼーションが進むアセアン諸国がとくに危惧されており，2001年から東アジア酸性雨モニタリングネットワークが活動している．

(7) 砂漠化

地球の陸地の25％は砂漠である．毎年その面積は約600万ha拡大している．原因は，乾燥地や半乾燥地の脆弱な環境で，過放牧・過耕作・薪炭材の過剰採取を行うこと

による．多雨林を除く途上国のほぼ全域でみられる．1974年に国連による決議書が調印されるなど，取り組みは早くからはじまったが，効果は上がっていない．途上国の人口増加・食糧不足・貧困などの問題解決が必要である．

(8) 熱帯雨林の減少

　質的・量的に野生生物の宝庫である熱帯林が，過耕作・過放牧・商業伐採により消失している．消失面積は年間に日本の国土の半分に相当する．二酸化炭素吸収量の減少による温暖化への影響や生物種の減少とも関係している．熱帯雨林の複雑な生態系に関するデータ不足と住民の貧困が解決を困難にしている．

(9) 生物種の減少

　熱帯林をはじめとするさまざまな生物圏で，人間活動の直接・間接の影響により，野生動植物の種類と量が減少している．生物学的環境要因の項〔本章2-3）生物学的環境要因参照〕で述べたように，生物多様性を守ることは生態系の維持およびヒトの生存可能性を確保するうえで重要である．1973年のワシントン条約をはじめ，多くの国際条約が調印されたが，解決は難航している．多くの途上国は先進国のような取り組みを行える状況ではない．

(10) 食糧大量生産と飢餓

　地球環境の保護を行ううえで，上述したように先進国や経済発展中の国のエゴと途上国の貧困や飢餓が大きな障壁となっている．経済発展が進んで購買力が増した国々に肉食文化を持ち込む図式ができている．牛を1 kg太らせるためにはトウモロコシで約8 kg必要なので，肉食文化の導入が成功すれば穀物の大量消費につながり，大量生産した穀物を売ることができるからである．このトウモロコシを人間に配分すれば飢餓は救えるとの試算がある．このほかに，有害廃棄物の越境移動の問題など，先進国と途上国の関係，国際協力の内容や意味を問い直す必要がある．

> コラム：地球温暖化に関わる，以下の問題を考えてみよう．誤っているものはどれだろうか．
> 1. 北極の氷は水に浮いているので，地球温暖化で溶けてもアルキメデスの原理で海面はほとんど上がらない．
> 2. 地球が温暖化すると，水蒸気が増えるので，極地中心では降雪量が増え，氷は厚くなる．
> 3. 大気中の二酸化炭素が増えたために地球が温暖化したのではなく，長い地球の営みのなかで気温が上昇したために，海水中に溶けていた二酸化炭素が大気中に出てきた可能性がある．
> 4. 森林は二酸化炭素を吸収してくれるから，大きく育った樹木はできるだけ伐らずに保全するのがよい．
> 5. 人に反応して照明がついたり消えたりするトイレ，一見無駄がないようだがセンサーは常時電気を使っている．消し忘れのための自動OFF機能だけがあればよい．

6. トイレの後，手はハンカチで拭け．電気を使って乾かす必要なし．

答え：4のみ誤り．

コラム：生物多様性（biodiversity），LCA（life cycle assessment），生態学（ecology）に関わる，以下の問題を考えてみよう．

1. WHOは2006年に，マラリア対策のために室内使用に限定してDDTの屋内残留性散布（IRS/indoor residual spraying）を推奨する発表を行った．残留性の高いDDTは使用を室内に限定してもいずれ環境中に出てくる．蚊帳の使用・残留性や毒性の低い薬品の開発・衛生教育そのほか，環境負荷と健康影響を考慮した様々な取り組みが行われており，こうした，より安全な代替の利用が可能なら，DDTを使用することによる健康リスクを正当化することはできない．
2. 本章の始めに学んだように，地球上のすべての生物は食物網で連鎖している．日本人が知らない昆虫が絶滅することが，人類の生存に関わってくる可能性も否定できない．
3. 最近，ニコチン系の新しい農薬が開発された．この物質は，昆虫の神経系に影響を及ぼすが従来の有機塩素系や有機リン系のような蓄積毒性はない．人体への影響が少ない新世代農薬ともてはやされたが，ミツバチが大量死し，受粉ができなくなって農作物の生産量が大幅に減るという結果をもたらした．
4. 環境ホルモン作用は従来の蓄積毒性とは異なり，きわめて微量で生体の内分泌を撹乱する問題である．しかしSPEED 98は結局，環境ホルモンと疑われる物質の蓄積毒性を調べるような悪徳科学者が研究費を取るための餌食となった．SPEED 98は廃され，ExTEND 2005が立ち上がった．SPEED 98のDはdisrupters（撹乱物質）であったが，ExTEND 2005のDはdisruption（撹乱作用）である．「微量での内分泌撹乱」について，物質ではなくメカニズムを研究しようという思いが込められている．
5. 燃費のよいハイブリッドカーがもてはやされているが，生産と廃棄に伴う環境負荷は通常の車種よりかなり大きいと考えられる．使用時の燃費のよさだけに目を奪われないで，ライフサイクルアセスメント（LCA, life cycle assessment）すなわち，生産・流通・消費・廃棄の全プロセスにわたって環境影響を評価することが必要である．電気自動車や水素自動車も同様である．
6. 石油を精製して製品を作った後の廃物は従来，排気ガスとして燃やしていたが，技術の進歩でオレフィンやポリエチレンに変えてレジ袋ができるようになった．レジ袋をやめて合成樹脂等のマイバッグを使うことは，廃物利用をせずに石油化学製品の使用を増やすことなので環境負荷が増える．
7. 古紙でトイレットペーパーを作ることはリサイクルではない．なぜならトイレで使った後の紙は，利用できないからである．基本的に元の形を変えれば環境負荷は増える．プラスチックを石油に戻すことはリサイクルではない．再生油は質がわるいので燃料油程度にしか使えないし，高価である．それなら，元の形のプラスチックをそのまま燃料として燃やせるシステムを考えるべきである．
8. プラスチックは紙や生ゴミなどと比べて，環境中で分解されるまできわめて長い時間を要する．近年，不法投棄されたプラスチックが肉眼では見えないほどの微細粒子（マイクロプラスチック）となって環境中に拡散し，生物体内に入り込んで問題を引き起こす危険性が指摘されている．物理的な問題のほかに，環境中の残留性有機汚染物質を吸着して生物体内に運び込むといった問題も懸念される．最終処分（埋め立て）されたプラスチックも簡単に分解することはない．プラスチックから水素を取り出してエネルギー利用する技術も開発されているが，上記7．で述べたようにリサイクルは容易ではない．ポリエチレン（レジ袋等の材料），ポリプロピレン，ポリエステル（PETボトル等の材料）など，C（炭素）H（水素）O（酸素）のみで構成されているプラスチック類は完全燃焼させれば二酸化炭素と水になるので問題はないが，塩素を含む塩化ビニルや添加物を加えたプラスチックは処理が難しいものがあり，上記5．のLCAを考慮したプラスチックの利用が求められる．
9. 家畜の糞や食品の生ゴミから作った堆肥は安全だろうか？ その家畜がどのような餌を食べてどのような物質を生物濃縮しているのか，その食品にどのような食品添加物が使われているのか，確認しない有機農業には危険な場合もある．
10. 近年，旅行すること，すなわち，自分の意志で環境を変えることで健康増進を図ったり，安全・健康に旅行する方法を調べたりする学問（ヘルスツーリズム）が生まれた．旅先

での東洋療法の効果は普段の環境下とは異なるのだろうか．自然環境と社会・文化環境と健康との関わりを考察する本書との共通点も多い．

11. 原発にかぎらず，航空管制システム，道路交通システム，金融ネットワークシステム等々，複数の技術を組み合わせた巨大システムは，想定外の危険をかならず含んでいる．巨大システムは些細なきっかけから大事故につながる可能性があるからこそ多重の安全対策を施さざるをえないのであり，多重の安全対策があるから安全と言い切ることは誤りである．完全な安全が保証された地下鉄などありえないことを知りつつ利用しているのであって，他のシステムも同様．しかしなぜか原発にかぎっては完全な安全が存在するかのようである．想定外と唱えれば免責されるような危険な風潮まである．想定外とは「わからなかった」の意味ではなく，「起こりうるが可能性がきわめて低いので対策をするのがむだと判断した」の意味である．想定外の連鎖が生じた場合に起こりうる最悪のケースが，限定的か否かを判断することが，そのシステムを認めるか否かの鍵である．

12. 熱中症を予防するための指標WBGT（暑さ指数）が定められている．82ページのコラムで説明したように，日本体育協会は1994年にWBGTが31℃を超えたら運動は原則禁止としている．それなのに毎年，児童生徒が授業や部活動等で熱中症になっている．科学よりも精神論を重視する教員のせいである．スポーツトレーニングは根性ではなく科学で行うものである．試合は根性で行う場合もあるが，勝ち負けの前に安全確保が必要である．WBGTを活用して熱中症の（不勉強な教師の）被害を受ける児童生徒が減ることを願う．

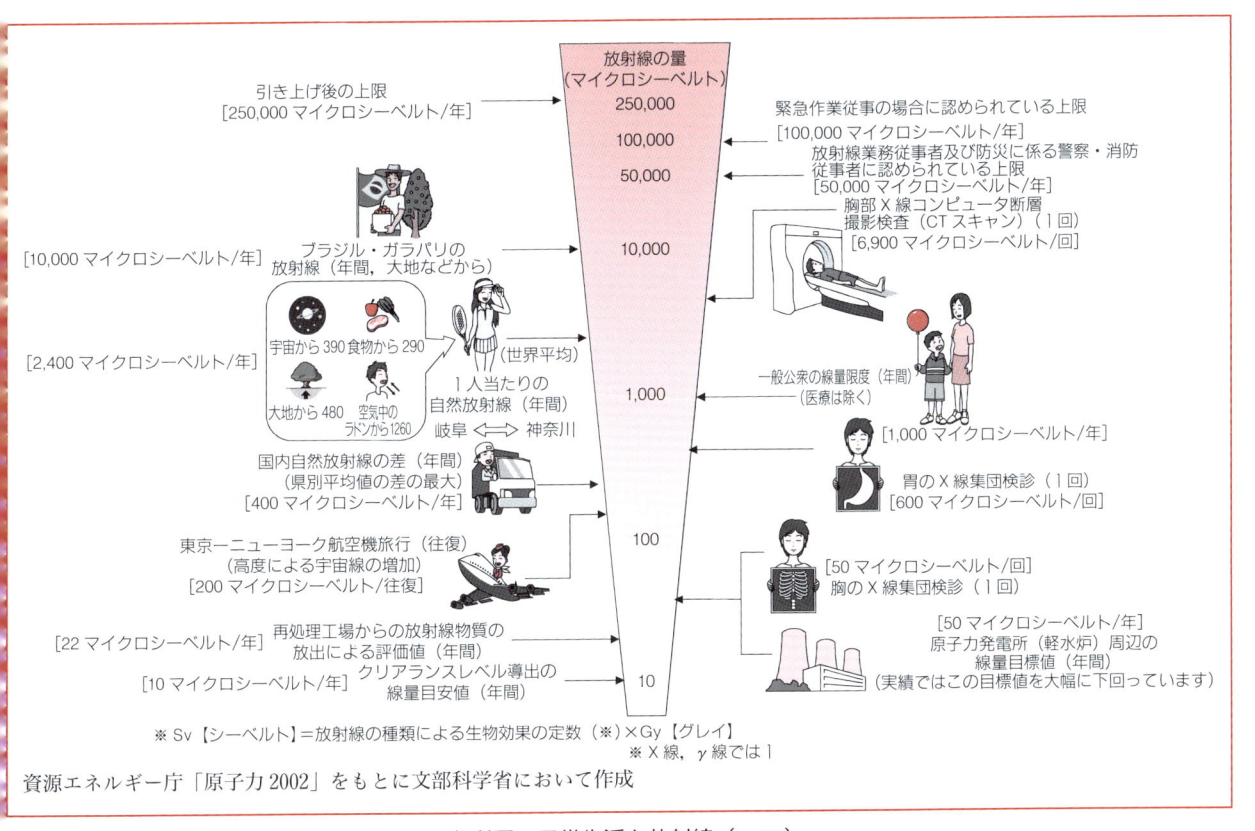

参考図　日常生活と放射線（p.92）

第5章 産業保健

1. 産業保健の意義
2. 労働衛生行政
3. 労働環境と健康
   1）労働環境　　2）作業条件と時間
4. 労働災害とその対策
5. 業務上疾病とその対策
   1）じん肺・一酸化炭素中毒・酸素欠乏症・有機溶剤中毒・金属中毒
   2）熱中症・減圧症・騒音性難聴・放射線障害　　3）腰痛・VDT作業
   4）過重労働・ストレス・メンタルヘルス　　5）対　策

1．産業保健の意義

　　　人びとが働く環境を適切なものにし，労働災害や職業病を防ぎ，いっそう健康に生きがいをもって働けるようにする学術や活動が，産業保健である．労働衛生，産業衛生，職業保健などの用語もあるが，ほぼ同じものと考えてよい．

2．労働衛生行政

　　　労働や職業に従事することによって生じる傷病を防ぐこと，発生した傷病者をふたたび就業できるようにすること（リハビリテーション），労働者をその人に適した職場に配置していっそう健康に生き生きと働いてもらうことなどが，産業保健の目的である．健康管理は事業主の義務であり，勤労者自らもそのために努力する必要のあることが，労働安全衛生法（1972年制定）にうたわれている．また，労働災害や職業病が起きた

場合は，その治療や休業補償，死亡した場合の遺族給付などがなされるしくみがある．これが労働者災害補償保険法（略して，労災保険という．1947年制定）である．

これらの法律に基づく労災防止や健康管理のしくみを所管するのは厚生労働省であり，地方の都道府県および東京都の区と政令市には国の出先機関として労働局があり，さらにその下に労働基準監督署が設置されている．

3．労働環境と健康

1）労働環境

住居・学校・地域など一般環境と比べると，労働環境は，有害で危険な環境が多い．古く佐渡の金鉱を掘る抗内夫の多くは，石の粉じんを吸入して，「よろけ」とよばれる現在の珪肺にかかって死んだ．また製鉄業の溶鉱炉の前で働く人は，よく熱中症でたおれた．板金工には，そのひどい騒音のため職業性難聴にかかっている者が現在も少なくない．

労働環境は，

　物理的環境要因——気温，気湿，音，照度，振動，気圧，放射線，赤・紫外線など
　物的環境要因——道具，PC，機械，原材料，設備，装置，建物，製品，商品など
　化学的環境要因——粉じん，ガス，ミスト，煙，ヒューム，金属とその化合物，有機溶剤，空気，酸素，水など
　社会的環境要因——人間関係，職場の組織と制度，労働団体，同好会，就業規則，医療保険，年金・労災保険のしくみなど

に分けられる．

労働災害は，物的環境要因がおもに関係している．

精神の健康や生きがい，働きがいには，社会的環境要因がおもに関係している．

職業病や職場の快適さは，物理的および化学的環境要因がおもに関係している．物理的および化学的環境を改善したり，維持したりするためには，まず環境要因がどの程度その労働環境に存在するかを把握しなければならない．そのために，環境測定を行う．測定には，それぞれの環境要因に対して適当な機器や方法が用いられる．まちまちの方法で測定したのでは比較が困難なので，作業環境測定法という法律をつくって，標準的な測定方法の普及がはかられている．

環境測定によって得られた値は，従来のさまざまなデータや許容濃度などによって評

表 5-1　事務所衛生基準（一部抜すい）

気積：事務室内の空気の体積を 10 m³/人以上とすること
窓・扉の面積：床面積の 1/20 以上とすること
一酸化炭素：50 ppm 以下，二酸化炭素 5,000 ppm 以下とすること
室温：17℃以上 28℃以下
湿度：40 ％以上 70 ％以下，気流 0.5 m/秒以下
浮遊粉じん：0.15 mg/m³以下とすること
照度：精密な作業で 300 ルクス以上
　　　普通の作業で 150 ルクス以上
　　　粗な作業で 70 ルクス以上
男子用小便所：30 人以内ごとに 1 個以上
手洗い・洗面の設備：設けること

価される．たとえば一酸化炭素濃度が 200 ppm あったとすると，この値がどの程度危険かを評価しなければならない．

　その目安になる値として，許容濃度とか許容閾値（いきち）とかよばれる値が表にして出されている．この値は，平均してこの値以下の労働環境で 1 日 8 時間，週 40 時間程度で 40 年間働いた場合，それによって健康がおかされることのない最大の値である．一酸化炭素の場合は 50 ppm である．環境管理の目安の値として，厚生労働省は管理濃度を決めている．

　また，温熱条件のように，作業によってある範囲の温度が望ましいこともある．これを至適温度範囲または最適条件という．

　いわゆる事務所では，換気が悪かったり喫煙者が多かったりする場合に，気持ちが悪くなることもある．そのため厚生労働省では「事務所衛生基準」をつくり，事務所環境がこの基準に適合するよう指導している．この規則の一部を抜き出して，**表 5-1** に示す．

　労働環境は，労働安全衛生法およびその関連法規に基づいて，事業主の責任により，労働衛生管理者を実務担当者として，その改善と維持がはかられる．

2）作業条件と時間

　作業条件には，作業の種類，作業の強さ，作業時間，労働（作業）環境などがある．
　肉体作業，精神作業，神経・感覚作業など，身体の主要な使用部位によって分けることもある．
　単調作業は，VDT 作業（パソコン，ディスプレーと書類をみてあるいは会話をしながら行う作業），ベルトコンベア，計器監視など，同一作業の繰り返しによって身体の一部が酷使され，疲れと飽きを生じさせるような作業である．装置の自動化やパソコン

表5-2 疲労の自覚症状を調べる用紙

	自 覚 症 し ら べ	No.

氏　名 ＿＿＿＿＿＿＿＿＿＿＿＿＿　（男・女　＿＿＿歳）

記入日・時刻　＿＿月　＿＿日　午前・午後　＿＿時　＿＿分記入

いまのあなたの状態についてお聞きします。 つぎのようなことについて、どの程度あてはまりますか。すべての項目について、1「まったくあてはまらない」～ 5「非常によくあてはまる」までの5段階のうち、あてはまる番号1つに○をつけてください。

		まったくあてはまらない	わずかにあてはまる	すこしあてはまる	かなりあてはまる	非常によくあてはまる
1	頭がおもい	1	2	3	4	5
2	いらいらする	1	2	3	4	5
3	目がかわく	1	2	3	4	5
4	気分がわるい	1	2	3	4	5
5	おちつかない気分だ	1	2	3	4	5
6	頭がいたい	1	2	3	4	5
7	目がいたい	1	2	3	4	5
8	肩がこる	1	2	3	4	5
9	頭がぼんやりする	1	2	3	4	5
10	あくびがでる	1	2	3	4	5
11	手や指がいたい	1	2	3	4	5
12	めまいがする	1	2	3	4	5
13	ねむい	1	2	3	4	5
14	やる気がとぼしい	1	2	3	4	5
15	不安な感じがする	1	2	3	4	5
16	ものがぼやける	1	2	3	4	5
17	全身がだるい	1	2	3	4	5
18	ゆううつな気分だ	1	2	3	4	5
19	腕がだるい	1	2	3	4	5
20	考えがまとまりにくい	1	2	3	4	5
21	横になりたい	1	2	3	4	5
22	目がつかれる	1	2	3	4	5
23	腰がいたい	1	2	3	4	5
24	目がしょぼつく	1	2	3	4	5
25	足がだるい	1	2	3	4	5

（日本産業衛生学会産業疲労研究会，2002）

導入によって，これらの作業が増加し，肉体作業が減少するようになった．

　全身を使う肉体作業では，筋肉でエネルギーが激しく消費されるので，呼吸によって消費される酸素量を測定すれば，肉体作業の強度を測ることができる．

　精神・神経・感覚作業の強度を測るのはむずかしいが，疲れや飽きていやになった程度を目安にすることは重要である．疲労感の内容は**表5-2**のように，合計25項目の疲労症状がよく用いられる．作業者集団にその程度1～5を記入させて，各症状の平均点数を作業の前後で比較するのである．この種の作業では，目が疲れる，物事に熱心になれない，することに間違いが多くなる，などの症状が作業後増加する．

　疲労感は，使われた身体の部分がかなりすり減ったことを示す注意信号である．このとき適当な休止，休息をとることにより，疲労を回復させることができる．注意信号を無視して作業を続ければ，回復の弾力性を失って病的状態に陥ることになる．

　VDT作業では，1回の連続した作業時間が1時間を超えず，10～15分の休憩時間を入れ，一連続作業時間内において1～2回の小休止を設けるよう行政指導されている．

古くから1日24時間のうち，8時間働き，8時間睡眠し，そのほかの活動を8時間とするのが望ましいとされる．残業などで労働時間が増えると，通勤時間の長いこともあって睡眠時間が削られるようになる．この状態が続くと，病気による欠勤や労働災害が増えてくる．また夜勤，なかでも深夜勤は生理的リズムを乱すので，心身に与える影響は大きい．家庭・地域生活への影響もある．このため，少年の深夜業は，労働基準法によって原則として禁止されている．

心身の状態を多面的に評価する方法の一例として，「新職業性ストレス簡易調査」「健康チェック票 THI（the Total Health Index）」などがある．後者は，130項目の質問への回答を13の側面について分析することで，個人の心身の状況，健康状態，生活習慣などを多面的かつ客観的に知ることができる．

4. 労働災害とその対策

労働災害による死亡者は，全国で年間千人弱である．受傷者全体では，年間約13.1万人である．この数は，交通事故による被災者数の約1/6である（**表 5-3，4**）．

表 5-3 労働災害による死傷者数

	死傷者数（人）	死亡者数（人）
1970	1,650,164	6,048
1980	1,093,527	3,009
1990	797,980	2,550
2000	603,101	1,889
2010	＊107,759	1,195
2015	＊116,311	972
2020年	＊131,156	802

「厚生労働白書」，「死亡災害報告」「労災保険給付データ」（労働衛生のしおり，2021年度版）．＊休業4日以上の死傷者数

表 5-4 労働災害・交通災害・火災による被災者数

	1990年	1995年	2000年	2015年	2020年
労働災害	797,980	665,043	603,101	116,311	131,156
交通災害	801,522	922,677	1,155,697	670,140	368,601
火　災	8,925	9,635	10,315	7,872	＊7,508

資料：労働災害の死傷者数は，厚生労働省の資料による．
　　　交通災害，火災は，それぞれ交通事故総合分析センター，総務省の資料による．
　　＊2017年の数

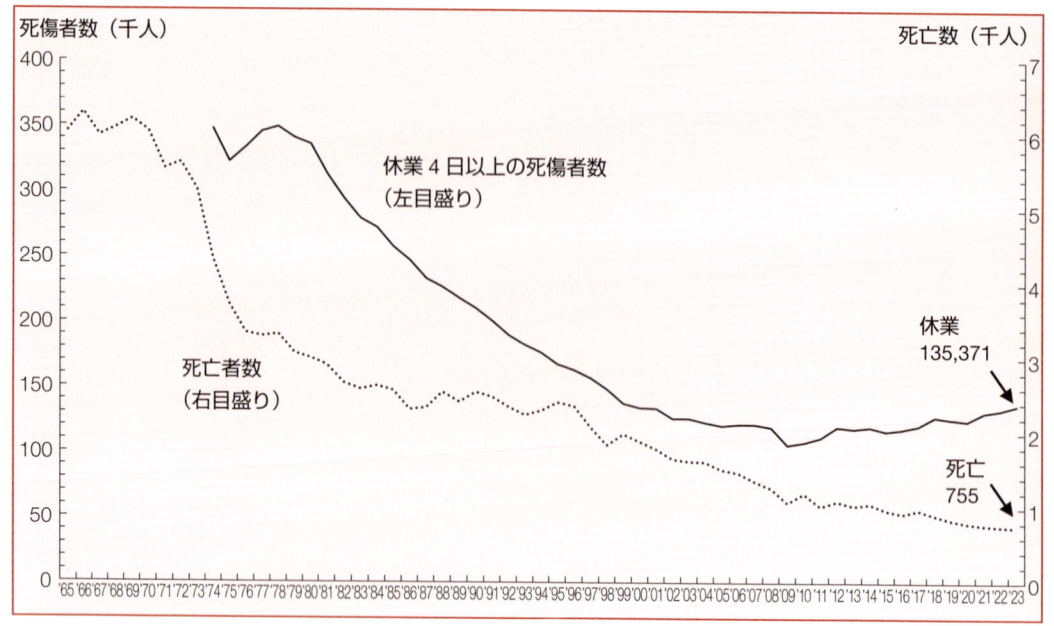

図5-1 労働災害による労働者の死傷病者数および死亡者数の推移（独立行政法人労働政策研究・研修機構調べ，一部改変）

1. 労働者死傷病報告，死亡災害報告により作成された．2011年までは，労災保険給付データ（労災非適用事業を含む），労働者死傷病報告，死亡災害報告により作成された．
2. 重大災害（一度に3人以上の労働者が業務上死傷または病気にかかった災害）発生件数は重大災害報告をもとに作成された．2016年以降は公表されていない．
3. 死亡者数，死傷者数，重大災害発生件数に通勤中に発生した災害の件数は含まない．
4. 2011年の数値は東日本大震災を直接の原因とする災害を除く．東日本大震災を直接の原因とする災害による死傷者数は2,827人，死亡者数は1,314人．
5. 2020〜2022年は，新型コロナウイルス感染症の罹患による労働災害を除いたもの．

　労働災害の多発する業種は，一般貨物自動車運送業，港湾運送業，林業，建設業などで，動力や人力で物を扱ったり動かしたりするときに，墜落，転落，はさまれ，巻き込まれ，飛来，落下，転倒，衝突などで受傷する場合が多い．

　また企業の規模別では，大企業よりも中小零細な企業に労働災害が多発している．後者ほど，有害・危険作業が多く，安全管理が行きとどかないためである．

　労働災害は，なによりも未然に防止されることが重要である．勤労者がどんなに誤った行動をとっても安全であるようなしくみをつくること，勤労者は決められた標準的なやり方で作業をすること，機械や設備をよく点検し整備しておくこと，照明の工夫など，事故，災害が起きないよう環境整備をすることなどが労働災害防止の要点である．

　これらの安全管理は，事業場の長が総括安全衛生管理者として最高責任を負い，安全委員会が安全管理計画をつくり，安全管理者が安全管理の実務を担当して行われることになっている（労働安全衛生法）．

　2011年は，東日本大震災による監視，避難，救助などの業務による死傷が増加した．

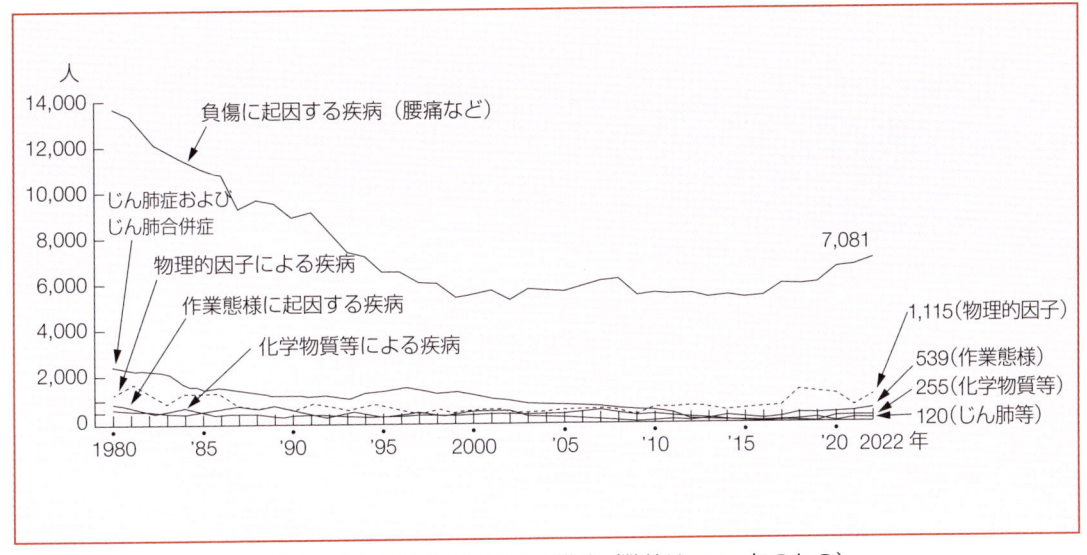

図 5-2 主な業務上疾病者数の推移（数値は 2022 年のもの）

資料　厚生労働省「業務上疾病発生状況等調査」
注　「じん肺症およびじん肺合併症」は，管理 4 決定数と合併症罹患件数の和（随時申請にかかるものを含む）である．

5．業務上疾病とその対策

　勤労者の疾病は，業務上疾病（職業病）とその他の一般疾病とに分けられる．一般疾病に対しては，年 1 回事業主の責任で行う定期健康診断により，疾病の早期発見・早期対策がはかられる．定期健康診断では，診察，体重・血圧・視力の測定，胸部 X 線間接撮影，尿検査，貧血・肝機能・血中脂質・血糖・心電図・聴力検査が行われる．職業病対策のための健康診断を特殊健康診断という．

　職業病は，たずさわった職業や職場環境が原因で発生した疾病である．厚生労働省は統計上，職業病のうち認定された事例を「業務上疾病」として集計している（図 5-2）．これによると，毎年約 8 千人の勤労者が業務上疾病と認定されている．2020 年は新型コロナウイルス疾病約 6 千人が加わった．

　職業病は災害のように突然はっきりした形で起きるのではない．またその原因によってもさまざまなものがある．そのうち，いくつかを取り出してみよう．

1）じん肺・一酸化炭素中毒・酸素欠乏症・有機溶剤中毒・金属中毒

　粉じんが肺に吸入されて起こる肺の病変をじん肺という．岩石など遊離珪酸の多い粉

じんによる珪肺，1995年頃まで配管の断熱材や建材に大量に使われた石綿粉じんによる石綿肺，肺がん，中皮腫などがある．全国の石綿健診受診者（2018年）は約4.2万人，異常所見者は763人（1.8％）である．

一酸化炭素中毒は，エンジンの排気ガス，練炭の燃焼，タバコの煙など，物が不完全燃焼するところでは必ず発生する．血色素のヘモグロビンと結合し，酸素の運搬を妨げるので脳に供給される酸素が少なくなり，頭痛，意識消失で容易に死亡する．

酸素欠乏症〔酸欠症〕は，約21％ある空気中の酸素が何かの原因で少なくなっているのを知らずにその場所に入って行くと酸素欠乏で意識を失って倒れる場合である．なお，最近20年の全国死者数は10人未満である．

有機溶剤中毒は，接着剤や塗料のシンナー，トルエン，キシレン，アセトンなどを吸入して起きる．頭痛，めまい，ふらつきをきたす．

金属中毒は，鉛，カドミウム，水銀，クロムなどの金属をヒューム，粉じん，蒸気などとして吸入することで発生する．金属によって症状も障害も特徴があるので，それに応じた健康診断をする．

2）熱中症・減圧症・騒音性難聴・放射線障害

熱中症は，暑熱の作業場で体を動かす場合によく発生する．水分と電解質が汗で失われる場合や，熱がこもって脳の体温調節機能が働かなくなって起きる．

減圧症は，空気を送る潜水や潜函作業では空気が血液に溶けた状態から急に減圧して常圧に戻すと血液中に気泡が生じて，それが細い血管を塞ぐために発生し，関節痛や頭痛が起きる．潜水（夫）病，潜函病，ケイソン病ともいう．

騒音性難聴は，85 dB以上の大きな騒音に1日8時間以上で5～15年間曝露される職業についた場合に発生する難聴である．中年男性の10％程度にみられる．

放射線障害は，検査，計測，医療などで機器からの放射線に被曝して，あるいは除染作業，放射性同位元素の吸入などで発生する．白内障や白血球の減少などである．

3）腰痛・VDT作業

腰痛のある人は日本の成人の半数を超えるが，そのうち職業性のものはきわめて多い．重量物取り扱い，不自然な作業姿勢，ぎっくり腰など原因はさまざまである．

VDT作業は，パソコンなどのディスプレイ，キーボード，書類の3点セットを見ながら仕事をする場合，目を使いすぎるため眼精疲労が起きる．首や腕を一定の姿勢で固定して作業をするため肩こり・首の張り・頭痛などが起きるものである．予防のために

は，1時間以内ごとに5分以上の休憩をとり，1〜2分の小休止をとるなど意識的な休息をはさむことが必要である（厚労省：情報機器作業における労働衛生管理のためのガイドライン）．

4）過重労働・ストレス・メンタルヘルス

1か月に45時間（1日約2時間）以上の時間外（所定外）労働をすることは，家庭・地域生活，教養，お付き合い，趣味の時間を圧迫する．月平均80時間以上の時間外労働が長く続けばなおさらストレスが心身にかかる．こういう状態を過重労働という．過重労働のため，高血圧・糖尿病などの持病が悪化して脳卒中や心臓発作を起こすこともあるし，精神状態が異常になって，うつ病になったり，自殺に追い込まれることもある（メンタルヘルス）．これらの場合も業務によると認定される例が少なくない．

5）対　策

これらの業務上疾病を予防するためには，環境を改善して有害物や有害因子にふれないようにすること，作業時間・作業室・方法を適正化すること，健康診断などで早く病的状態をみつけ，就業制限，配置転換，治療をすることなどが大切である．

労働安全衛生法やじん肺法によって，職場の環境の測定・記録・改善など，環境管理を行うことが義務づけられている．

業務上疾病を防ぎ，健康を保持増進させるために一定規模の事業場には，安全衛生管理組織をつくることが義務づけられている．衛生的な環境の確保に直接あたる者を衛生管理者といい，試験により資格を与えている．健康管理は，主として産業医と産業保健師が担当する．労使，衛生管理担当者および産業医が構成する衛生委員会は，その事業場の衛生管理計画をつくって，それを推進することになっている．

事業主は長時間の過重労働をさせないよう注意する義務がある．労働者の様子をみながら，苦情や不満をよく聞いて理解し，早目に対応する必要がある．時間外・休日労働が月80時間を超えた場合，本人が申し出れば医師による面接を受けることができる．これによって，過重労働による脳・心臓血管の梗塞やうつ病，パワハラによる精神不調などを防ぐようにしている．

第6章 精神保健―精神の健康と精神障害

1. 精神保健の意義
2. 精神の健康
    1）精神の健康とは　　2）精神保健（活動）
3. 精神障害の現状と分類
    1）精神障害の現状　　2）精神障害の分類〔(1)原因による分類/(2)DSM分類/(3)ICD分類〕　　3）おもな精神科疾患〔(1)統合失調症/(2)気分障害（躁うつ病）/(3)てんかん/(4)知的障害（精神遅滞）/(5)適応障害/(6)認知症/(7)アルコール依存/(8)薬物乱用および薬物依存/(9)神経症と心身症〕　　4）精神保健教育と患者の転帰〔(1)精神障害の早期発見〕　　5）精神保健福祉法　　6）精神障害者に対する医療および保護〔(1)入院医療/(2)通院医療/(3)デイ・ケア医療/(4)精神障害者の保護/(5)アルコール依存対策〕

1. 精神保健の意義

　1946年にWHOは，その保健憲章の前文で健康を定義して，「健康とは，身体的，精神的および社会的に完全に良好な状態にあることをいい，たんに病気でないとか虚弱でないということではない」と述べている．

　精神保健は，精神障害（心の病い）を防ぎ，精神的健康（心の健康）を保持増進するための，さまざまな知識，技術，活動であるといえよう．精神保健と精神衛生とは，まったく同じ意味である．

2．精神の健康

1）精神の健康とは

　では精神の健康とは，どういう内容と意味をもつのであろうか．

　精神の働きは大脳機能に基づく．精神と心とが同じ意味で使われることが多いのは，大脳の感情の働きが心臓の鼓動として表現され，古くから心臓に精神の働きの中心があるとみなされていたからである．

　大脳機能はひとつの統合された機能であり，大脳を切り開いて観察することはできない．大脳機能は，それによって表現されたものを手がかりにして観察・評価される．その表現されたものとは，言語，表情，態度，行動であり，また別の分類で思考，感情，意欲（知・情・意）である．これらは，ある社会や文化のもっている規範（価値観）と密接に関連している．そのため精神の働きの正常・異常の評価は，時代や社会が異なれば変わるものである．「お元気ですか」というあいさつは，その相手が，与えられた環境のなかでふつうに社会生活を送ることができているかどうかを尋ねる意味がもっとも大きいであろう．

　以上のことを考慮すると，望ましい精神の健康の一例は，次のようであろう．「まず，明らかな精神病にみられるような症状が，少しもみられないということである．しかし，広く考えると精神の健康はそれ以上のものである．つまり，もてる力を十分に発揮し，気分が快適で，社会的に慎重な考えで行動し，現状をありのままに認める力をもち，自分自身にも世のなかにも適応することを，精神的健康といってよいであろう．充足感をもち，不必要な不満や緊張をもつこともなく，社会の人から不適当だと指摘されるような行動をとらず，どんな事態にあっても自分を失った行動をとることのない人間である．」（1929 年ホワイトハウス会議）．

　精神の健康についてのこの説明は，理想的な場合を述べているが，単に精神病がないことにとどまらず，社会的環境との葛藤をきたさないという消極的面と，個人の能力を最大限に発揮するという積極的面との２つの面を示している．

　精神的健康の特徴として，次の４点がよく挙げられる．

　①　精神の働きに，調和と一貫性がある．これは，カッとなって乱暴したりしない，気分が変わりやすく他人に言動を左右されることがない，などのことである．

　②　自分をありのままに理解できる．これは，自分を能力以上にみせびらかしたり，逆に自信がなく内に閉じ込もってしまう，などがないなど，自分を客観的にながめ，そのうえで現状に則した具体的言動ができることである．

③　社会性がある．これは利己的でなく，ほかの人と協力してやっていけることである．

④　倫理性がある．これは正しいことを正しいとして，また悪いことを悪いとして，適切に意志と信念を周囲に対して展開していくことなどである．

2）精神保健（活動）

精神保健の第一の目的は，精神障害者を早期にみつけ，早期に治療し（第二次予防），リハビリテーションを行い，家庭や職業生活に適応させることである（第三次予防）．

精神保健の第二の目的は，精神障害の発生の予防からさらに進んで，いわゆる健康な人びとに対して精神的健康の保持・増進をはかることである（第一次予防）．

精神医療の主要な役割は，精神病患者の診断と治療である．精神障害者は一般社会から発生するのであるから，最初におかしいと気づいたり，迷惑を受けつつ暮らしをともにするのは，その周囲の人びとである．早期に発見して精神医療と本人をつなげるのは，これらの人びとである．精神医療は結局，患者をうまく治療して社会復帰させることにつきる．社会復帰の場面で，ふたたびもとの古巣の人びとの世話にならなければならない．

精神医療を支える人びとは，家族，友人，民生委員など地域の隣人，教師，上司，先輩などに加えて，一般医，精神科医，心理学専門家，保健師，看護師，精神保健福祉士，ケースワーカー，ソーシャルワーカー，社会福祉専門家など多様である．

さらに，精神保健の第二の目的にまで目を向ければ，生きがい，働きがい，レクリエーション，ストレス解消，少年非行暴力防止，不登校，ニート（NEET）*，引きこもり，摂食障害，飲酒，薬物依存，自殺など，どの問題を取り上げるにしても地域社会の組織化された努力が必要となる．その努力とは，精神保健や福祉関係の法律規則の整備，一般の人びとの教育・啓蒙，専門施設と専門家の整備，コミュニティの積極的取り組みなどである．

職場についても，工場災害や職業病が多発して身体的被害をこうむった高度経済成長

＊NEET：not in employment, education or training の略で，「職に就いてなく，学校機関に所属もしておらず，そして就労に向けた具体的な動きをしていない」若者を指す．2004年時点で，日本にはNEETに分類される若者の数は64万人といわれる．労働政策研究・研修機構副統括研究員の小杉礼子氏はニートを次の4つに類型化し，精神保健問題との関連を指摘している．①ヤンキー型：反社会的で享楽的．「今が楽しければいい」というタイプ．②引きこもり型：社会との関係を築けず，こもってしまうタイプ．③立ちすくみ型：就職を前に考え込んでしまい，行き詰まってしまうタイプ．④つまずき型：いったんは就職したものの早々に辞め，自信を喪失したタイプ．

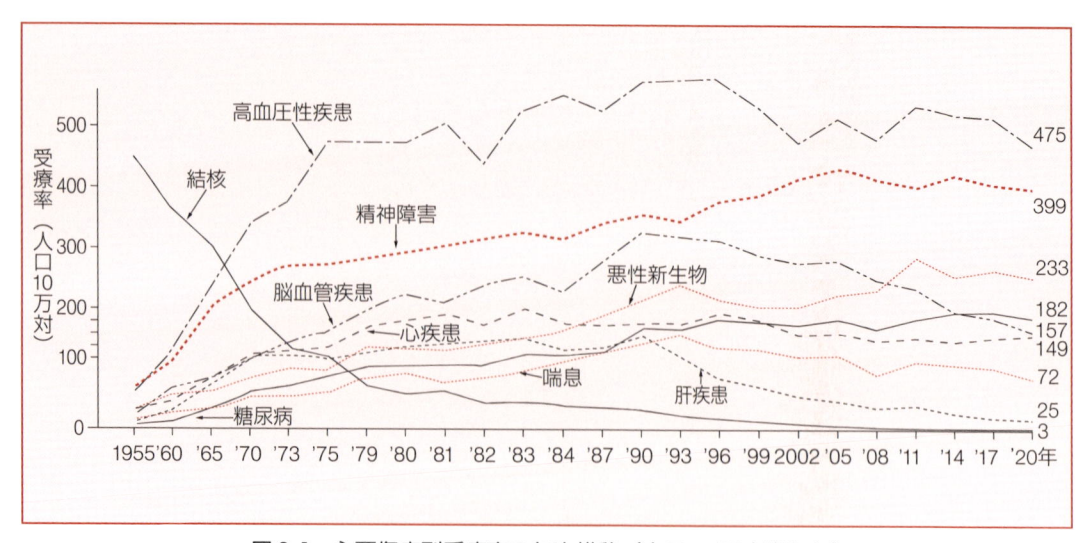

図 6-1　主要傷病別受療率の年次推移（人口10万人当たり）
注）調査月は，1955〜83年は各7月，1984年以降は各10月である．
ここに示したのは主要な傷病であり，すべての傷病を示したものではない．
（国民衛生の動向 2024/2025 より作図）

期を脱し，自動化，機械化，コンピュータ化の進んだ現在の職場では，精神保健への取り組みがもっとも重要な課題となってきている．

3．精神障害の現状と分類

1）精神障害の現状

厚生労働省の患者調査によると，主要な傷病の受療率において精神障害の受療率は高血圧性疾患と同様に高く，年々緩やかな増加傾向にある（**図6-1**）．内訳をみると，入院患者では，その半数以上を統合失調症〔本章3-3)-①統合失調症参照〕が占め，次いで気分障害（躁うつ病など），血管性および詳細不明の認知症である（**表6-1**）．外来患者では，気分障害，統合失調症，神経症性障害の順で患者の数が高く，この3疾病で3/4を占め，次いでアルツハイマー病患者の数が高い（**表6-1**）．

2）精神障害の分類

精神障害の分類法としては，①原因による分類，②DSM分類，③ICD分類の3つがある．これまではおもに，①原因による分類が用いられてきたが，今では主に，より

表 6-1 精神障害者の受療率（人口 10 万対）

	2017 年		2020 年	
	入院	外来	入院	外来
V．精神及び行動の障害				
血管性及び詳細不明の認知症	22	9	20	11
精神作用物質使用による精神及び行動の障害	10	6	9	5
統合失調症，統合失調症型障害及び妄想性障害	121	49	113	40
気分［感情］障害（躁うつ病を含む）	24	71	22	72
神経症性障害，ストレス関連障害及び身体表現性障害	4	47	5	50
その他の精神及び行動の障害	12	20	13	30
VI．神経系の疾患				
アルツハイマー病	39	37	40	36
てんかん	6	12	6	10

資料　厚生労働省「患者調査」
注　1）精神障害者には，「V精神及び行動の障害」の「精神遅滞」を含まないため，本表から除いてある．
(患者調査 2017, 2020)

客観的な分類である② DSM 分類および③ ICD 分類が使われている．

(1) 原因による分類

① 内因性

外因や心因がなく（特定できる原因がなく）発症する精神障害を内因性精神障害と分類している．たとえば，統合失調症や気分障害（躁うつ病）などがこの分類に属する．

② 外因性

特定の外的な要因によって，中枢神経系（脳）に器質的な障害をきたし，精神障害に至ったものをさす．たとえば，認知症（痴呆），アルコール依存症，てんかん，高次脳機能障害などがこの分類に属する．

③ 心因性

病気，転勤，試験の落第などさまざまな心理・社会的刺激が原因で生じた精神障害をさす．たとえば，神経症，摂食障害などがこの分類に属する．

以上の，"原因による分類"とは対照的に，以下の2つの分類は，"症状による分類"である．

(2) DSM 分類

DSM とは，diagnostic and statistical manual of mental disorders（精神障害の診断と統計の手引き）の略である．これは，米国精神医学会が，精神障害を精神症状，本人の状況，人格などの多角的な観点から分類する目的で作成した診断基準である（多軸診

表6-2 DSM-5およびICD-10診断における精神障害の大分類

DSM-5診断

- 神経発達障害
- 統合失調症スペクトラムと他の精神病性障害
- 双極性と関連障害
- うつ病性障害
- 不安障害
- 強迫と関連障害
- トラウマとストレッサー関連障害
- 解離性障害
- 身体症状と関連障害
- 哺育と接触の障害
- 排泄障害
- 睡眠覚醒障害
- 性機能不全
- 性別違和
- 破壊性衝動制御行為障害
- 物質関連と嗜癖の障害
- 神経認知障害
- パーソナリティ障害
- パラフィリア障害
- その他の精神障害
- 投薬誘発性運動障害とその他の副作用
- 臨床的関与の対象となることのある他の状態

ICD-10診断

- 症状性を含む器質性精神障害（F0）
- 精神作用物質による精神および行動の障害（F1）
- 統合失調症，統合失調症型障害および妄想性障害（F2）
- 気分（感情）障害（F3）
- 神経症性障害，ストレス関連障害および身体表現性障害（F4）
- 生理的障害および身体的要因に関連した行動症候群（F5）
- 成人の人格および行動の障害（F6）
- 精神遅滞（F7）
- 心理的発達の障害（F8）
- 小児期および青年期に通常発症する行動および情緒の障害（F9）

断という）．2013年5月に，この診断基準の第4版（DSM-Ⅳ）から20年ぶりに第5版が出版され，この基準に基づく分類をDSM-5による分類という（**表6-2**）．

(3) ICD分類

ICD-10（第10回国際疾病分類）による分類である（**表6-2**）．

3）おもな精神科疾患

(1) 統合失調症（2002年より精神分裂病から統合失調症と呼称が改められた）

思考，感情および意志の障害を示すもので，平たくいうと，あるときから人が変わりはじめるものである．考え方が支離滅裂，とっぴなことをいう，独り言をいったり独り

笑いをして閉じこもる．感情が鈍くなったり，ときに過敏になる．幻覚や妄想（事実無根なのに，他人からいじわるをされていると思い込むなど）をもつ，などの症状が特徴である．

人口の0.7％くらいに出現する．原因は遺伝的素質をもったものが，過労，悩みなどをきっかけに発病することが多い．徐々に進行して，家族の手に負えなくなって専門医を受診することが多い．数年から数十年にわたる慢性の経過をとるものも少なくない．

(2) 気分障害（躁うつ病）

気分障害は，うつと躁を繰り返す双極性障害と，うつ病性障害（単極性障害）に大別される．そう状態は，爽快（そうかい）な気分で，考えが頭のなかから湧きあがり，考えが次から次へと変わり，まとまりがなく，大金を使い果たしたり，乱暴したりすることも起きる．一方うつ状態は，気分が憂うつで考えが進まず，じっと部屋に閉じこもる．ときに，自殺を試みる．

人口の0.1〜0.5％くらいに出現し，女性の方が男性より発症率が高い．原因は遺伝が濃厚であるが，過労，悩み，ストレスなどが発病の引き金になりやすい．治療は患者に強い自殺企図がある場合などを除き外来で行われることも多く，薬物治療が有効である．

(3) てんかん

突然，意識を失って，手足をけいれんさせる．手足をつっぱり，歯をくいしばり，こまかくふるえる．口から泡を出すことも多い．発作は1分くらいで終わり，その後は眠りに入る．これを大発作というが，きわめて短い数秒間意識を失うだけの小発作のみを示す例もある．今は，ほとんどの患者は薬物療法で発作が抑えられている．

(4) 知的障害（精神遅滞）

生まれながらに知能が著しく劣っているものをいう．このため言語，集団行動，読み書き，身のまわりの処理などがうまくできない．多くの場合，性細胞（精子や卵子）の異常に原因を発しているといわれる．そのほか，放射線による突然変異，風疹，梅毒，栄養，出産期の事故などによることもある．全人口の約1％にみられる．知能の遅れの程度により，医学的に軽度，中度，重度，最重度のように分類される．

特殊教育や養護学校で，特別なカリキュラムの下で教育・訓練される．就職し，社会的に自立できれば成功である．

(5) 適応障害

重大な生活の変化あるいは生活上のストレスに対して，個人が順応していく時期に発生する障害で，その人の社会的機能や行為に支障をきたす．症状は主観的な苦悩と情緒障害で，抑うつ気分，不安，心配，現状のなかでやっていけないという感じ，日々の仕事が障害されるなどがある．

(6) 認知症（2005年より，痴呆から**認知症**と呼称が改められた）

いったん獲得された知能が，脳の器質的障害により持続的に低下した状態を広く認知症と称する．精神保健の分野で注意すべき認知症としては，脳の高度な萎縮や脳神経細胞の変性によるアルツハイマー型認知症（認知症の約6割を占める）と，血液循環の障害による脳血管性の認知症（認知症の約2割を占める）がある．認知症の患者は，睡眠・覚醒のリズムが失われ，夜中に大声で騒いだり，尿便の失禁，徘徊もあり，介護者の大きな負担となる場合が多い．

(7) アルコール依存

急性中毒は，酒に酔った状態である．大量，長期に飲みつづけると，アルコール依存になる．飲まずにいられなくなるので，アルコール依存症ともいう．物事を判断する力が弱くなり，複雑なことが考えられず，すぐ怒ったり泣いたりする．毎日酒びたりになり，仕事もせず，酒のために生きているような状態になる．

(8) 薬物乱用および薬物依存

健康に害を及ぼすほど精神作用のある薬物（大麻，覚せい剤，シンナー，LSDなど）を，本来の目的や用法から逸脱して不適切に反復使用することを薬物乱用といい，その効果を得るために，有害であることを知っていても，身体的・精神的にその薬物の服用をやめることができない状態を薬物依存という．薬物を手に入れるためや，薬物乱用による幻覚・妄想などが殺人，放火，交通事故などの重大な犯罪に結びつくことが多い．このような薬物の取引は「麻薬及び向精神薬取締法」や「覚醒剤取締法」などで規制されているが，密売組織があり，根絶することはむずかしい現状にある．

(9) 神経症と心身症

あることが原因で思い悩むもので，頭が重い，脈が速い，ふるえて字が書けない，赤面恐怖などのこともある．ノイローゼと同じである．多くの場合，自力でその状態を脱するが，専門家の治療を受けなければならない場合もある．思い悩むために心臓や胃腸に症状が現れる場合もあり，これらを心身症という．思春期やせ症（摂食障害）も，こ

の一種とされる．

4）精神保健教育と患者の転帰

　精神障害者の発生防止ならびに社会復帰の場面で，家族，学校や職場の仲間の果たす役割は非常に大きい．それにもかかわらず，精神病や精神遅滞に対する一般の人びとの無知・無理解，さらには偏見には昔から根づよいものがあり，その発生防止と社会復帰の妨げとなっている場合が少なからずある．また遺伝的素因を重視するあまり患者の家族のこうむる有形無形の圧迫や被害も，決して無視できない現状にある．

　ここにおいて，一般の人びとの精神障害に対する無知と偏見をなくすうえで，精神保健教育が重要になる．また自分自身の性格特徴を知り，困難や失敗に出あったときに，何とか上手く適応していけるようになるためにも精神保健教育は重要である．

(1) 精神障害の早期発見

　周囲の人に，どうも様子がおかしい，あるいは手に負えないような人が現れた場合，早期に専門家に相談し，あるいは受診することが望ましい．専門家には，一般の医師，保健所の医師，精神科医，カウンセラーなどがある．どの専門家を訪れるか，最初がむずかしいであろう．精神科医を訪れるのは本人にも周りのものにもかなりの心理的抵抗があるものであるが，数か月間，がまんにがまんを重ねてようやく決心して訪れることが多い．「心療内科」の看板を掲げる病院・診療所もある．

　患者本人に病識のない場合は，受診を納得させてつれて行くほうがよい．現在の精神医療は，鉄格子内に閉じ込めて強制的な取り扱いをするなどということは例外であり，薬物の力も借りて，できるだけ開放的に扱おうとしている（患者の人権尊重）．家庭・職場と治療施設の間をできるだけ行き来させて，施設に閉じ込めることによって起こる弊害を防ぎ，家庭・職場へ早期に復帰させようとしている．そのため，両者の中間施設，たとえば農業や手工業などの生産現場で何か月か集団で働いてみたあと，元の生活に徐々に戻っていくことなども試みられている．

　精神病は慢性疾患のひとつであり，完全に治る例もあるが，多くの場合，病気をかかえたまま，本人の生活と病状をうまく折り合わせていくことが中心となる．つまり病気の治療ではなく，疾病管理がその中心でなければならない．

　精神科医とその関連スタッフが，本人ならびにその家族・職場仲間とよく連絡をとり，状態に応じて適切な処置を続けていけば，長い期間ほぼ自立した社会生活が送れるようになることが実証されている．

　家族の手にあまる場合は，専門家・専門施設のサービスを早く受けることである．そ

して，うまく連携をとって，少しでも生活が自立するように努力するとよい．

精神遅滞は多くの場合，知能の著しい改善を望むことはできないので，施設などにおいて程度に応じた職業訓練や社会生活訓練を行い，できるだけ自立した生活を送れるようにする．

神経症などは，欲求の充足が妨げられ，葛藤（かっとう）と精神の緊張が続き，その結果，言動にさまざまな異常が生じてくるものである．欲求は，たとえば，愛されたい欲求，社会的に承認されたい欲求，自己尊厳を保ちたい欲求などである．これら欲求が満足されない場合，抑圧，攻撃，退行，置き替え，昇華（しょうか），投射，合理化などによって自己を防衛しようとする．多くの場合，それでひとまずおさまる．これが適応である．

しかし，一部では，判断力や思考力がうまく働かず，単純で，軽率な行動をする，ちょっとしたことで感情をたかぶらせ，攻撃的行動やとりみだした行動をとる，あるいは，自分の殻に閉じこもる（自閉的）ようになる，などの事態になる．これが問題行動や神経症である．

欲求不満に際しては，自己とその置かれた状況を客観的に判断して，自分の態度を決めなければならない．その場合，経験豊かな人の助力を得ることも，宗教の力を借りることもあるであろう．上記のような異常な言動が現れた場合，周囲の者は，やはり早期にそれと気づき，自傷他害など破局に至る前に適切な対応をしなければならない．

精神病，精神遅滞，神経症などについて，以上のような各病気の起こり方や特徴を知って対処すれば，破局や重症化を防ぎ，早期の社会復帰の可能性も一段と高まるのである．

5）精神保健福祉法

日本における精神病者の保護に関する最初の法律は，1900年の精神病者監護法であった．次いで1919年に，精神病院法が制定された．いずれも，自宅の座敷牢や土蔵に本人を閉じ込めておくこと（私宅監置）を合法化したものであった．

1950年に精神衛生法が制定され，従来の私宅監置制度は原則として廃止された．自宅にいた精神障害者の多くは病院に長期入院するようになった．都道府県ごとに精神保健福祉活動の中心機関としての精神保健福祉センターが設けられ，保健所が地域精神保健の第一線の機関となった．保健所は，在宅精神障害者の訪問指導，相談事業を行っている．患者の人権保護とリハビリテーション重視の立場から，精神衛生法は改正されて精神保健法（1988年）になった．精神障害者の社会復帰対策に重点がおかれ，通院医療に対する公費負担制度がつくられ，デイケアや中間施設の充実がはかられている．ま

た障害者の福祉の向上と自立と社会経済活動への参加を促す障害者基本法（1993年）が成立したのを受けて精神保健法は改正され，精神保健及び精神障害者福祉に関する法律（精神保健福祉法，1995年）となった．その後障害者の能力・適性に応じた日常生活や社会生活における自立を支援するための障害者自立支援法（2005年）が成立した．これは2012年に廃止され，「障害者の日常生活及び社会生活を総合的に支援するための法律」（障害者総合支援法）の成立へと移行した．障害者総合支援法は「自立」の代わりに，「基本的人権を享有する個人としての尊厳」を明記している．このような背景より，2013年に精神障害者の地域生活への移行を促進する等を趣旨とする精神保健福祉法改正が成立し，2014年より施行された．

現在の精神保健福祉法に盛られている，いくつかの点を挙げる．

① 都道府県の精神保健センターは，精神保健及び精神障害者の福祉に関する知識の普及，調査研究，高度な相談と指導を行う（第6条）．

② 厚生労働大臣は，精神科医を精神保健指定医として指定し，精神障害の診断，保護にあたらせることができる（第18条）．

③ 都道府県は，精神科病院を設置する．国はその病院に建設費を補助する（第19条）．

④ 都道府県知事は，届け出のあった者が，入院させなければ自傷他害のおそれのある場合，精神保健指定医の診断により入院措置をとることができる（第29条）．

⑤ 措置入院の費用は，都道府県の公費で負担する（第30条）．

⑥ 都道府県知事は精神障害者の申請を認めたときには，精神障害者福祉手帳を交付する（第45条）．

⑦ 都道府県は必要に応じて精神保健福祉相談員その他の職員又は都道府県知事等の指定した医師をして，精神障害者及びその家族への相談・指導を行わせねばならない．また市町村も協力しこれにあたらなければならない（第47条）．

また，2022年には，障害者総合支援法の改正に伴い，精神保健福祉法についても改正が行われ，都道府県および市町村が実施する精神保健に関する相談支援体制の整備や，医療保護入院について入院期間を設定する等の見直し，「入院者訪問支援事業」の創設，精神科病院における虐待防止に向けた取り組みの一層の推進などについて規定された．

6）精神障害者に対する医療および保護

専門家により医学的治療や保健指導を受けるのが，医療である．精神障害者の医療には，入院による方法，通院による方法，デイケアによる方法などがある．

表6-3 全国の精神病床数, 在院患者数, 措置患者数, 措置率, 病床利用率の年次推移 　　(各年6月末現在)

	全精神[1)]病床数	在院[1)]患者数	措置患者数	措置率(%)	病床利用率(%)
2000年	358 597	333 328	3 247	1.0	93.0
'05	354 313	324 851	2 276	0.7	91.5
'10	347 281	311 007	1 695	0.55	89.6
'15	336 628	290 923	1 515	0.52	86.4
'20	325 140	275 224	1 494	0.54	84.6
'21	323 524	270 680	1 541	0.57	83.7
'22	322 197	267 479	1 546	0.58	83.0

資料　厚生労働省「病院報告」, 厚生労働科学研究「精神保健福祉資料」
　　　(国民衛生の動向 2024/2025)

(1) 入院医療

ふつうは, 施設の外来を訪れた患者を診察した医師が入院医療の必要性を判断して, 精神科病院などで入院医療を受けることになる. 本人の意志に反して精神科病院に入院させる場合は, 人権のうえから十分な配慮が必要である.

本人の同意に基づく入院を, 「任意入院」という. 入院についての本人の同意が必ずしも得られない場合, その保護者の同意があり, かつ精神保健指定医の判断があれば入院させることができる. これを精神保健福祉法では「医療保護入院」という.

保護者が本人をつれて病院を訪れることができない場合もある. 本人が自殺を企てているとか, 刃物を持ってうろついている (自傷他害のおそれのある) 場合である. この場合, 住民からの申請や警察官などの通報により2名の精神保健指定医が診察し, その者が精神障害者でありかつ入院させなければ精神障害のため自傷他害のおそれがあると診断が一致した場合に, 都道府県知事が国公立病院または指定病院に入院させることができる. これを「措置入院」という. 措置入院の費用は, 全額公費負担である.

入院医療を受けている患者数と措置入院による患者数の年次推移は, 表6-3のようである. 措置患者数は減少傾向である.

(2) 通院医療

いわゆる外来に通院して医療を受けることである. 外来患者の数は表6-4にみるように, 在院患者に比べて顕著に増加している. これは, 向精神薬やリハビリテーションの進歩により通院医療が無理なく行えるようになったことに加え, 政府も従来の入院中心の医療から通院医療を充実させ, 患者の社会復帰を促進させようと, 患者の通院医療費の自己負担を原則1割とし, さらに所得や疾患の種類によって上限限度額を設定し, 残りの負担分は国が1/2と都道府県と指定都市が1/2を公費負担していることなどが理由に挙げられる.

表6-4　単科精神病院の在院・外来患者の年次推移

	1日平均外来患者数		1日平均在院患者数	
	実数	指数	実数	指数
1978年	19,953	100	300,243	100
'84	23,695	119	337,694	112
'90	29,433	148	348,500	116
'96	36,741	184	340,419	113
2000	42,358	212	333,712	111
'05	50,482	253	325,027	108
'10	56,597	284	311,280	104
'15	57,675	289	220,890	74
'18	58,489	293	214,956	72
'19	58,405	293	213,237	72
'20	55,697	279	210,916	70
'21	57,030	285	208,069	69
'22	56,897	285	204,635	68

注）1日平均外来患者については，現行の算出式で再計算したため，各年の報告書と一致していない．
資料：厚生労働省「病院報告」より作成

　在院患者の場合は，統合失調症が全体の60.4％と過半数を占め，外来患者の場合は，気分障害（34.3％），神経症（23.4％），統合失調症（18.8％）が多い．また，精神科病院のみの統計値では，在院患者では統合失調症が全体の57.4％であり，外来患者では統合失調症（40.5％），気分障害（21.2％）が多い（2017年厚生労働省患者調査）．

(3) デイ・ケア医療

　精神科のデイケアは，通院患者に対して，投薬・検査などでなく，集団精神療法，レクリエーション活動，創作活動，日常生活指導，社会生活指導，作業指導，療養指導などを行うものである．医師の指示・指導・監督のもとに，他の専門家も協力して行われる．これらの医療は患者の社会性を失わせることなく自立を保ち，社会復帰を容易にしようとするものである．

(4) 精神障害者の保護

　精神障害者の保護は，医療施設以外では家庭，学校，職場，中間施設などで行われる．

　障害者の家族，近親者，友人，同僚などは，本人と共通する生活や意識をもつもので，本人を，もっともひんぱんに詳細に過去との比較で観察しうる者である．また，本人に忠告，相談，指示した場合，比較的スムーズに受け入れられる．

　学校では，精神障害の素地として，頻回無断欠席，不登校，非行，校内暴力，自閉などの問題行動がまず問題になる．高校以上の学校保健では，性や人生の悩みが大きく，

表6-5 アルコール消費量，飲酒者，大量飲酒者およびアルコール依存者の数

	成人人口 百万人	年間アルコール 消費量*	年間成人1人当 たり消費量**	飲酒者数 百万人	大量飲酒者数 万人***	アルコール 依存者数 万人†
1970年	70	48	6.9	33	140	1.3
'75	77	59	7.6	40	171	1.5
'80	81	66	8.1	45	191	1.8
'85	85	73	8.6	57	202	1.9
'90	91	75	8.9	61	206	1.9
'93	94	83	8.8	63	230	1.9
'96	98	83	8.5	65	230	2.2
'97	99	87	8.8	66	242	—

* 純アルコール換算量万 kl
**純アルコール換算量 l
***大量飲酒者は1日平均 150 ml 以上アルコールを飲む者
†患者調査による推計
(国民衛生の動向, 1999年を一部改変)

自殺に至る生徒も少なくない．級友，担任が早期発見とリハビリテーションに果たす役割は大きい．年間の学校保健計画のなかで，精神衛生対策を工夫して実施していくことが望まれる．

職場では，生産と能率至上主義のため，仕事は楽ではなく，ストレスも大きい．職場不適応は，本人の適性配置を欠くこと，能力とのアンバランス，いじめなどによって現れ，心身症の形をとることもまれではない．問題のありそうな職員・従業員（リスク・グループ）を早期に見つけ，職場適応の道をひらくことが重要である．職場復帰に際しては，仕事内容と人間関係をよく考慮し，上司や同僚と医療サービス提供側がよく連絡をとって見守る必要がある．

地域，とくに農村地域では，近隣意識が強く，地区組織活動も盛んで，介護の手が比較的多い．都市地域では，保健所，精神保健福祉センター，医療機関，福祉事務所，児童相談所，学校などの公的機関，地域の自治会，町内会，婦人会などの民間団体が精神衛生活動を担い，あるいは関係している．これらの社会資源を利用したチーム・アプローチが必要とされている．

中間施設あるいは組織としては，保護工場，退院患者家族会，共同作業所，患者クラブなどがあり，医療と社会生活との間をとりもつ機能を果たそうとしている．また，保健所には精神保健相談員の資格をもつ保健師がおり，精神科嘱託医の指導のもとに精神保健相談や訪問指導を行っている．2004年の全国集計では相談延件数 224,959 件，訪問指導延件数 185,299 件にのぼっている．大部分の都道府県に設置されている精神保健福祉センターは，都道府県内の関係機関への精神保健関係の調査協力，指導および技術援助を行っている．

(5) アルコール依存対策

　経済成長，生活様式の変化，女性の社会進出などにより，飲酒人口，飲酒量ともに増えている（**表6-5**）．1970年の調査によると，成人男性の90％，成人女性の45％の人が飲酒人口と推定され，1997年の飲酒人口は男女合計で6,600万人と推計されている．

　飲酒量が純アルコールとして1日当たり平均150 ml以上の者を，大量飲酒者という．アルコールにして150 mlは，清酒で5合半，ビールで6本，水割りダブル6杯に相当する．これはアルコール依存者の予備軍である．なお，2011年の患者調査によると，アルコール使用〈飲酒〉による精神及び行動の障害をもつ患者数は約16,600人，アルコール依存症の推計患者数が約12,700人である．アルコール依存症者は約80万人に達すると推定されている．

　アルコール中毒は，本人のみならず，家庭の崩壊，非行，交通事故などの社会問題とも関係するので，多くの国でこれの対策を立てている．アルコール飲料に対する正しい知識，量，機会，本人の耐性（飲酒に対する強さ）を考慮した適正な飲み方（適正飲酒）の指導・教育が，あらゆる機会になされる必要がある．これは精神保健福祉センターの重要な事業でもある〔本章3．精神障害の現状と分類5）精神保健福祉法参照〕．

第7章 母子保健

1. 母子保健の意義
2. 母体の健康
    1）妊産婦死亡の現状　　2）妊産婦保健
3. 乳幼児の健康
    1）乳幼児保健の意義　　2）乳幼児保健の対策
4. 母体保護と家族計画
5. 少子化問題と子育て支援
    1）少子化問題　　2）健やか親子21

1．母子保健の意義

　一対の男女が，結婚によって家庭をつくり，その子を産み育てること（産育）は，個人はやがて死ぬ運命である以上，社会の存続にとって必要不可欠なことである．どこの民族でも，産育には大きな努力を払っている．第2次世界大戦後，第一次ベビーブーム，第二次ベビーブームがあったにしても，出生率の低下傾向は続き，2005年の合計特殊出生率（平均こども数）は1.26と最低であったが，2006年は1.32で6年ぶりに上昇し，2015年は1.45まで上昇し，その後漸減し，2023年は1.20に減少している．合計特殊出生率が2.1～2.2のとき，将来人口は一定になることから，この少子化の傾向は，将来とも大きな社会問題である．

　喜ばしい出来事である妊娠，出産にも，まれに母体に健康危害が及ぶこともあるし，生まれた児（新生児）はまだ弱者である．いわば母も子も身体的にはリスクが大きいので，適切に保護・養育されなければならない．

　わが国では，母子保健法や母子及び寡婦福祉法によって，母子の保護・保健指導・健康診査・福祉などの援助が公的に行われている．勤労婦人の妊娠，出産，育児については，労働基準法による母性保護のほか，次世代育成支援法（2003年）により事業主が

その健康管理に配慮して，勤務の軽減・時間のやりくりについて配慮することになっている．さらに，父母とも休める育児介護休業法もある．これらの母子保健対策については，あとにも述べる〔4．母体保護と家族計画〕．

　母子の健康を規定する要因には，さまざまなものがある．筋ジストロフィー，フェニルケトン尿症，その他いくつかの遺伝病といわれるものは，その因子が親から子に遺伝子で伝えられる（遺伝因子）．乳幼児期のがんの多くは，受精後胎児の臓器が形成される過程（発生）の誤りによるとされるし，母が妊娠中に風疹にかかると，出生する児の脳，眼，耳，心臓などに奇形を生じる（先天性風疹症候群：症状は白内障，難聴，心奇形など）ことも知られている（先天性因子）．

　胎生期における曝露影響は成人に比べてきわめて大きい．妊娠中や授乳期の女性はできるだけ以下のような環境汚染物質に対し注意することが望ましい（物理化学的因子）．

医薬品：母親が悪阻防止の目的でサリドマイド系睡眠薬を服用したことにより四肢の先天異常が出現した．その他流産防止薬 DES（合成エストロゲン）の投与による子どもの膣がん発症やビタミンA補給剤の過剰摂取による先天異常などの問題もある．

喫煙と飲酒：妊娠中の母親の喫煙により出生児体重の低下，身体的発達，言語能力，計算能力などに影響がみられる．妊娠中の大量のアルコール摂取は発育障害，小頭症，眼瞼裂短小などの胎児性アルコール症候群を引き起こす．

食品汚染：食用油にポリ塩化ビフェニール（PCB）類の混入する事件があり，汚染された油を摂取した妊婦から生まれた子どもおよび母乳経由でPCBを摂取した子どもに精神発達の遅延が認められた．

放射線：広島・長崎において原爆に胎内被爆した子どもの一部に重度の精神遅滞が観察された．

その他：大気汚染や騒音などの母子への健康影響が報告されている．

　また妊娠中，母の栄養が不適切な場合，過重な労働，活動，ストレスのある場合にも，母子の健康が損なわれやすい．さらに，医師，保健師，助産師，母子保健推進員，民生委員など母子の保健指導や医療に当たる専門家や機関が充実しており，必要なサービスが必要なときに得られるかどうかという要因も，はなはだ重要である．

　妊婦は定期的に産院，診療所，病院を訪れて，体重，腹囲，子宮底の長さなどを測定し，胎児の順調な発育を調べ，血圧，たんぱく尿をチェックして妊婦の経過を観察し見守っていく．その経過は母子健康手帳に記されて，母子の健康管理記録として活用されている（母子保健法）．

　集団としての母と子の健康状態を健康水準というが，この物差しとして，乳児死亡率，周産期死亡率，新生児死亡率，未熟児出生割合，妊産婦死亡率，死産率，乳児の体重（発育状態）などがよく利用される．

2. 母体の健康

1）妊産婦死亡の現状

妊娠と出産は，成人女性の正常な生理的出来事であるが，それに伴う病気や死亡もあるので，注意深く保健指導や医療が行われる必要がある．

わが国の妊産婦死亡は，第1次世界大戦後著しく減少したが，ほかの先進諸国と比べると高い水準にあった（**表7-1**）．しかし，近年になってほぼ同水準まで低下してきた．

妊産婦死亡の直接産科的死亡の原因は，産科的塞栓症，分娩後出血，前置胎盤および胎盤早期剝離，子宮外妊娠，妊娠・分娩および産じょくにおける浮腫，たんぱく尿および高血圧性障害が多い．

2）妊産婦保健

妊娠する以前に，妊娠，出産，育児に母体が耐えるかどうかの健康診断と，家族の積極的支援が得られるかどうかの確認が望まれる．将来設計も含めた計画的な妊娠・出産（家族計画）が，妊産婦保健の第一歩である．

妊娠3か月まではおなかが大きくみえることはないが，この時期の胎児は発育がさか

表7-1 年次別妊産婦死亡率（出生10万対）の国際比較

	1975年	1985年	1995年	2005年	2015年	2021年
日本	28.7	15.8	7.2	5.8	3.9	2.6
カナダ	7.5	4.0	4.5	'04) 5.9	7.1	'19) 7.5
アメリカ合衆国	12.8	7.8	7.1	18.4	28.7	'20) 35.6
フランス	19.9	12.0	9.6	5.3	4.5	'16) 4.4
ドイツ[1]	39.6	10.7	5.4	4.1	3.3	'20) 3.6
イタリア	25.9	8.2	3.2	'03) 5.1	3.3	'17) 3.5
オランダ	10.7	4.5	7.3	8.5	3.5	'20) 1.2
スウェーデン	1.9	5.1	3.9	5.9	0.9	'18) 4.3
スイス	12.7	5.4	8.5	5.5	6.9	'18) 6.8
イギリス[2]	12.8	7.0	7.0	7.1	4.5	'19) 3.9
オーストラリア	5.6	3.2	8.2	'04) 4.7	2.6	'20) 2.0
ニュージーランド	23.0	13.5	3.5	10.4	9.8	'16) 1.7

資料　厚生労働省「人口動態統計」
　　　UN「Demographic Yearbook」
注　1）1985年までは旧西ドイツの数値である．
　　2）1985年まではイングランド・ウエールズの数値である．
　　3）各国データは，30以下の死亡数に基づき死亡率が算出されているものを含む．

（国民衛生の動向 2023/2024）

んで，臓器や四肢が形成される重要な時期である．この時期は，睡眠剤，医薬品，風疹，X線検査などで胎児の死亡や発育異常を起こすことが多い．

妊婦はこの時期を含めて出産までは貧血にならないよう，たんぱく質，鉄，カルシウム，ビタミン類を多くとり，塩分，アルコール飲料，刺激の強い食物などを控えるようにする．長距離の旅行や，過激な労働・運動，睡眠不足なども避けなければならない．

妊娠末期には，高血圧，浮腫，たんぱく尿の症状を特徴とする妊娠高血圧症候群になりやすいので，上記の日常生活上の注意を守り，症状が疑われたら適切な医療を早期に受けるようにする．

3．乳幼児の健康

1）乳幼児保健の意義

乳児と幼児を総称して，乳幼児という．生後1年未満の児を乳児，生後1年以後から小学校入学直前までを幼児という．乳児のうち生後4週未満の児を新生児という．

新生児の健康状態は，胎児期のそれによって左右されることが多い．受精卵が分裂を繰り返し，およそ12週齢までに，胎児のおもな器官や臓器が形成される．この形成がうまくいかず，死んで流産してしまう率は相当に高い．

13週齢以後の胎児は，母体から胎盤を介して酸素と栄養素を摂取し，自分の臓器による生活を開始し，比較的順調に発育する．

出生前後は胎児ないし新生児にとって，危険な時期であり，妊娠22週以後の死産と生後1週未満の早期新生児死亡をあわせて，周産期死亡という．

子宮内の羊水に浮きながら，母体から栄養素と酸素を臍帯を通してもらっている胎児は，出産によって急に外界に出される．難産など出産時のトラブルに加えて，酸素は空気から呼吸により，栄養素は母乳を吸って口から取り込み，自立して生活しなければならなくなる．周産期の児の死亡が多いのは，これらの理由による．

現在では，乳児死亡の3分の1あまりが，生後1週未満の早期新生児死亡による．乳児死亡の原因のもっとも多いものは，先天奇形，変形および染色体異常，周産期に特異的な呼吸障害および心血管障害，乳幼児突然死症候群，不慮の事故である（表7-2）．

他方，幼児期には感染症や事故による死亡が多い．わが国では環境改善，公衆衛生や医療の進歩とその応用によって，下痢・腸炎・肺炎・気管支炎などの感染症は激減した．わが国の乳児死亡率は，図7-1にみるように，世界的に最も低率である．

表 7-2　乳児死亡，新生児死亡および早期新生児死亡の実数，率（出生 10 万対）および割合（2022 年）

		実　数	死亡率	割合%
乳　児　死　亡		1,356	175.9	100.0
内* 訳	第 1 位　先天奇形，変形および染色体異常	483	62.7	35.6
	第 2 位　周産期に特異的な呼吸器障害および心血管障害	202	26.2	14.9
	第 3 位　不慮の事故	60	7.8	4.4
	第 4 位　乳幼児突然死症候群	44	5.7	3.2
	第 5 位　胎児および新生児の出血性障害および血液障害	42	5.4	3.1
内 訳	新生児死亡	609	79.0	44.9
	早期新生児死亡	466	60.5	34.4

* 6 位以下は省略.
資料：厚生労働省「人口動態統計」.（国民衛生の動向 2024/2025）

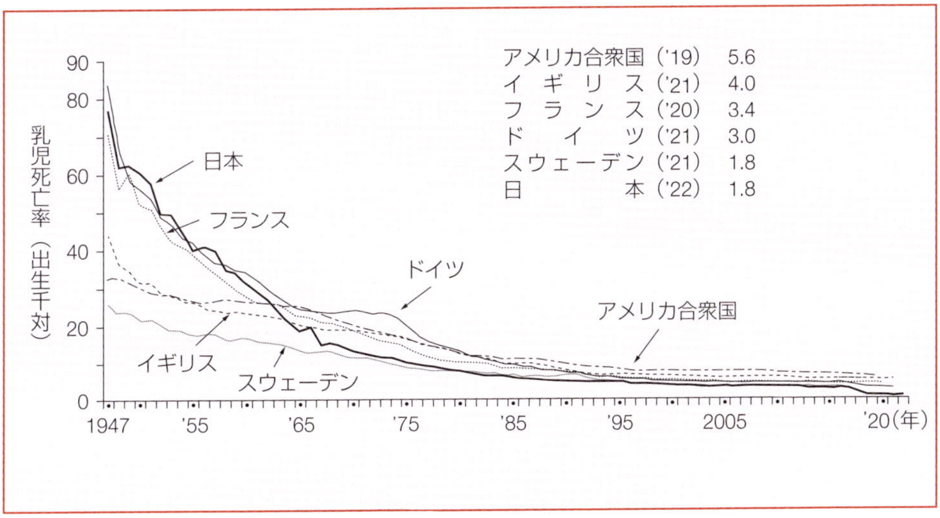
アメリカ合衆国（'19）　5.6
イ　ギ　リ　ス（'21）　4.0
フ　ラ　ン　ス（'20）　3.4
ド　イ　ツ（'21）　3.0
スウェーデン（'21）　1.8
日　本（'22）　1.8
乳児死亡率（出生千対）
90
80
60
40
20
0
日本
フランス
ドイツ
アメリカ合衆国
イギリス
スウェーデン
1947
'55
'65
'75
'85
'95
2005
'20（年）

図 7-1　乳児死亡率（出生千対）の国際比較

資料　厚生労働省「人口動態統計」
UN「Demographic Yearbook」
アメリカ合衆国は，NCHS「National Vital Statistics Reports」
注　ドイツの 1990 年までは旧西ドイツの数値である.
（国民衛生の動向 2024/2025）

周産期の胎児は，とくに母体からの影響を受けやすいので，過激な運動や重い物を持ち運ぶことを避け，栄養に注意し，心を楽しませることが重要である．おなかの中の子に，しばしば呼びかけることはよいことである．出生後は，新生児を身近において，ながめたり話しかけたり，自分の手でこれを扱うことは，新生児の心身の正常な発育・発達に重要な意味をもっていることがわかっている．

乳児は，できるだけ母乳によって育てるようにする．母乳には，各種の抗体が含まれており，それが乳児に移行するので感染症にかかりにくくするし，栄養素の質も量も牛

表7-3 母子保健の諸活動

① 勤労婦人の母性保健
② 婚前学級，新婚学級，母親学級，育児学級
③ 母子健康手帳の活用
④ 妊婦の定期的な健康診査
⑤ 労働・栄養・休養などの保健指導
⑥ 乳児・1歳6か月児・3歳児の健康診査
⑦ B型肝炎母子感染防止事業
⑧ 未熟児養育医療
⑨ 先天性代謝異常検査事業

乳より優れている．さらに，母乳保育は母と子のスキンシップを強め，児の心理的発達にもよい結果をもたらす．これを母子相互作用という．

幼児期には，よくかぜを引いたり，胃腸をこわしたり，家庭災害，交通事故，溺死などを起こしやすい．体力をつけ，必要な予防接種を行い，安全教育に努めることが望まれる．

乳幼児期の心身は，その後の一生の心身の基礎であるとともに，歯みがきなど適切な保健行動を身につける意味からも重要である．

2）乳幼児保健の対策

乳幼児保健の対策は，広く，母子保健活動として，思春期，結婚・妊娠・出産期，新生時期，乳幼児期を通して一貫したものとして行われる必要がある．

母子保健活動は，家庭で行われる私的な産育や養育によるものが基礎をなすが，公的には「母子保健法」に基づいて市町村や保健所によって各種のサービスが行われる．これらのサービスには，婚前学級での保健指導に始まり，母子健康手帳の交付，乳児健診，1歳6か月児と3歳児の健康診査など，**表7-3**に示されるようなものがある．

母子健康手帳は，「母子保健法」に基づき，市町村役場に妊娠していることを届け出て交付を受け，妊娠，出産，育児に関する一貫した記録として役立てるものである．

乳児・1歳6か月児・3歳児健康診査などで異常が疑われれば，保健師や助産師による保健指導，栄養士による栄養指導，医師による治療が行われる．

また，市町村には母子健康センターが設置されており，母子に関する各種の相談，指導が行われている．

もっとも末端の隣組レベルには，母子保健推進員や母子愛育班の母子保健活動があり，従来大きな成果をあげている．

以上のように，母子保健の推進には，家庭や地域，官民をあげての総合力が必要とさ

れている．

4．母体保護と家族計画

　優生は，よい遺伝形質を保って子孫の資質をすぐれたものにすることである．第2次世界大戦ころまでドイツなどで，盛んにいわれた言葉であった．わが国では戦前，この目的で優生手術を認めた「国民優生法」があったが，1948年「優生保護法」に，また1997年に「母体保護法」に代わった．この法律により，「①妊娠の継続又は分娩が身体的又は経済的理由により母体の健康を著しく害するおそれのあるもの，②暴行若しくは脅迫によつて又は抵抗若しくは拒絶することができない間に姦淫されて妊娠したもの」，これらの場合に合法的に人工妊娠中絶ができる．

　医師の届け出をまとめた母体保護統計によると，人工妊娠中絶数は減少してきたが，全国で年間約12万6千件（2021年）にのぼる．このうち約9割は比較的危険の少ない妊娠3か月以内の例である．若年女子の婚外妊娠とその中絶が憂慮される．中絶の理由のほとんどは前述の中絶理由の①である．

　家族計画は，近代医療の導入と同時に普及される必要がある．そうでないと，人口問題が深刻になる．日本の家族計画は教育の普及を基礎に，コンドーム，オギノ式および人工妊娠中絶によって成功したといわれる．経口避妊薬（ピル）が主力の国もある．カトリックやイスラム教圏では，家族計画が進まないところが多い．

5．少子化問題と子育て支援

1）少子化問題

　日本の母子保健における今日的課題として，少子化の問題があげられる．出生数，出生率は，近年減少傾向にあり，2005年の出生率は8.6，合計特殊出生率は過去最低の1.26であり，その後やや上昇傾向が続いたが，2016年以降再び低下し，2022年は1.26まで低下している．

　少子化の主たる原因としては，晩婚化と未婚率の上昇によるものが大きい．1999年に，大蔵省（現財務省），文部省（現文部科学省），厚生省（現厚生労働省），労働省

表 7-4　国の少子化対策推進基本方針に基づく重点施策の具体的実施計画
（新エンゼルプラン）のおもな内容

1．保育サービス等子育て支援サービスの充実
　(1) 低年齢児（0〜2歳）の保育所受入れの拡大
　(2) 多様な需要に応える保育サービスの推進
　(3) 在宅児も含めた子育て支援の推進
　(4) 放課後児童クラブの推進
2．仕事と子育ての両立のための雇用環境の整備
　(1) 育児休業を取りやすく，職場復帰をしやすい環境の整備
　(2) 子育てをしながら働き続けることのできる環境の整備
　(3) 出産・子育てのために退職した者に対する再就職の支援
3．働き方についての固定的な性別役割分業や職場優先の企業風土の是正
　(1) 固定的な性別役割分業の是正
　(2) 職場優先の企業風土の是正
4．母子保健医療体制の整備
5．地域で子どもを育てる教育環境の整備
　(1) 体験活動等の情報提供及び機会と場の充実
　(2) 地域における家庭教育を支援する子育て支援ネットワークの整備
　(3) 学校において子どもが地域の人々と交流し，様々な社会環境に触れられるような機会の充実
　(4) 幼稚園における地域の幼児教育センターとしての機能等の充実
6．子どもたちがのびのび育つ教育環境の実現
　(1) 学習指導要領等の改訂
　(2) 2002年度から完全学校週5日制を一斉に実施
　(3) 高等学校教育の改革及び中高一貫教育の推進
　(4) 子育ての意義や喜びを学習できる環境の整備
　(5) 問題行動へ適切に対応するための対策の推進
7．教育に伴う経済的負担の軽減
　(1) 育英奨学事業の拡充
　(2) 幼稚園就園奨励事業等の充実
8．住まいづくりやまちづくりによる子育ての支援
　(1) ゆとりある住生活の実現
　(2) 仕事や社会活動をしながら子育てしやすい環境の整備
　(3) 安全な生活環境や遊び場の確保

（現厚生労働省），建設省（現国土交通省），自治省（現総務省）の6省合意により，少子化対策推進基本方針に基づく重点施策「新エンゼルプラン」（**表7-4**）が策定され子育て支援の充実が図られてきている．また，2005年度から5年間政府が取り組む少子化対策「子ども・子育て応援プラン」は，さらに進んで，企業や地域の取り組みを重視し，休日保育や一時預かり施設を大幅に増やすなど，目標を数値で示している（**表7-5**）．さらに，2010年から「子ども・子育てビジョン」として，社会全体で子育てを支え，「希望」がかなえられる社会をめざし，①子どもの育ちを支え，若者が安心して成長できる社会，②妊娠，出産，子育ての希望が実現できる社会，③多様なネットワークで子育て力のある地域社会，④男性も女性も仕事と生活が調和する社会（ワーク・ライフ・バランスの実現），の4つの政策の柱を示した．

表7-5 少子化社会対策大綱に基づく重点施策の具体的実施計画
（子ども・子育て応援プラン）

施策の内容・目標
1．若者の自立とたくましい子どもの育ち
1）若者の就労支援の充実　　　　　　3）体験活動を通じた豊かな人間性の育成
2）奨学金事業の充実　　　　　　　　4）子どもの学びの支援
2．仕事と家庭の両立支援と働き方の見直し
1）企業等におけるもう一段の取組の推進　　5）安心して妊娠・出産し働き続けられる職場環境の整備
2）育児休業制度等についての取組の推進
3）男性の子育て参加の促進　　　　　　　6）再就職等の促進
4）仕事と生活の調和のとれた働き方の実現
3．生命の大切さ，家庭の役割等についての理解
(1) 乳幼児とふれあう機会の拡大　　　　(3) 安心して子どもを生み育てることができる社会について地域住民や関係者が参加して共に考える機会の提供
(2) 生命の大切さや家庭の役割等に関する学校教育の充実
4．子育ての新たな支え合いと連帯
1）きめ細かい地域子育て支援の展開　　　(3) 障害児等への支援の推進
(1) 気軽に利用できる子育て支援の拠点の整備　5）いつでも安心して小児医療，母子保健医療が受けられる体制の整備
(2) 就学前の教育・保育の充実　　　　　(1) 子どもの病気に対し適切に対応できる体制整備
(3) 地域住民による主体的な子育て支援の促進
2）子育て家庭が必要なときに利用できる保育サービス等の充実　　(2) 子どもの健やかな成長の促進
(1) 待機児童ゼロ作戦のさらなる展開　　(3) 子どもの心と身体の問題への対応
(2) 放課後児童対策の充実　　　　　　　(4) 妊娠・出産の安全・安心の確保
(3) 多様な保育ニーズへの対応　　　　　(5) 不妊に悩む者への支援
3）家庭教育支援の充実　　　　　　　　　(6) 成育医療の推進
4）特に支援を必要とする子どもとその家庭に対する支援の推進　6）子育てに安心，安全な住まいやまちづくり
(1) 児童虐待防止対策の推進　　　　　　(1) 子育てに適した住宅の確保等の支援
(2) 母子家庭等ひとり親家庭への支援の推進　(2) 子育てバリアフリーなどの推進
(3) 子どもの安全の確保
7）経済的負担の軽減
・税制の在り方について検討

少子化社会対策会議，2004.12

2012年に成立した子ども・子育て支援法など，子ども・子育て関連3法に基づいた制度により，認定こども園の整備，子ども・子育て会議の設置，地域子ども・子育て支援事業の充実が図られた．2020年，少子化社会対策基本法に基づく総合的かつ長期的な少子化に対処する施策の指針として，第4次の少子化社会大綱が閣議決定され，以降，1. 結婚・子育て世代が将来にわたる展望を描ける環境をつくる，2. 多様化する子育て家庭のさまざまなニーズに応える，3. 地域の実情に応じたきめ細かな取り組みを進める，4. 結婚，妊娠・出産，子ども・子育てに温かい社会をつくる，5. 科学技術の成果など新たなリソースを積極的に活用する，という基本的な考えに基づき，少子化対

策が進められている．

2）健やか親子21

「健やか親子21」は，21世紀の母子保健の主要な取り組みを推進する国民運動計画であり，国民健康づくり運動である「健康日本21」の一翼を担うものである．その主要課題として，①思春期の保健対策の強化と健康教育の推進，②妊娠・出産に関する安全性と快適さの確保と不妊への支援，③小児保健医療水準を維持・向上させるための環境整備，④子どもの心の安らかな発達の促進と育児不安の軽減，がある．

2001年から2014年までの取り組み期間を終え，2014年に最終評価が行われたが，4つの主要課題に関連する69指標に関して，約8割の項目に一定の改善がみられた．この結果を踏まえ，健やか親子21（第2次）の検討がなされ，図7-2に示されるような3つの基盤課題と2つの重点課題があげられた．

父親の育児参加は，母親の育児不安の軽減や家族の絆・精神的基盤づくりに重要である．1994年に改正された「母子保健法」の中では，父親に対する保健指導が義務づけられた．

また，近年の児童虐待の増加も，子育て支援の重要課題である．子どもの生命・基本的人権を守るため，「児童虐待の防止等に関する法律」が2000年から成立施行された．

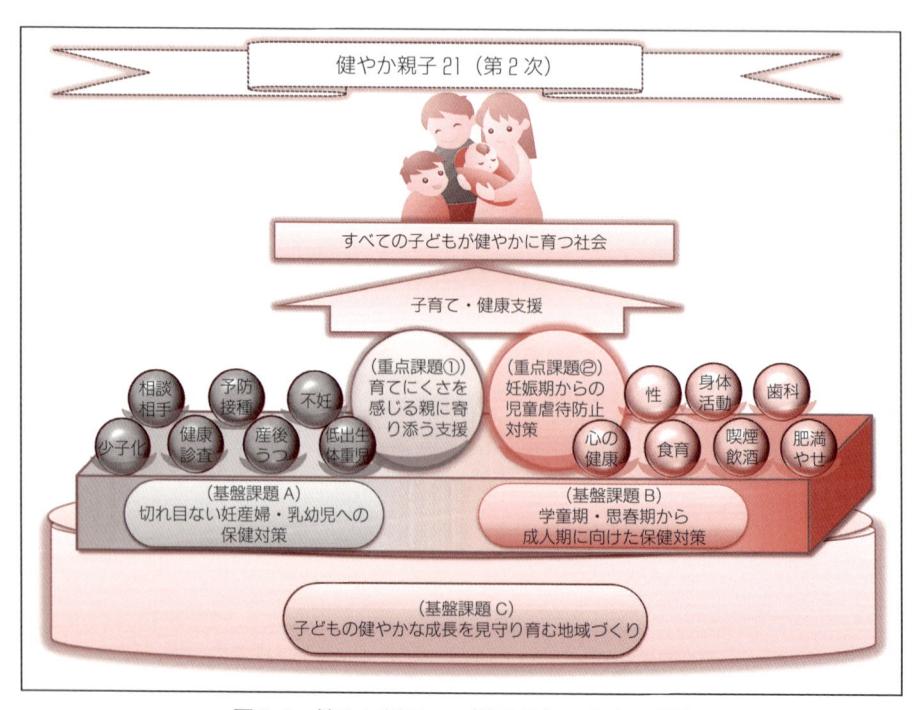

図7-2 健やか親子21（第2次）イメージ図

第8章 学校保健

1. 学校保健の意義
2. 学校保健とその構造
   1）学校保健とは　2）学校保健を担う人々　3）学校保健の構造
3. 保健教育
   1）保健教育の目的　2）保健学習の内容　3）保健学習の方法
   4）保健指導
4. 保健管理
   1）保健管理とは　2）健康診断　3）健康相談　4）学校環境衛生
5. 学校において予防すべき感染症
6. 学齢期の健康状態
   1）児童生徒の死亡の状況　2）児童生徒の身体の健康の状況　3）児童生徒の心の健康の状況

1．学校保健の意義

　　この世に生をうけた子どもたちが，自身の可能性を見出したり，人格を形成し，社会の一員となって活躍するために，学校は大きな役割を担っている．学校で1日の大半を過ごす子どもたちが安心して安全に学校生活を送り，心身ともに健やかに成長・発達していけるように，学校には子どもたちの健康やそれを支える環境を護り育む仕組みと活動がある．

　学校保健（school health）は，「学校教育法」第1条に明記された「幼稚園，小学校，義務教育学校，中学校，高等学校，中等教育学校，特別支援学校，大学および高等専門学校」等の学校に在籍する幼児，児童生徒，学生および教職員を対象として，教育の場で行われる保健活動である．その対象者は2023年時点で約1,985万人であり，全国民の1/6に及んでいる．

学校保健は公衆衛生の一分野であるが、児童生徒および教職員の実践的公衆衛生活動の側面と、その保健活動そのものを教育の一部として扱う理論的教育活動の側面を併せ持っている。児童生徒らが健康についての理解を深め、生涯を通じて健康で安全な生活を送るうえでの知識や態度や技能を身につけることは意義深い。

また、児童福祉法では「すべて児童は、ひとしくその生活を保障され、愛護されなければならない」とされ、さらに「すべての国民は、児童が心身ともに健やかに生まれ、且つ、育成されるよう努めなければならない」ともされている。このことから、学校保健は学校だけに閉じたものでなく、国民全体で取り組むべき課題であり、学校、家庭、地域社会の連携が必要不可欠であろう。

2. 学校保健とその構造

1）学校保健とは

日本国憲法第26条は、「すべての国民は、法律の定めるところにより、その能力に応じて、ひとしく教育を受ける権利を有する」と規定している。学校保健安全法第1条は「学校教育の円滑な実施とその成果の確保に資する」ことを目的に掲げている。教育は、教育基本法第1条にあるように「心身ともに健康な国民の育成」を目指している。したがって、「健康」は学校における教育の達成目標の一つであり、その目標を果たすために、学校は、学校保健の仕組みと活動によって、児童生徒と教職員の心身の健康の保持・増進を図り、児童生徒が生涯にわたって自らの健康を保持・増進していく健康管理能力の育成を行っている。学校保健は教育の場を支える活動であると同時に、「心身ともに健康な国民の育成」という教育活動そのものである。

2）学校保健を担う人々

学校保健を担う教職員および専門職には次のような職種がある。常勤教職員としては学校長、副校長、教頭、主幹教諭、指導教諭、保健主事、養護教諭、教諭、栄養教諭、非常勤職員として、学校医、学校歯科医、学校薬剤師、スクールカウンセラー、スクールソーシャルワーカー等があげられる。学校医、学校歯科医、学校薬剤師は学校三師と通称される。各職種の役割を**表8-1**に示す。

表 8-1 学校保健を担う教職員および専門職

職　種	主な職務
学校長	学校の最高責任者として学校保健活動を推進し，必要に応じ，学校三師[*1,2]や児童生徒の主治医などに意見を求め，実施の最終決定を行う（学校感染症発生時の出席停止措置など）．
保健主事	校長の監督のもと，学校における保健に関する事項の管理にあたる．学校保健計画の策定，学校保健委員会の運営にあたる．教諭または養護教諭が担当する．
養護教諭	児童生徒の養護をつかさどる．小・中学校と特別支援学校には必置．
特別支援教育コーディネーター	特別支援教育の推進のため，校長が教諭（養護教諭を含む）を指名する．関係機関や学校との連絡調整，保護者の相談窓口，ここの事例への対応を検討する会議や研修会の企画・運営を行う．
学校医[*]	学校保健計画・学校安全計画の立案に参与，学校環境衛生などの指導・助言，感染症の予防への指導・助言，健康相談，保健指導，健康診断，疾病の予防措置，救急処置などを行う．すべての学校に必置．
学校歯科医[*]	学校保健計画・学校安全計画の立案に参与，健康相談・保健指導・健康診断・疾病の予防措置などを行う．大学以外の学校に必置．
学校薬剤師[*]	学校保健計画・学校安全計画の立案に参与，学校環境衛生の指導・助言，健康相談・保健指導，保健管理の専門指導，環境衛生検査，医薬品などの管理の指導・助言を行う．大学以外の学校に必置．
学校看護師[*]	医療的ケアが必要な子どもたちが通う学校（主に特別支援学校）に配置され，医療的ケアを行う．
学校給食栄養管理者	義務教育の学校および共同調理場で学校給食の栄養に関する専門的事項（献立作成や衛生管理）などをつかさどる．
栄養教諭	食に関する指導（食育）と給食管理をつかさどる．学校給食を活用した食に関する実践的な指導を行う．
スクールカウンセラー[*]	臨床心理士，精神科医などが，児童生徒へのカウンセリングのほか，保護者・教職員に助言・援助を行う．予防活動や早期発見にもかかわる．中学校を拠点に小学校・高等学校への派遣など配置方法は多様．
心の教育相談員[*]	第三者的な存在として，生徒の相談に耳を傾け，気軽な話し相手となる．公立中学校に配置．
スクールソーシャルワーカー[*]	複雑な問題をかかえる児童，生徒について，関係機関と連携・調整をはかり，さまざまなはたらきかけを行い，問題の解決をはかる．また，教員に対してコンサルテーションも行う．教育委員会や学校など，配置方法は多様．

[*1] 学校医・学校歯科医・学校薬剤師を学校三師という．
[*2] 学校三師・学校看護師・スクールカウンセラー・心の教育相談員・スクールソーシャルワーカーは非常勤であることが多い．

（神馬征峰ほか：系統看護学講座 専門基礎分野 公衆衛生．第14版，医学書院，2020，p 317）

3）学校保健の構造

　　学校保健とは，文部科学省設置法4条12項によって「学校における保健教育および

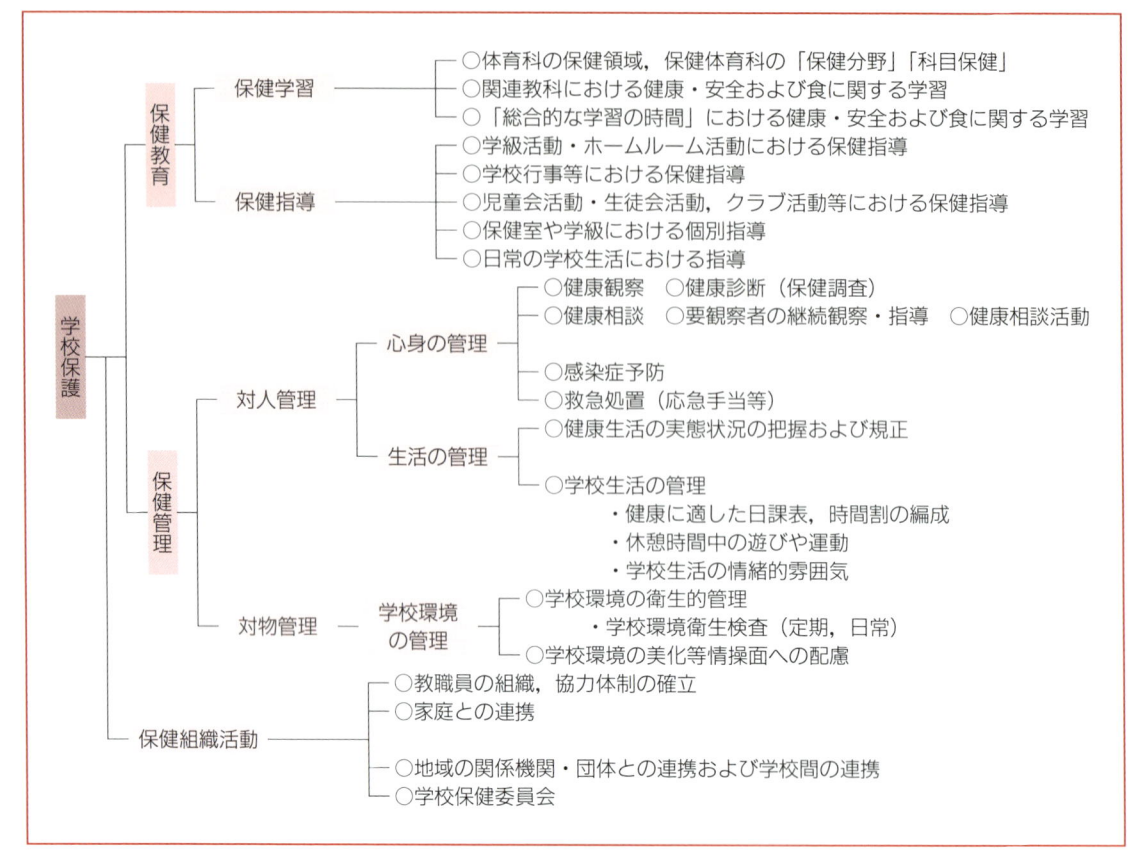

```
学校保健 ─┬─ 保健教育 ─┬─ 保健学習 ─┬─ ○体育科の保健領域，保健体育科の「保健分野」「科目保健」
          │             │              ├─ ○関連教科における健康・安全および食に関する学習
          │             │              └─ ○「総合的な学習の時間」における健康・安全および食に関する学習
          │             └─ 保健指導 ─┬─ ○学級活動・ホームルーム活動における保健指導
          │                            ├─ ○学校行事等における保健指導
          │                            ├─ ○児童会活動・生徒会活動，クラブ活動等における保健指導
          │                            ├─ ○保健室や学級における個別指導
          │                            └─ ○日常の学校生活における指導
          ├─ 保健管理 ─┬─ 対人管理 ─┬─ 心身の管理 ─┬─ ○健康観察　○健康診断（保健調査）
          │             │              │                 ├─ ○健康相談　○要観察者の継続観察・指導　○健康相談活動
          │             │              │                 ├─ ○感染症予防
          │             │              │                 └─ ○救急処置（応急手当等）
          │             │              └─ 生活の管理 ─┬─ ○健康生活の実態状況の把握および規正
          │             │                                └─ ○学校生活の管理
          │             │                                     ・健康に適した日課表，時間割の編成
          │             │                                     ・休憩時間中の遊びや運動
          │             │                                     ・学校生活の情緒的雰囲気
          │             └─ 対物管理 ─ 学校環境の管理 ─┬─ ○学校環境の衛生的管理
          │                                                 │     ・学校環境衛生検査（定期，日常）
          │                                                 └─ ○学校環境の美化等情操面への配慮
          └─ 保健組織活動 ─┬─ ○教職員の組織，協力体制の確立
                            ├─ ○家庭との連携
                            ├─ ○地域の関係機関・団体との連携および学校間の連携
                            └─ ○学校保健委員会
```

図 8-1　学校保健の仕組み
〔文部科学省：我が国の教育経験について―健康教育（学校保健・学校給食）より改変〕

保健管理をいう」と定められている．学校保健活動は，保健教育と保健管理の 2 領域に，それらを組織的・計画的に実践し，円滑に運営するための保健組織活動を加えた 3 領域で構成される（**図 8-1**）．

　保健教育とは，児童生徒の健康生活能力の発達を目指す保健学習と保健指導を示し，保健管理は児童生徒および教職員の健康の保持増進を目的とした実践的保健活動を示す．

　学校保健組織活動は，学校保健委員会，職員保健委員会，児童（生徒）保健委員会で運営される．学校保健委員会は，校長，保健主事，養護教諭，学校三師，栄養教諭，児童生徒の保健委員会代表，PTA 代表，教育委員会代表，保健所代表などが出席し，学校全体の保健管理活動が話し合われ，学校保健安全計画の立案・実施，関連機関・地域・課程との連携，保健衛生設備や環境の整備などについて定期的に検討を行うものである．職員保健委員会は職員の健康の保持増進のための保健管理活動が話し合われる．児童（生徒）保健委員会は，児童生徒の委員会活動の一部であり，教育活動の一環でも

ある.

3. 保健教育

1）保健教育の目的

　学校における保健教育の目的は，健康の基本原理についての理解を深め，健康問題を科学的に判断し，実際の生活場面で適切に判断し対処する能力を発達させ身につけていくことである．そのために，保健学習と保健指導の機能が必要になる．

　2020年からの新たな学習指導要領で，変化の激しいこれからの社会を生きていくために必要な資質・能力の総称である「生きる力」を育成する意義を捉え直し，教育課程の改善が図られるなか，現代的な諸課題の一つである「健康・安全・食に関する力」についての資質・能力は，学校における保健教育において身につけさせたい資質・能力とおおむね一致している．

　具体的には，情報化の進展によってさまざまな健康情報や性・薬物等に関する情報入手が容易なことから，健康情報や性の情報の正しい選択やそれに伴う適切な行動，薬物乱用防止等を徹底することが課題である．また，偏食や朝食欠食といった食習慣の乱れ等に起因する肥満や生活習慣病，食物アレルギー等の健康課題もみられる．がんや心疾患ならびに精神疾患といった現代的な疾病に対する予防の考え方として，一次予防（適切な食事，運動不足の解消，禁煙，ストレスコントロールといった保健行動や予防接種，環境改善など），二次予防（健康診断や検診等による病気の早期発見と早期治療など），三次予防（適切な治療による病気や障害の進行を防ぐこと，リハビリテーションなど）の内容の充実が求められる．

2）保健学習の内容

　保健学習では，小学校，中学校，高等学校の各段階を通じて，心身の発育発達，傷害防止と応急手当，心の健康，疾病の予防，健康な生活，健康と環境，生涯を通じた健康増進，社会生活と健康などの領域を体系的・系統的に指導し，発達段階に応じて「らせん」的に学習する（らせん型カリキュラム）．

　学習指導要領における各学校段階の保健学習の目標は，①小学校では健康な生活，自身の心身の発育発達，けがの防止などの安全，病気の予防の理解を促し，これらの資質

と能力を形成すること，②中学校では個人生活における健康・安全について理解し，健康についての自他の課題を発見し，生涯を通じて健康の保持増進が目指せる資質と能力を形成すること，③高等学校ではそれまでの学習を深め，保健の見方・考え方を働かせ，合理的，計画的な解決に向けた学習過程を通して，生涯を通じて個人および社会生活における健康・安全についての理解を深め，生涯を通じて自他の健康の保持増進やそれを支える環境づくりを目指せる資質と能力の形成，を期すことである．

　小学校では「体育」の保健領域で，中学校，高等学校は「保健体育」の教科で主に保健学習を行うが，「道徳」や「総合的な学習の時間」，その他関教科においても健康の課題が取り上げられており，横断的，総合的，探索的に保健学習を展開している．

3）保健学習の方法

　保健学習の方法は，保健の科学的知見に即して学習内容を概念化し，その概念を各学校段階の学習者に発達段階に応じて伝達し定着を図る系統学習（系統主義）と，学習者の身近な健康に関する課題解決を促し，具体的な活動や経験を通して学習内容を習得させる経験学習（経験主義）の2つの方法論に大別される．

　近年では，ライフスキル教育に代表される社会心理学や行動科学の技法であるロールプレイング，ディベート，ブレーンストーミングが導入されたり，グループディスカッション，シミュレーション，プレゼンテーション，フィールドワーク，ケースメソッド，グループワークなどの集団的学習法や，プロジェクト学習，課題解決学習などのアクティブラーニングの手法も取り入れられている．

4）保健指導

　保健指導は，児童生徒が日常に起こる具体的な健康問題を自分で判断し，処理することができるような実践的な能力や態度の育成を目指すもので，特別活動などの教科以外の学校教育活動全体を通して行われる，いわば保健面の生活指導である．学級や学年，生徒会やクラブ活動，運動会や文化祭など，集団に対して指導する集団的保健指導と，保健室登校児童生徒，問題行動児童生徒，不適応児童生徒など，児童生徒一人ひとりの健康や生活のあり方に即して指導する個別的保健指導の2つに分類される．

4．保健管理

1）保健管理とは

　学校保健安全法の第1条によれば，保健管理は，児童生徒および職員の健康の保持増進を図り，もって学校教育の円滑な実施とその成果の確保に資することを目的としている．保健管理は法令上，学校環境衛生，健康診断，健康相談，感染症予防などのことをいう．保健管理には対人管理と対物管理があり，対人管理には健康診断や健康相談や感染症予防などの心身の管理と，健康に適した時間割編成や休み時間に遊びや運動が行われているかの点検評価などの学校生活の管理がある．また，対物管理とは学校環境衛生や，美化による情操面の配慮などの学校環境の管理である．

　保健管理に関係する主な職員は，校長，保健主事，養護教諭，栄養教諭，学校医，学校歯科医，学校薬剤師である．

　年々，児童生徒の心身の健康が複雑・多様化してきており，特にいじめや不登校などの指導上の問題に適切に対応できるように指導体制の充実を図るため，保健主事は教諭に限らず養護教諭も充てることができるようになった．養護教諭は児童生徒の養護を司る教職員であり，児童生徒の心身の健康問題の窓口として保健教育活動に対する期待がますます高まっている．

2）健康診断

　健康診断には，就学時の健康診断，児童生徒等の定期・臨時の健康診断，職員の定期・臨時の健康診断があり，学校保健安全法に基づいて実施されている．

　就学時の健康診断は，小学校に入学する4か月前までに児の心身の健康状態を把握するもので，疾病異常を保有する児については治療の勧告などの指導を行い，健康な状態で就学を期すものである．

　定期の健康診断は，学校における保健管理，保健指導の中核をなし，毎学年6月30日までに実施する．定期の健康診断の目的は，①児童生徒の健康度と発育発達の度合いや推移を把握する，②児童生徒の疾病・異常の早期発見・進行やまん延の防止を図る，③児童生徒や保護者に，児童生徒の発育や健康状態を通知し，保健教育の機会とする，の3点があげられる．2024年4月現在の定期健康診断の検査項目と実施学年を**表8-2**に示す．

　臨時の健康診断の実施時期は，指定感染症流行時や食中毒発生時，風水害により感染

表8-2 定期健康診断の検査項目と実施学年

2024年4月現在

項　目	検査・診察方法			発見される疾病異常	幼稚園	小1	小2	小3	小4	小5	小6	中1	中2	中3	高1	高2	高3	大学
保健調査	アンケート				○	◎	◎	◎	◎	◎	◎	◎	◎	◎	◎	◎	◎	○
身　長				低身長等	◎	◎	◎	◎	◎	◎	◎	◎	◎	◎	◎	◎	◎	◎
体　重					◎	◎	◎	◎	◎	◎	◎	◎	◎	◎	◎	◎	◎	◎
栄養状態				栄養不良 肥満傾向・貧血等	◎	◎	◎	◎	◎	◎	◎	◎	◎	◎	◎	◎	◎	◎
脊柱・胸郭 四　肢 骨・関節				骨・関節の異常等	◎	◎	◎	◎	◎	◎	◎	◎	◎	◎	◎	◎	◎	△
視　力	視力表	裸眼の者	裸眼視力	屈折異常，不同視等	◎	◎	◎	◎	◎	◎	◎	◎	◎	◎	◎	◎	◎	△
		眼鏡等をしている者	矯正視力		◎	◎	◎	◎	◎	◎	◎	◎	◎	◎	◎	◎	◎	△
			裸眼視力		△	△	△	△	△	△	△	△	△	△	△	△	△	△
聴　力	オージオメータ			聴覚障害	◎	◎	◎	△	◎	△	◎	◎	△	◎	◎	△	◎	△
眼の疾病及び異常				感染性疾患，その他の外眼部疾患，眼位等	◎	◎	◎	◎	◎	◎	◎	◎	◎	◎	◎	◎	◎	◎
耳鼻咽喉頭疾患				耳疾患，鼻・副鼻腔疾患 口腔咽喉頭疾患 音声言語異常等	◎	◎	◎	◎	◎	◎	◎	◎	◎	◎	◎	◎	◎	◎
皮膚疾患				感染性皮膚疾患 湿疹等	◎	◎	◎	◎	◎	◎	◎	◎	◎	◎	◎	◎	◎	◎
歯及び口腔の疾患及び異常				むし歯，歯周疾患 歯列・咬合の異常 顎関節症症状・発音障害	◎	◎	◎	◎	◎	◎	◎	◎	◎	◎	◎	◎	◎	△
結核	問診・学校医による診察			結核		◎	◎	◎	◎	◎	◎	◎	◎	◎				
	エックス線撮影														◎			◎ 1学年 (入学時)
	エックス線撮影 ツベルクリン反応検査 喀痰検査等					○	○	○	○	○	○	○	○	○				
	エックス線撮影 喀痰検査・聴診・打診等														○			○
心臓の疾患及び異常	臨床医学的検査 その他の検査			心臓の疾病 心臓の異常	◎	◎	◎	◎	◎	◎	◎	◎	◎	◎	◎	◎	◎	◎
	心電図検査				△	◎	△	△	△	△	△	◎	△	△	◎	△	△	△
尿	試験紙法	蛋白等		腎臓の疾患	◎	◎	◎	◎	◎	◎	◎	◎	◎	◎	◎	◎	◎	△
		糖		糖尿病	△	◎	◎	◎	◎	◎	◎	◎	◎	◎	◎	◎	◎	△
その他の疾患及び異常	臨床医学的検査 その他の検査			結核疾患，心臓疾患 腎臓疾患，ヘルニア 言語障害，精神障害 骨・関節の異常 四肢運動障害	◎	◎	◎	◎	◎	◎	◎	◎	◎	◎	◎	◎	◎	◎

注　◎はほぼ全員に実施されるもの　○は必要時または必要者に実施されるもの　△は検査項目から除くことができるもの

(国民衛生の動向 2024/2025)

症の発生の恐れがあるとき，夏休みの直前直後，結核，寄生虫病その他の疾病の有無について検査を行う必要があるときなどである．

3）健康相談

　学校保健安全法第8条では「学校においては，児童生徒の心身の健康に関し，健康相談を行うものとする」と示され，第9条では「養護教諭その他職員は，相互に連携して，健康相談又は児童生徒等の健康状態の日常的な観察により，児童生徒等の心身の状況を把握し，健康上の問題があると認められるときは，遅滞なく，当該児童生徒等に対して必要な指導を行うとともに，必要に応じ，その保護者に対して必要な助言を行うものとする」と示されている．従来，健康相談は学校医や学校歯科医が行うものとして扱われてきたが，養護教諭およびすべての関係職員が学校三師や関連医療機関と連携して遂行するものと位置づけられた．

　また，近年メンタルヘルスに関する健康課題が多様化・深刻化している．このような心理的要因の強い症状や訴えに対して，非常勤ではあるがスクールカウンセラーの役割も重要である．スクールカウンセラーは1995年，文部科学省の「スクールカウンセラー事業」を発端に配置され，その8割以上が臨床心理士である．

4）学校環境衛生

　1964年，学校保健法に基づき，学校環境衛生の基準が定められ，飲料水の水質検査をはじめとする定期・臨時の環境衛生検査，事後措置，日常における環境衛生活動が実施されてきた．その後数次の改訂がなされたが，ガイドラインにすぎなかったため，2009年に「学校環境衛生基準」として改訂・整備され，2018年にも一部改正された．

　環境衛生検査として検査すべき項目には，①教室などの環境（換気，湿度，採光，照明，騒音），②飲料水などの水質および施設・設備，③学校の清潔，ネズミ，衛生害虫などおよび教室などの備品の管理，④水泳プール（水質，施設・設備の衛生状態），などが定められている．これらの検査は原則として学校薬剤師によって毎年定期的に実施されるが，必要があるときは臨時に実施することができる（学校保健安全法施行規則）．各検査の要点と具体的内容，検査基準の主な内容を表8-3に示した．

表 8-3 学校環境衛生基準の主な内容（抜粋）

		基　準
教室などの環境	換気および保温など	換気：CO_2は 1,500 ppm 以下，温度：18℃以上，28℃以下，相対湿度：30％以上 80％以下，浮遊粉じん：0.10 mg/m³ 以下，気流：0.5 m/秒以下，CO：6 ppm 以下，ホルムアルデヒド：100 μg/m³以下，他
	採光および照明	普通教室および黒板の照度は 500 ルクス以上，コンピュータ教室などは 500〜1,000 ルクス，テレビ・ディスプレイ画面は 100〜500 ルクス
	騒音	教室内における騒音レベルは，窓を閉じているときは L_{Aeq}50 dB（デシベル）以下，窓を開けているときは L_{Aeq} 55 dB 以下
飲料水などの水質および施設・設備	水質（水道法水質基準による）・設備の衛生状態	遊離残留塩素：0.1 mg/L 以上，味・臭気：異常でないこと，pH 値：5.8 以上 8.6 以下，大腸菌：検出されないこと，塩化物イオン：200 mg/L 以下，有機物：3 mg/L 以下，他
学校の清潔，ネズミ，衛生害虫などおよび教室などの備品の管理	学校の清潔	大掃除：定期的に行われていること 雨水の排水溝など：泥や砂などが堆積していないこと
	ネズミ，衛生害虫など	校舎，校地内にネズミ，衛生害虫などの生息が認められないこと
	教室などの備品の管理	黒板面の色彩：無彩色にあっては，明度 3 以下，有彩色にあっては，明度・彩度 4 以下
水泳プール	水質・設備の衛生状態	遊離残留塩素：0.4 mg/L 以上，pH 値：5.8 以上 8.6 以下，大腸菌：検出されないこと，有機物：12 mg/L 以下，濁度：2 度以下，他

L_{Aeq}：等価騒音レベル（一定時間測定したあと，値を積分し，時間で除したもの）

（小山　洋監修：シンプル衛生公衆衛生学 2024．南江堂，p 277，2024）

5．学校において予防すべき感染症

　感染症の流行は学校の教育活動に大きな影響を及ぼす．現に，2020 年初頭から始まった新型コロナウイルス感染症の世界的なパンデミックを受け，日本の学校現場は同年 3 月に臨時休校を余儀なくされ，夏休みの短縮，カリキュラムの見直し，遠隔授業などの対策がなされるなど，これまでに例のない状況に陥っている．

　学校において感染予防に努めなければならない感染症については，学校保健安全法施行規則第 18 条によって 3 種類に分類し，出席停止の期間の基準を定めている（**表 8-4**）．

　児童生徒に多発しやすいインフルエンザ，風疹，麻疹，水痘，流行性耳下腺炎などの感染症は，大部分が学校で感染し，家庭に持ち込まれ，地域に広がる恐れがあることか

表 8-4 学校において予防すべき感染症

2023 年 5 月改正

	感染症の種類	出席停止の期間の基準	考え方
第一種[1]	エボラ出血熱，クリミア・コンゴ出血熱，痘そう，南米出血熱，ペスト，マールブルグ病，ラッサ熱，急性灰白髄炎，ジフテリア，重症急性呼吸器症候群[2]，中東呼吸器症候群[3] および特定鳥インフルエンザ[4]	治癒するまで	感染症法の一類感染症および二類感染症（結核を除く）
第二種	インフルエンザ（特定鳥インフルエンザおよび新型インフルエンザ等感染症を除く）	発症した後 5 日を経過し，かつ解熱した後 2 日（幼児にあっては，3 日）を経過するまで	空気感染または飛沫感染する感染症で児童生徒のり患が多く，学校において流行を広げる可能性が高いもの
	百日咳	特有の咳が消失するまでまたは 5 日間の適正な抗菌性物質製剤による治療が終了するまで	
	麻しん	解熱した後 3 日を経過するまで	
	流行性耳下腺炎	耳下腺，顎下腺または舌下線の腫脹が発現した後 5 日を経過し，かつ全身状態が良好になるまで	
	風しん	発しんが消失するまで	
	水痘	すべての発しんが痂皮化するまで	
	咽頭結膜熱	主要症状が消退した後 2 日を経過するまで	
	新型コロナウイルス感染症[5]	発症した後 5 日を経過し，かつ，症状が軽快した後 1 日を経過するまで	
	結核 髄膜炎菌性髄膜炎	病状により学校医その他の医師において感染のおそれがないと認めるまで	
第三種	コレラ，細菌性赤痢，腸管出血性大腸菌感染症，腸チフス，パラチフス，流行性角結膜炎，急性出血性結膜炎，その他の感染症	病状により学校医その他の医師において感染のおそれがないと認めるまで	学校教育活動を通じ，学校において流行を広げる可能性があるもの

資料　学校保健安全法施行規則などにより作成

注　1) 感染症の予防及び感染症の患者に対する医療に関する法律 6 条 7 項から 9 項までに規定する新型インフルエンザ等感染症，指定感染症および新感染症は，第一種の感染症とみなす．
　　2) 病原体がベータコロナウイルス属 SARS コロナウイルスであるものに限る．
　　3) 病原体がベータコロナウイルス属 MERS コロナウイルスであるものに限る．
　　4) 感染症の予防及び感染症の患者に対する医療に関する法律 6 条 3 項 6 号に規定する特定鳥インフルエンザをいう．なお，現時点で病原体の血清亜型は H5N1 および H7N9．
　　5) 病原体がベータコロナウイルス属のコロナウイルス（2020 年 1 月に，中華人民共和国から世界保健機関に対して，人に伝染する能力を有することが新たに報告されたものに限る）であるものに限る．

（国民衛生の動向 2024/2025）

ら，学校における適切な予防措置が必要不可欠である．具体的には，学校保健安全法第19条に定めるところにより，校長は感染症にかかっている者，その疑いのある者およびかかる恐れのある者の出席を停止させることができる．また，同法第20条において，感染症予防上必要があるときは，学校の設置者は，臨時に，学校の全部または一部を臨時休業（一般的には「学校閉鎖」「学級閉鎖」などとよばれる）にすることができる．さらに，学校保健安全法施行規則第21条において，校長は，学校内に，感染症の病毒に汚染し，または汚染した疑いのある物件があるときには，消毒その他適当な処置を行う等の予防措置が講じられるとしている．

文部科学省は2020年9月に『学校における新型コロナウイルス感染症に関する衛生管理マニュアル～「学校の新しい生活様式」～』を発表し，新型コロナウイルス対策の具体的方法を示した．

表8-5 特定死因の死亡者数（児童生徒関係）の推移

(単位 人)

	死亡総数(死亡率)	(再掲)						
		悪性新生物〈腫瘍〉	心疾患	肺炎	腎不全	自殺	不慮の事故	(再掲)交通事故
5～9歳								
2010年	480	107	26	22	—	—	125	56
15	452	100	26	25	—	1	87	37
19	379	86	18	4	2	—	56	21
20	306 (6.1)	77	19	8	2	—	49	22
10～14歳								
2010年	553	116	42	14	2	63	121	45
15	470	107	18	11	—	89	74	25
19	426	98	20	4	—	90	53	12
20	426 (8.0)	82	27	6	2	122	53	13
15～19歳								
2010年	1 422	150	62	18	2	451	424	292
15	1 220	147	52	13	—	447	288	199
19	1 177	126	37	7	—	563	204	132
20	1 262 (22.5)	110	46	2	2	641	230	133

資料　厚生労働省「人口動態統計」
注　（　）内は人口10万対の死亡率である．

(国民衛生の動向 2022/2023)

6. 学齢期の健康状況

近年の少子高齢化，情報化，国際化の進展により，児童生徒の社会環境や生活様式は急激に変化している．これにともない，児童生徒の心身の健康課題は，より複雑かつ高度化している．いじめや不登校などの心の健康問題，自殺や性に関する問題，喫煙・飲酒・薬物乱用などの危険行動，生活習慣病の若年化，犯罪や事件への遭遇による心身の健康問題など，社会の情報化やグローバル化がこれらの健康問題の発生と広がりに拍車をかけている．ここではこれら健康課題の現状を概観する．

1）児童生徒の死亡の状況

児童生徒の年齢に該当する5～19歳は，もっとも死亡率の低い年齢層である．主な死因は，不慮の事故，自殺，悪性新生物，心疾患である．2023年の5～19歳の死亡者数は2,104人であり，医学的対応のみではその予防が十分にできない死因（不慮の事故，自殺）が1,041人とその半数程度を占めているのがこの年齢層の特徴である（**表8-5**）．

学校管理下での事故等による死亡の現状は，日本スポーツ振興センターの調査によれ

表8-6 日本スポーツ振興センターの死亡見舞金給付状況（死因別）

2022年度

	総数	構成割合(%)	小学校	中学校	高等学校等	高等専門学校	幼稚園	幼保連携型認定こども園	保育所等
総　数	41	100.0	8	10	21	1	―	―	1
突然死	13	31.7	3	1	8	1	―	―	―
心臓系	6	14.6	1	―	4	1	―	―	―
中枢神経系（頭蓋内出血）	5	12.2	2	1	2	―	―	―	―
大血管系など	2	4.9	―	―	2	―	―	―	―
頭部外傷	8	19.5	1	2	5	―	―	―	―
溺　死	1	2.4	―	―	―	―	1	―	1
頸髄損傷	1	2.4	1	―	―	―	―	―	―
窒息死（溺死以外）	4	9.8	1	2	1	―	―	―	―
内臓損傷	4	9.8	―	2	2	―	―	―	―
熱中症	―	―	―	―	―	―	―	―	―
全身打撲	7	17.1	2	2	3	―	―	―	―
電撃死	―	―	―	―	―	―	―	―	―
焼　死	―	―	―	―	―	―	―	―	―
その他	3	7.3	―	1	2	―	―	―	―

資料　日本スポーツ振興センター　学校安全web

（国民衛生の動向 2024/2025）

表8-7 主な疾病・異常被患率の推移

(単位 %)

	裸眼視力1.0未満の者	耳疾患	鼻・副鼻腔疾患	むし歯（う歯）	心電図異常	蛋白検出の者	ぜん息
幼　稚　園							
2005年度	20.4	2.1	3.2	54.4	…	0.6	1.6
10	26.4	3.3	3.4	46.1	…	1.0	2.7
15	26.8	2.2	3.6	36.2	…	0.8	2.1
20	27.9	2.0	2.4	30.3	…	1.0	1.6
21	24.8	2.0	3.0	26.5	…	0.7	1.5
22	25.0	2.4	3.0	24.9	…	0.9	1.1
小　学　校							
2005年度	26.5	4.5	11.2	68.2	2.4	0.6	3.3
10	29.9	5.4	11.7	59.6	2.5	0.8	4.2
15	31.0	5.5	11.9	50.8	2.4	0.8	4.0
20	37.5	6.1	11.0	40.2	2.5	0.9	3.3
21	36.9	6.8	11.9	39.0	2.5	0.9	3.3
22	37.9	6.6	11.4	37.0	2.6	1.0	2.9
中　学　校							
2005年度	47.8	2.8	10.6	62.7	3.2	2.1	2.7
10	52.7	3.6	10.7	50.6	3.4	2.6	3.0
15	54.1	3.6	10.6	40.5	3.2	2.9	3.0
20	58.3	5.0	10.2	32.2	3.3	3.3	2.6
21	60.7	4.9	10.1	30.4	3.1	2.8	2.3
22	61.2	4.8	10.7	28.2	3.2	2.9	2.2
高　等　学　校							
2005年度	58.4	1.3	8.1	72.8	3.2	1.8	1.7
10	55.6	1.6	8.5	60.6	3.2	2.8	2.1
15	63.8	2.0	7.3	52.5	3.3	3.0	1.9
20	63.2	2.5	6.9	41.7	3.3	3.2	1.8
21	70.8	2.5	8.8	39.8	3.2	2.8	1.7
22	71.6	2.3	8.5	38.3	3.0	2.8	1.7

資料　文部科学省「学校保健統計調査」
注　心電図異常については，小学校，中学校および高等学校の第一学年に実施している．

（国民衛生の動向 2024/2025）

ば，突然死が最多となっている（**表8-6**）．なお，第三者から損害賠償が支払われたため，同センターの死亡見舞金を給付しなかった場合は，供花料を支給しているが，ほとんどが通学中における自動車事故による死亡で，自動車損害賠償法により損害賠償が支払われたものである．

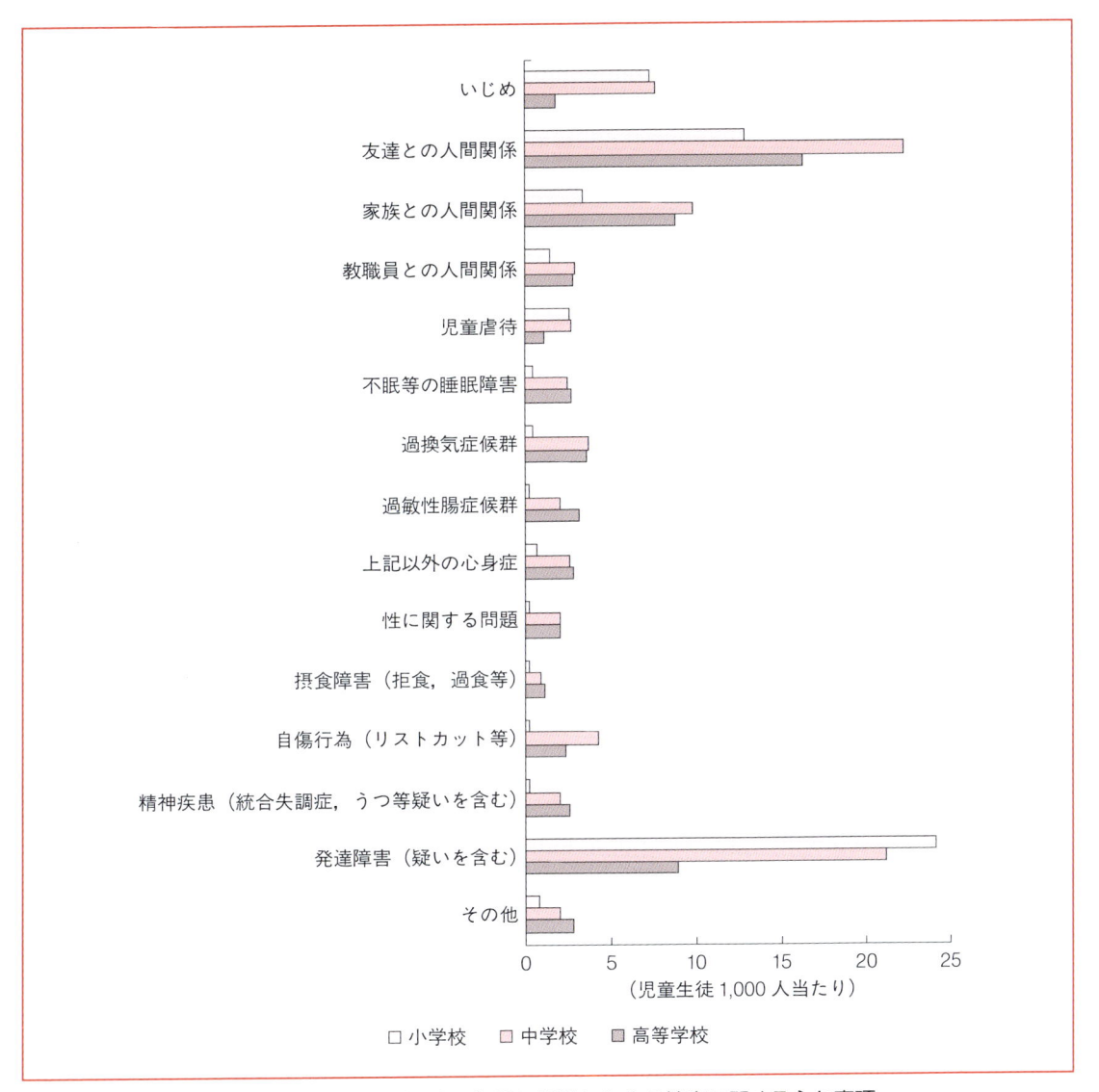

図8-2 養護教諭が過去1年間に把握した心の健康に関する主な事項
〔公益財団法人日本学校保健会:保健室利用状況に関する調査報告書(平成28年度調査結果), 2018より作成〕

交通事故防止対策としては,小学生低学年児童への「横断の仕方」の教育や,中学生・高校生生徒への自転車乗車中の「交通ルールの遵守」の教育や「ヘルメット着用」の推進などがあげられる.自殺予防については,新学習指導要領による,自他の生命を尊重する心を育てることを重視した教育の実施や,保健所と教育委員会が協働した自殺予防テキストの作成や,中学生にゲートキーパー養成講座を行ったりするなど,自分だけでなく,友人の危機にも適切に対処できる自殺予防教育が実践されている.

2）児童生徒の身体の健康の状況

　学校保健統計調査は，学校における定期健康診断の結果についての抽出調査で，児童生徒の主な疾病・異常の推移を**表**8-7のようにまとめている．主な疾病・異常の被患率は，幼稚園児，小学生でう歯（むし歯）がもっとも多く，中学生・高校生では裸眼視力 1.0 未満がもっとも多い．近年う歯の被患率は減少傾向であるが，裸眼視力 1.0 未満の被患率は増加傾向である．

3）児童生徒の心の健康の状況

　児童生徒は，発育発達の過程でさまざまな葛藤を抱え，時にそれは，攻撃性や非社会性として表れることがある．攻撃性が外に向いた場合，反社会行動，家庭内暴力，いじめなど，内に向いた場合，不登校や引きこもりの形で発現される．

　2016 年の日本学校保健学会「保健室利用状況に関する調査報告書」によれば，保健室利用の背景の 4 割以上が心に関する問題であり，身体に関する問題を上回っていた．心の健康問題は，思春期をむかえる中学校から多様になる（**図**8-2）．これらの問題は，養護教諭のみでは解決が困難であることから，医療機関や関連機関の専門家による助言（スーパーバイズ supervise）や支援を受け，組織的に対応することが重要である．

第9章 成人・高齢者保健

1. 成人・高齢者保健の意義
2. 加齢と老化
3. 生活習慣病の特徴と対策
   1) 悪性新生物の予防と対策　2) 心臓疾患の予防と対策　3) 高血圧・脳卒中の予防と対策〔(1)高血圧／(2)脳卒中〕　4) そのほかの生活習慣病（成人病）の予防と対策〔(1)糖尿病／(2)前立腺肥大〕
4. 高齢者の保健福祉対策
   1) 高齢者の医療の確保に関する法律（高齢者医療確保法）　2) 老人福祉法
5. 介護保険
6. 難病対策の現状

1. 成人・高齢者保健の意義

　　成人・高齢者保健は成人期，老人期に多発する疾病の発生予防，早期診断と早期治療，進行防止，再発防止，続発症や合併症の防止などを目的とするが，さらに積極的に成人期，老人期における健康の保持増進をはかるものである．

　　ここでいう成人とは40歳より上の年齢で，上限は65歳と一般的に理解されている．すなわち，成人期とは40～65歳の壮・中年期から初老期と理解すればよい．

　　成人期には身体生理機能の衰退がはじまる．とはいえ，この時期は人生最大の知的活動時期であり，家庭生活のみならず一般社会における経済的義務と責任が最大で，きわめて生産的な時期である．この時期に病に倒れることは，家庭や社会にとって大きな損失となる．したがって，この時期における疾病発生予防と健康増進を積極的にはかることは大変意義深い．

　　成人保健には，それ以前の青年期はもちろん，小児や幼児の時期からの保健活動がか

表9-1 わが国の人口の年齢3区分別人口・構成割合および諸指標の年次比較

(各年10月1日現在)

	年齢3区分別人口（千人）				年齢3区分別構成割合（%）				指　数[3)]			
	総数	年少人口(0〜14歳)	生産年齢人口(15〜64歳)	老年人口(65歳以上)	総数	年少人口(0〜14歳)	生産年齢人口(15〜64歳)	老年人口(65歳以上)	年少人口指数	老年人口指数	従属人口指数	老年化指数
1950	83,200	29,428	49,658	4,109	100.0	35.4	59.7	4.9	59.3	8.3	67.5	14.0
1960	93,419	28,067	60,002	5,350	100.0	30.0	64.2	5.7	46.8	8.9	55.7	19.1
1970	103,720	24,823	71,566	7,331	100.0	23.9	69.0	7.1	34.7	10.2	44.9	29.5
1980	117,060	27,507	78,835	10,647	100.0	23.5	67.4	9.1	34.9	13.5	48.4	38.7
1990	123,611	22,486	85,904	14,895	100.0	18.2	69.7	12.1	26.2	17.3	43.5	66.2
2000	126,926	18,472	86,220	22,005	100.0	14.6	68.1	17.4	21.4	25.5	46.9	119.1
2010	128,057	16,803	81,032	29,246	100.0	13.2	63.8	23.0	20.7	36.1	56.8	174.0
2015	127,095	15,951	77,354	33,790	100.0	12.6	60.9	26.6	20.6	43.7	64.3	211.8
2020	126,146	15,032	75,088	36,027	100.0	11.9	59.5	28.6	20.0	48.0	68.0	239.7
2022[※]	124,947	14,503	74,208	36,236	100.0	11.6	59.4	29.0	19.5	48.8	68.4	249.9
2023[※]	124,352	14,173	73,952	36,227	100.0	11.4	59.5	29.1	19.2	49.0	68.2	255.6

注 1) 2010年までの国勢調査値には総数に年齢不詳を含む．年齢3区分別人口には年齢不詳の按分はなく，構成割合は年齢不詳を除いた人口を分母として算出している．2015年，2020年は年齢不詳補完値による．

2) 年少人口指数 $= \dfrac{年少人口}{生産年齢人口} \times 100$　　老年人口指数 $= \dfrac{老年人口}{生産年齢人口} \times 100$

　　従属人口指数 $= \dfrac{年少人口 + 老年人口}{生産年齢人口} \times 100$　　老年化指数 $= \dfrac{老年人口}{年少人口} \times 100$

資料：総務省統計局「国勢調査報告」，※「人口推計（2022年10月1日現在）」

(国民衛生の動向 2024/2025)

かわってくる．さらに成人期の保健活動そのものが，その後の老人期の健康に重大な影響を及ぼすことになる．

　20世紀後半，先進諸国では，結核などの感染症は大きく減少し，がん，循環器疾患，糖尿病などの慢性非感染性疾患が疾病死亡の大部分を占めるようになった．わが国においても，戦後から現在までの疾病構造の著しい変化，すなわち感染性疾患の頻度の漸減と慢性非感染性疾患の漸増がみられた．感染性疾患での死亡率の低下は，乳幼児や青年の死亡を著しく減少させ，人口に占める中高年齢者の割合を増加させた（**表9-1**）．

　がん，循環器疾患，糖尿病など疾病の発症率は，ほとんどの場合，加齢とともに，特に40代から大きく増加することから「成人病」と総称された．しかし，これら成人病の医学研究が進むに従い，その成因は，誕生から現在に至る数十年に形成された個々人の生活習慣（ライフスタイル）と遺伝的素因が複雑に交絡し，加齢による効果と相まって発症する事実が明らかとなってきた．したがって，生活習慣の改善は成人病の発症・進行を予防することができる．このことを国民全体に周知させるため，1997年，厚生省公衆衛生審議会の提案により「生活習慣病」という言葉が使われるようになった．

生活習慣病は感染症と比較し，その対策が立てにくい．感染症は，それぞれの病原体が環境での感染経路を経て人間に届き，それぞれに特徴ある感染・発病を起こす．つまり原因と結果との関係が一対一ではっきりしており，予防対策を立てやすい．しかし生活習慣病は，先に述べたように，多数の環境要因や生活行動・習慣が総合的に作用し，加齢による心身の変化を修飾して生じるものである．この変化は連続的であり，正常と異常あるいは健康と疾病との区別がかならずしも明確でない．大部分の成人は，健康と疾病の間の灰色の部分に位置づけられる．この加齢による変化は，ほぼそのまま老年期に持ち越され，老人病の基礎をつくる．たとえば動脈硬化は治癒することなく進行して，老年期に至って脳卒中などをもたらす．

　生活習慣病予防対策は，幼児期からはじめるとよい．小児期につくられた心身（たとえば児童の肥満傾向）と生活習慣は，そのまま成人に持ち越されるからである．生活習慣病対策は，食生活と生活行動を適正化して，心身の成人病的変化をできるだけ先に延ばすようにすることである．

　すなわち，生活習慣病予防対策として，
① 食生活の適正化
② 運動・活動などによる心身の調整
③ 休養・睡眠・生活時間などの適正化
④ 物理的・精神的ストレスの回避あるいは解消
⑤ 飲酒・喫煙のコントロール
⑥ 定期的なヘルスチェックを受け，ライフスタイルを再設計すること

などが挙げられる．これらの予防対策は生活管理を中心とするものであり，早く老化するのを防ぎ，健やかに老いることをめざしている．

　健康診断で異常が発見された場合，治療とともに生活指導を行う．生活習慣病の多くは慢性疾患なので，疾病をもったまま暮らしていくことが必要になる．

　老人とはふつう65歳以上の者をいうが，老化度や能力には個人差が大きい．老人は病気がちといわれるように，本人は健康だと思っていても，何らかの疾病や異常をもっており，その割合は約半数にのぼる．

　老人の有訴者率と通院者率は**表**9-2のようで，60歳代以上の年齢層はそれ以下と比べると高いことがはっきりしている．国民医療費の約60％を，全人口の約25％を占める老年人口が使っている．

　また，65歳以上で在宅の「寝たきり老人」は，核家族，単独世帯の増加と都市化によって増加し，全国で300万人以上いると推定されている（2020年，厚生労働省）．寝たきりの原因としては，脳血管疾患によるものが約3分の1から半数を占めてもっとも多く，そのほか，骨粗鬆症による骨折，高血圧，リウマチ，神経痛，老衰などがある．

表 9-2 男子年齢階級別の有訴者率（人口千対）と通院者率（人口千対）

年齢（歳）	有訴者率（2022年）	通院者率（2022年）
総数	246.7	401.9
9歳以下	132.9	144.4
10〜19	112.1	141.3
20〜29	121.3	128.3
30〜39	168.9	187.4
40〜49	189.3	265.1
50〜59	225.4	408.5
60〜69	299.5	596.8
70〜79	389.0	710.4
80歳以上	485.3	740.0

注）総数には年齢不詳を含む．
資料：厚生労働省「国民生活基礎調査」
（国民衛生の動向 2024/2025 より作成）

認知症高齢者は，156万人いると推定されている（2000年）．

2．加齢と老化

　人間を含むすべての生物の形態や機能は，時間の経過ともに変化し，やがて生命の終わりを経験する．個体の誕生から死に至るまでの変化，すなわち発生，成長，成熟，退縮，そして死亡に至る時間経過に従って起こるすべての変化を加齢現象という．
　一方，老化とはその退縮に注目したものである．老年学では，老化を4つの観点からとらえている．①心身に有害性のもの，②進行性のもの，③内因性のもの，④普遍性のもの，である．
　要するに，加齢とは時間経過とともに生物に生じる変化の総称（良いもの，悪いもの双方含む）であるが，老化とは非可逆的な退行性・有害性の変化が時間に依存して強まっていく過程をいう．老化には，形態と機能の変化があり，臓器や組織の細胞数の減少，白髪，しわなどが前者であり，各種の生理機能（基礎代謝，反応速度，眼調節能力，聴力など）や運動機能（筋力，調整力など）の低下が後者である．しかしながら，加齢とともにすべての能力が低下するわけでなく，豊富な人生経験を基に，社会的技能，人生観・人生哲学，さらに表現力（芸術性など）が成熟し，高まる高齢者も少なくない．
　以上のような老化現象はすべての人に共通して進行するものであるが，老化の進行程度は個人差がある．年齢を重ねても心身の機能の低下が少ない状態のことをサクセスフ

ル・エイジングという．

　加齢に伴って成人・老年期に増加する疾病として先に述べた生活習慣病があるが，次に説明する．

3．生活習慣病の特徴と対策

1）悪性新生物の予防と対策

　悪性新生物とはいわゆるがんのことで，胃，大腸，子宮，乳房，気管・気管支・肺，血液などの臓器に，それぞれの細胞ががん化して異常増殖し，転移を起こし，ついには死に至るもので，中高年者に多い．がんの原因は，電離放射線，紫外線，発がん物質など，その環境起因性がはっきりしているものもある．小児のがんは，環境要因よりも先天的要因の関与が大きい．臓器の老化に伴って突然変異を起こす細胞数が増えたり，その細胞の増殖を抑える力が小さくなることも，中高年者にがんが多い理由といえる．

　わが国のがん死亡率は，1981年より脳卒中を抜いて死因の第1位となり，また全死亡者の約30％を占めるに至った（2023年は24.3％）．

　わが国のがん死亡率（2022年，人口10万対）は，男性で385.4，女性で197.4と性差が大きい．がんによる死亡は脳卒中と異なり，社会的にも家庭的にも重要な役割を担っている働き盛りの年齢層にも多いので，大きな損失を与える．

　がんの部位別では，多いほうから男性では気管・気管支および肺，大腸，胃，膵，結腸の順，女性で大腸，気管・気管支および肺，膵，乳房，結腸の順である．したがって，スクリーニングが有効な胃・呼吸器・大腸をがんの集団検診で扱うことは意義深い．図9-1にみるように，男女とも胃がんははっきり減少傾向にある．胃がんは欧米に少ないし，ハワイ在住の日本人およびその二世にも少ないことから，食生活が関係している．わが国の食生活の改善と欧風化が，胃がんの死亡率を低下させたといえる．しかし食生活の欧風化は，欧米に多い大腸・膵臓・前立腺がんを日本で増加させている．女性の子宮がんも減少傾向にある．

　他方，肺がん（気管・気管支・肺がん）は，男女とも1998年ごろまで大きく上昇していたが，近年は横ばいとなっている．悪性新生物死亡全体に占める割合は，2024年は男23.9％，女14.2％となっている．

　欧米と比較すると部位別には，わが国は胃がんが多く，肺，乳房のがんが少ない．

　都道府県別のがん死亡率をみると，胃がんは秋田，島根，山形に多く，肺がんは北海

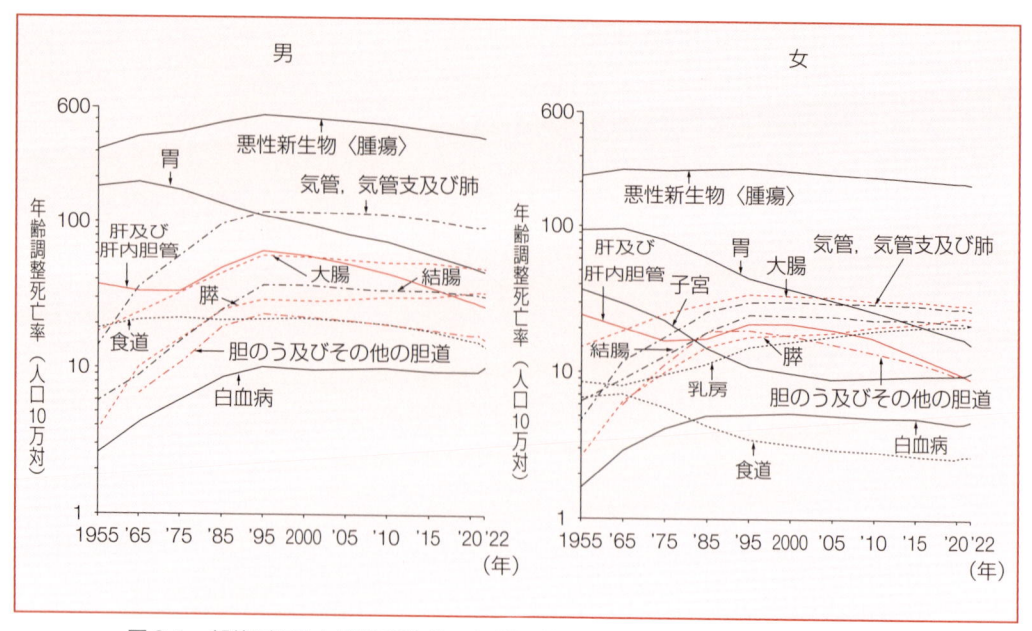

図9-1 部位別にみた悪性新生物の年齢調整死亡率（人口10万対）の年次推移

注 1）大腸は，結腸と直腸S状結腸移行部および直腸とを示す．ただし，1965年までは直腸肛門部を含む．
    2）年齢調整死亡率の基準人口は「2015年モデル人口」である．

資料　厚生労働省「人口動態統計」

（国民衛生の動向2024/2025をもとに作成）

道，青森，和歌山に多く，乳がんは青森，岩手，山口に多く，子宮がんは青森，宮崎，島根に多い（2022年）．

　これまでの疫学的知見から，がんの危険要因（リスク・ファクター）の概要がわかる．胃がんの危険要因は，食生活では塩乾魚や塩漬野菜の多い日本の伝統的食事，経済的には低所得集団，年齢では40歳以上などである．焼き肉・焼き魚のこげのなかのアミノ酸の熱分解産物に，強い発がん性をもつ物質がある．

　肺がんと喫煙との関係は，喫煙本数に比例して肺がん死亡率が高くなるという明らかな量反応関係がある．クロム，ニッケル，石綿（アスベスト）取り扱い作業者の職業性肺がんも，よく知られている．喫煙と都市の大気汚染とは，おそらく相乗的に発がんに作用する．

　乳がんは，未婚の，肥満した，あるいは子ども数の少ない女性に多い．子宮頸がんは逆に，早く結婚した妊娠回数の多い人ほど多い．

　環境発がん因子にできるだけ接しないよう，社会的一次予防をはかることが重要である．化学物質の発がん性は，細菌を用いて比較的簡単にスクリーニングすることができるようになったので，これから使用を開始したい化学物質や医薬品について発がん性のテストを，動物実験を含めて行うことが法律で定められた．

職業的にがんのリスク因子に曝露される集団や，がん検診を受けたことのない高齢者などから比較的高率にがんが発生するので，これらの集団をハイリスク・グループとよぶ．これらの集団のがん検診を十分に行うことは，効果的な予防対策となる．

　わが国のがん対策は，次の5本柱によって一段と強力に推進されるようになった．

　① 広報活動と衛生教育：がんの正しい知識と早期発見のためのPR．

　② 健康診断：胃・子宮・乳・肺・大腸がんの集団検診は，地方自治体で高齢者の医療の確保に関する法律（高齢者医療確保法）による保健事業の一環として行われる．事業所では，職業病としてのがんの検診を特殊健康診断として実施することが義務づけられ，住民には市区町村が医療機関，検診機関などに委託してがん検診を実施している．2022年度にがん検診を受診した40歳以上の者（子宮がん検診は20歳以上）は，胃がん：男49.5 %，女36.5 %，肺がん：男53.2 %，女46.4 %，子宮がん：女43.6 %，乳がん：女49.4 %，大腸がん：男49.1 %，女42.8 %であった．がんは早期に発見すれば，治癒率や3～10年生存率が高い．第5次悪性新生物実態調査によれば，治癒率は胃がん45.2 %，肺がん16.2 %，乳がん85.8 %，子宮がん77.7 %である．

　③ 専門医療機関の整備：1962年に，がん診療，研究，研修の専門機関として，国立がんセンターが設立された．さらに，これを中心として全国9つのブロックに地方がんセンターを設置し，各都道府県にがん診療施設（合計161か所）が整備された．2001年度から2次医療圏に1か所程度を目標として「地域がん診療連携拠点病院」の整備を進め，2024年4月現在，がん診療連携拠点病院400施設，地域がん診療病院61施設が指定されている．

　④ 専門技術者の養成訓練：がん検診と診療を充実させるために，医師，診療放射線技師，臨床検査技師，看護師などの専門技術者の養成訓練がはかられている．

　⑤ がん研究の推進：研究費は文部科学省からの基礎研究費，厚生労働省からの診療研究費，その他民間のものがある．1983年から「対がん10か年総合戦略」がスタートし，1994年からは「がん克服新10か年戦略」，2004年度からは「第3次対がん10か年総合戦略」，2014年度からは「がん研究10か年戦略」へと継続されている．

　また，2003年5月1日から施行された健康増進法により，がんの罹患状況を把握することが全国および地方公共団体の努力義務になったことから，「がん登録」事業の推進がはかられている．2013年には「がん登録等の推進に関する法律」が成立した．加えて，2005年5月に厚生労働省は「がん対策推進本部」を設置し，同年8月，がん対策の飛躍的向上を目差して「がん対策推進アクションプラン2005」を策定した．さらに，がん患者中心の地域格差のないがん医療（がん医療の均てん化）を基本理念とし，緩和医療や患者への支援体制の充実などを課題として2007年から「がん対策基本法」が施行され，2016年に一部改正しがん対策推進の環境がより整備された．

2）心臓疾患の予防と対策

　ここでいう心臓疾患（心疾患）とは，虚血性心疾患，慢性リウマチ性心疾患，心不全，そのほかの心疾患をいう．全国の死亡数は約23万1千人で，全死亡中の14.7％を占め，死因順位はがんに続いて第2位である（2023年）．本疾患の死亡率は，戦前から1955年ころまでは人口10万対60台で推移してきたが，1960年に73.2，1970年に86.7，1980年に106.2と100を超し，増加してきた（**図9-2**）．1995年以降，低下傾向を示していたが，これにはICD-10の適用に伴う死亡診断書の改訂による影響があると考えられ，統計の取り扱いには十分な配慮が必要である．

　虚血性心疾患は，狭心症や心筋梗塞など心臓を栄養する動脈の内腔が動脈硬化により狭くなり，そのため発作的に心不全が起きて死に至るものである．梗塞発生後2〜3時間以内であれば外科的手術により血管を取り替えるなど，患者の延命が可能である．

　外国とくに北欧とドイツ，イギリスでは，以前から心臓疾患とくに虚血性心疾患による死亡が多い．同じ欧州でも，フランス，スペインなどラテン諸国では比較的低い（**表9-3**）．前者は，牛の乳肉を中心とする食生活だが，後者は鶏・魚肉と小麦粉製品を中心とする違いがある．前者のカロリー摂取に占める脂肪の割合は30〜40％と著しく大きい．また体格も前者で大きい．これらの要因によって，高脂血症，肥満傾向，動脈硬化，高血圧がもたらされ，心臓の負担が大きくなるにもかかわらず心臓を栄養する血管の内腔が細くなることが，前者の虚血性心疾患死亡率を著しく高くしている要因と思われる．

　さらに文化的背景として，個人主義，競争社会，高度産業社会，攻撃的人格特性などは虚血性心疾患を増加させる要因と考えられている．わが国の虚血性心疾患の増加傾向は，以上述べたライフスタイルや文化的背景の変化が関与しているであろう（図12-2参照）．

　心疾患の都道府県別死亡率には，脳卒中の場合ほどきわだった差や特徴はみられない．

　虚血性心疾患の予防対策は，欧米のような場合には，動物性脂肪，高コレステロール，過食を避け，適度な運動をし，くつろぎ，喫煙をやめ，体重のコントロールと定期的な検診を受けるなどである．わが国の場合も，欧米と似たライフスタイルの人には，このような予防対策が当てはまる．しかし日本の伝統的なライフスタイルの人は，動物性脂肪やコレステロールを含む乳肉製品をむしろ多くとって，食塩を制限し，血圧を下げ，脳動脈硬化→脳卒中の発生を防止することを心がけるほうがよい．

　心疾患の予防対策は，先に脳卒中について述べたことがともに循環器疾患なので，そのまま当てはまる．ここでは先にふれなかった行政による循環器疾患対策を述べよう．

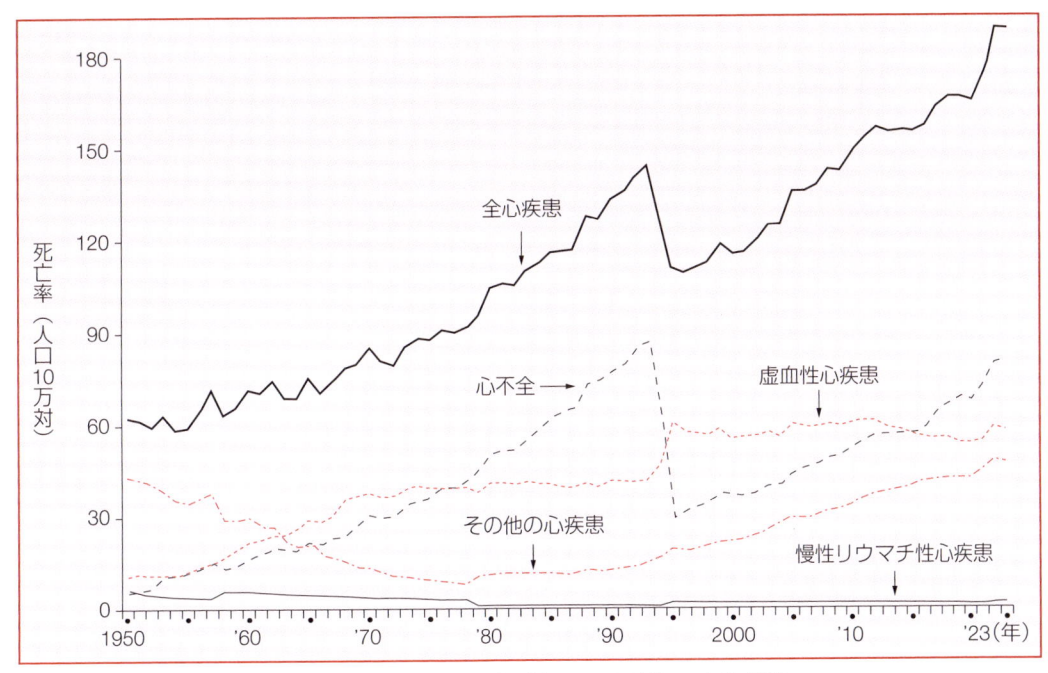

図 9-2　心疾患の死亡率（人口 10 万対）の年次推移

資料　厚生労働省「人口動態統計」（2021 年は概数である）

注　「その他の心疾患」は，「全心疾患」から「虚血性心疾患」「心不全」「慢性リウマチ性心疾患」を除いたものである

（国民衛生の動向 2024/2025）

表 9-3　心疾患の種類別死亡率（人口 10 万対）の国際比較

	日本（'20）	アメリカ合衆国（'16）	フランス（'16）	イギリス（'16）
男				
心疾患[1) 2)]	165.5	197.6	139.9	163.2
慢性リウマチ性心疾患	1.1	0.8	1.4	1.0
虚血性心疾患	67.0	132.1	63.3	124.5
肺性心疾患および肺循環疾患，その他の型の心疾患[2)]	92.1	64.7	77.6	37.7
女				
心疾患[1) 2)]	167.7	165.5	138.6	126.5
慢性リウマチ性心疾患	2.1	1.4	2.0	1.9
虚血性心疾患	42.8	93.4	41.0	77.5
肺性心疾患および肺循環疾患，その他の型の心疾患[2)]	118.7	70.6	104.1	47.1

資料　厚生労働省「人口動態統計」，WHO "Health statistics and health information systems「Mortality Database」".

1) 日本は，「心臓併発症の記載のないリウマチ熱」「心臓併発症を伴わないリウマチ性舞踏病」を含まない．
2) 日本は，「肺塞栓症」「その他の肺血管の疾患」を含まない．
3) アメリカ合衆国，フランスの人口は，「Demographic Yearbook」の該当年データ．

（国民衛生の動向 2022/2023）

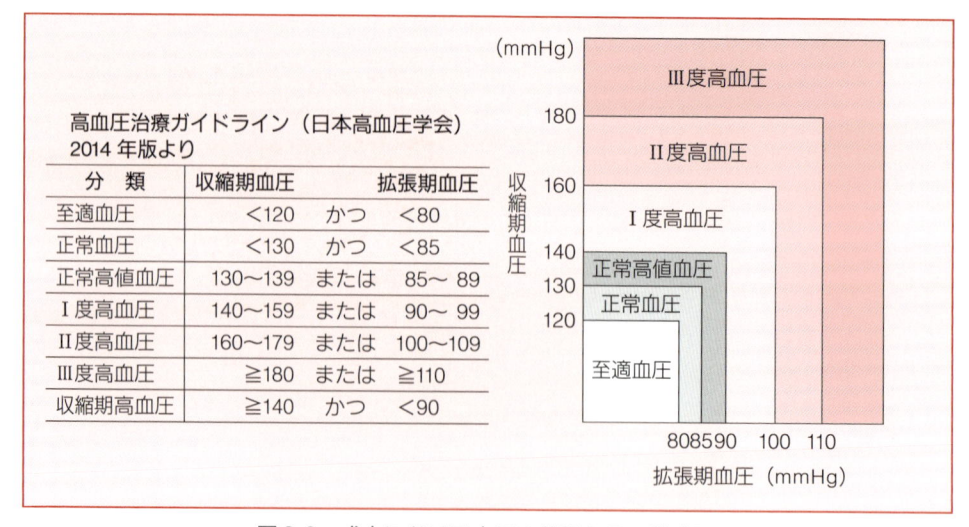

高血圧治療ガイドライン（日本高血圧学会）2014年版より		
分類	収縮期血圧	拡張期血圧
至適血圧	<120 かつ	<80
正常血圧	<130 かつ	<85
正常高値血圧	130〜139 または	85〜89
Ⅰ度高血圧	140〜159 または	90〜99
Ⅱ度高血圧	160〜179 または	100〜109
Ⅲ度高血圧	≧180 または	≧110
収縮期高血圧	≧140 かつ	<90

図9-3 成人における血圧の分類とその模式図

1959年以来，毎年2月の第1週に成人病予防週間を設けて，予防知識の普及・啓蒙がはかられている．また循環器疾患の原因，機序，診療，予防についての総合的調査研究および研修のために，1977年大阪に循環器病センターが設立された．また都道府県には成人病センターが，地域の中心病院として機能している．

3）高血圧・脳卒中の予防と対策

（1）高血圧

血圧は，日本では成人に達して以後，加齢とともに上昇していく．しかし，加齢とともに血圧の上昇しない民族のあることが，発展途上国で知られている．

日本高血圧学会によるガイドライン（JSH 2014）において，**図9-3**のように収縮期および拡張期血圧の組み合わせに応じて至適血圧から重症高血圧までの6段階に分類されている．

2014年の年齢階級別受療率をみると，高血圧症は40代後半から急激に増加しており，壮年期からの生活習慣の影響が老年期に現れているとみることができる．

この高血圧は，老化現象のひとつである動脈硬化によってもたらされるものであり，死因疾患である脳卒中と心臓病発症の基礎をつくるものである．また，高血圧と肥満，高脂血症，糖尿病の4つの要因が重なった場合，死亡リスクが非常に高くなることから，死の四重奏とよばれる．

国内地域および国際的比較（疫学調査）によれば，高血圧は，都市部よりも農漁村部に，西日本より東日本に，食塩をまったくないし少量（5g以下）しかとらない民族よ

りも，多量にとる民族に多発している．

(2) 脳卒中

脳卒中は，脳血管が破れたり（脳出血），つまったり（脳梗塞）することにより，急に意識消失，大小便失禁，半身まひなどを起こすもの（脳血管疾患）である．急性の発作により死亡することが多いが，回復しても運動や会話が思うようにできず，その後長期のリハビリテーションを必要とする．

脳卒中は1951〜1960年まで，わが国の死因の第1位を占め，人口10万人対死亡率は125〜176と高率であった．しかし1970年をピークに死亡率は減少しはじめ，1981年以降はがんが死因の第1位となり，1986年には心臓病が第2位となったので，以後第3位をつづけている（図9-4）．なお，1995年と1996年には心臓病を上回り，第2位となったが，1997年にはふたたび第3位となり，2023年現在では，死亡数は10万5千人で全死亡数の6.6％を占め，死因順位は老衰に次いで第4位である．

わが国の脳卒中死亡率は，欧米の2倍程度と大きい．しかし，日本の心臓病死亡率は欧米の1/3程度と小さい．動脈硬化→高血圧のあと，日本では脳血管が，欧米では冠状動脈が侵されやすいことを示している．

高血圧や脳卒中の予防は，動脈硬化→高血圧の進行をできるだけおさえること（一次予防），および早期に発見して適切な管理を行うこと（二次予防）である．

まず食事指導では，対象者の食生活をよく尋ねたうえで，必要に応じて食塩の摂取を抑え（男性7.5g/日未満，女性6.5g/日未満），魚・肉・野菜をとり，バランスのとれた食事をすすめる．肥満対策も重要である．身体を適度に動かすことを習慣化することは，よいことである．とくに高齢者は，冬の寒さを防ぐよう住まいの工夫が大切である．

次に，職場や市区町村で実施する生活習慣病検診や成人・高齢者健康診査をできるだけ受診し，定期的に血圧測定をし，尿たんぱく・尿糖の検査，さらに必要に応じて心電図，眼底血管撮影，コレステロールや血清脂質の測定を受けるとよい．これらの検査結果から，脳・心血管および全身の老化状態を正しく把握し，適切な保健指導と必要あれば治療を受けるようにする．このような生活習慣病の健康管理（成人・高齢者健康診査）により，高血圧，脳卒中，心臓病の発症をかなり遅らせることができる．近年の脳卒中死亡率の改善には，この面での健康教育や健康管理の普及が大きく寄与している．

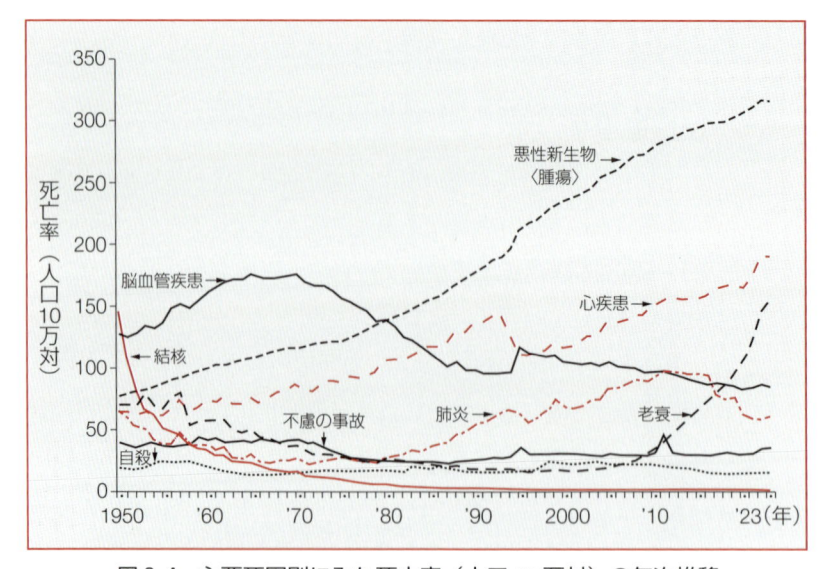

図9-4 主要死因別にみた死亡率（人口10万対）の年次推移
資料　厚生労働省「人口動態統計」（2023年は概数である）
注　　死因分類はICD-10（2013年版）準拠（2017年適用）による．
　　　なお，1994年まではICD-9による．（国民衛生の動向2024/2025）

4）そのほかの生活習慣病の予防と対策

（1）糖尿病

　糖尿病は世界的に増加しつつあるが，わが国の糖尿病死亡率は2023年に人口10万対男性が14.8，女性が10.8で，アメリカ〔男性が27.3，女性が22.3（2015年）〕，ドイツ〔男性が27.1，女性が32.6（2015年）〕，スウェーデン〔男性が22.0，女性が19.9（2015年）〕などと比べると，まだ低値である．わが国の糖尿病の年齢調整死亡率の推移をみると，1938年ころまで増加傾向を示していたが，戦中・戦後は急激に減少し，その後，経済成長とともに着実に増加している．

　糖尿病は，生活習慣と無関係に小児期より発症する1型糖尿病と，わが国の糖尿病の大部分を占める2型糖尿病に分類される．糖尿病は根治させることはできず，適正な食事と薬物により管理していく．糖尿病を長くわずらう結果，白内障，腎障害，虚血性心疾患，脳卒中などの老化現象を加速する余病を併発することが多い．これらの病気の発生を，できるだけ先に延ばすのが糖尿病管理である．2016年の国民健康・栄養調査によると，糖尿病が強く疑われる人は約1,000万人，糖尿病の可能性が否定できない人は約1,000万人と推定される．2019年の国民健康・栄養調査によれば，男は40歳以上，女は50歳以上からの有病率が高くなっている．

　糖尿病は，早く発見して，早期に管理を開始するほどよい．それには結核検診や循環

器検診（成人・高齢者健康診査）に合わせて，尿糖検査を行う．糖尿病型と程度の判定には，糖負荷試験を行う．

糖尿病者の食事は，1日に必要最小限のカロリーに制限することが重要である．それにバランスのとれた栄養素の配分，適当な運動，標準体重の維持などに心がける．

（2）前立腺肥大

男子の尿道は膀胱から陰茎内を通るが，尿道が膀胱から出た部分を取り囲むようにして位置する小さめの鶏卵くらいの大きさの硬い臓器が前立腺である．加齢によって，この腺は大きく硬くなる．そのため尿道が圧迫されて，尿が出にくくなる．尿路が細く，排出までに時間がかかるようになり，ときに途切れて膀胱に尿が残される．酒を飲んだあとや寒い朝などに，急に尿が出なくなることも起きる．

前立腺肥大症は，主として50歳以上の高齢者に発生する良性疾患であるが，その頻度は加齢とともに増加し，80歳以上の高齢者では約50％が罹患するといわれている．

前立腺がんが原因の死亡者は，1950年には登録されているもので全国で100人以下であったが，2000年では7,514人と半世紀で数十倍に増加した（2022年は13,439人）．人口の年齢構成の影響を考慮した年齢調整死亡率（人口10万人当たりの死亡数）も1950年の0.5から2023年には22.7と急増している．罹患率においても死亡率と同様に粗罹患率，年齢調整罹患率ともに急増しており，1975年には粗罹患率4.4，年齢調整罹患率7.1であったが，2020年には粗罹患率143.0，年齢調整罹患率62.1に増加している．

このような前立腺がんによる死亡率および罹患率の上昇は，構成人口の高齢化，登録システムの変化およびスクリーニング検査として行われるPSA（前立腺特異抗原）の普及などの影響があるといわれるが，それだけでは説明がつかない．

前立腺肥大やがんの原因はよくわかっていないが，生活の洋風化とともに増加の傾向にある．放置しておくと感染を起こしやすい．外科手術や放射線療法で根治させることができるので，時期をみて専門的治療を受ける．前立腺がんは進行が比較的遅く，ホルモン療法も有効である．前立腺そのものを知らない高齢者も多いので，認識を高める必要性がある．

4. 高齢者の保健福祉対策

1）高齢者の医療の確保に関する法律（高齢者医療確保法，旧・老人保健法）

　老人保健は単に健康診査や老人医療にとどまらず，生活の安定，福祉，生きがいなど総合的な生活支援を含まないと完全なものにならない．

　中年から老年にかけての生活習慣病予防の一貫体制をつくること，および老人医療の財政制度を確立することをねらって，1982年に老人保健法が成立した．同法により，40歳以上（65歳未満）の者に対し，健康手帳の交付，健康相談，健康診断などが行われ，75歳以上の者の医療費の医療保険者による拠出の筋道がつけられた．25年を経て，糖尿病などが一向に減少せず，老人医療体制の確立のために，同法を廃止して高齢者医療確保法（2007年）がつくられ，2008年4月から施行されている．同時に，75歳以上の後期高齢者を対象とする「長寿医療制度（後期高齢者医療制度）」も施行された．これは後期高齢者のみで構成される独立した医療保険制度であり，運営主体は市町村が加入する後期高齢者医療広域連合である．

　高齢者医療確保法は40歳から74歳の者，長寿医療制度（後期高齢者医療制度）は75歳以上の者を対象となるが，生活習慣病予防の観点から，メタボリックシンドローム（内臓脂肪症候群）に着目した特定健康診査（特定健診）と，その結果に応じた特定保健指導の実施が義務づけられている．

　特定健康診断・特定保健指導は，血圧・血糖・脂質等に関する健康診断の結果から，生活習慣の改善が必要な者を抽出して，医師，保健師，管理栄養士等が生活習慣改善のための指導を実施することにより，生活習慣病を予防することを目的としている．また，特定保健指導は，血圧・血糖・脂質等の循環器疾患のリスク要因の重複の程度に応じて，動機づけ支援と積極的支援が行われる（**図9-5，表9-4**）．

　また，健康増進法に基づく事業として，がん検診が行われ，胃癌，肺癌，子宮癌，乳癌，大腸癌等についてふるい分け検査が行われる．異常が認められる場合には，精密検査ないし二次検査が行われる．

　老人医療費について，第2章〔2-4)-(3)医療保障参照〕で解説したので再度参照していただきたい．

2）老人福祉法

　老人の心身の健康の保持および生活安定のための福祉対策をはかるため，1967年に

特定健康診査	
基本的な項目	○質問票（服薬歴，喫煙歴等）　○身体計測（身長，体重，BMI，腹囲）　○血圧測定　○理学的検査（身体診察）　○検尿（尿糖，尿蛋白） ○血液検査 ・脂質検査（空腹時中性脂肪，やむを得ない場合には随時中性脂肪，HDL コレステロール，LDL コレステロール，中性脂肪が 400mg/dl 以上または食後採血の場合，LDL コレステロールに代えて non-HDL コレステロールの測定でも可） ・血糖検査（空腹時血糖または HbA1c，やむを得ない場合は随時血糖） ・肝機能検査（AST，ALT，γ-GT）
詳細な健診の項目	※一定の基準の下，医師が必要と認めた場合に実施 ○心電図　○眼底検査　○貧血検査（赤血球，血色素量，ヘマトクリット値） ○血清クレアチニン検査

特定保健指導

動機づけ支援	積極的支援

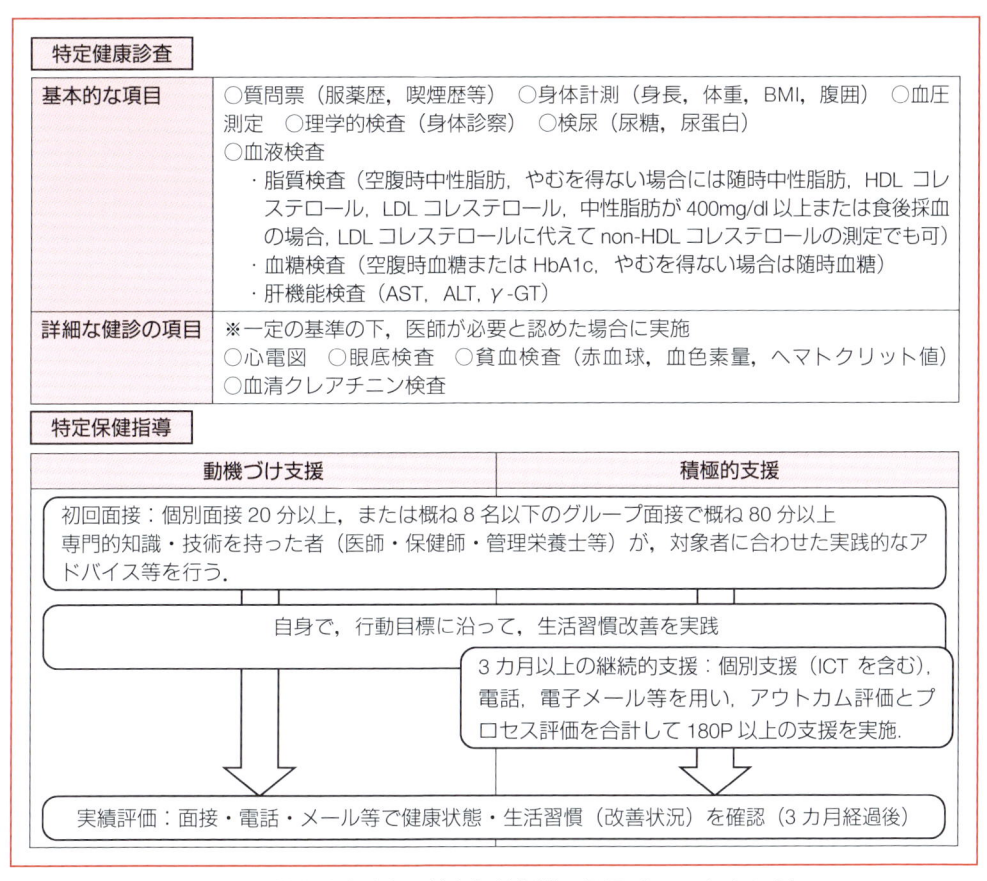

初回面接：個別面接 20 分以上，または概ね 8 名以下のグループ面接で概ね 80 分以上
専門的知識・技術を持った者（医師・保健師・管理栄養士等）が，対象者に合わせた実践的なアドバイス等を行う．

自身で，行動目標に沿って，生活習慣改善を実践

3 カ月以上の継続的支援：個別支援（ICT を含む），電話，電子メール等を用い，アウトカム評価とプロセス評価を合計して 180P 以上の支援を実施．

実績評価：面接・電話・メール等で健康状態・生活習慣（改善状況）を確認（3 カ月経過後）

図 9-5　特定健康診査・特定保健指導の概要（2024 年度から）
（国民衛生の動向 2024/2025）

老人福祉法が制定された．老人は社会の発展に寄与した存在であり，敬愛され，かつ健全で安らかな生活が保障されることが，その原理である．

これに基づき，さまざまなプランが出されたが，介護保険導入に伴い，2000 年にゴールドプラン 21 が開始された．これは，4 つの目標（活力ある高齢者像の構築，高齢者の尊厳の確保と自立支援，支え合う地域社会の形成，利用者から信頼される介護サービスの確立）を掲げ，6 つの柱〔介護サービス基盤の整備，痴呆（認知症）高齢者支援対策，元気高齢者づくり対策，地域生活支援対策の整備，利用者保護と信頼できる介護サービスの育成，高齢者の保健福祉を支える社会的基盤の整備〕からなる施策を展開している．

表9-4　保健指導対象者の選定と階層化（2024年度から）

ステップ1	○内臓脂肪蓄積に着目してリスクを判定
・腹囲　男≧85cm，女≧90cm　　　　　　　　　　　　→(1)	
・腹囲　男＜85cm，女＜90cm　かつ　BMI≧25　　　→(2)	
ステップ2	
①血圧	ⓐ収縮期血圧130mmHg以上またはⓑ拡張期血圧85mmHg以上
②脂質	ⓐ中性脂肪150mg/dl（やむを得ない場合は随時中性脂肪175g/dl以上）以上またはⓑHDLコレステロール40mg/dl未満
③血糖	ⓐ空腹時血糖（やむを得ない場合は随時血糖）100mg/dl以上またはⓑHbA1c（NGSP）の場合5.6％以上
④質問票	喫煙歴あり（①から③のリスクが1つ以上の場合のみカウント）
⑤質問票	①，②または③の治療に係る薬剤を服用している
ステップ3	○ステップ1，2から保健指導対象者をグループ分け
(1)の場合	①〜④のリスクのうち追加リスクが 　2以上の対象者は………積極的支援レベル 　1の対象者は…………動機づけ支援レベル 　0の対象者は…………情報提供レベル　　　　とする．
(2)の場合	①〜④のリスクのうち追加リスクが 　3以上の対象者は………積極的支援レベル 　1または2の対象者は…動機づけ支援レベル 　0の対象者は…………情報提供レベル　　　　とする．
ステップ4	
○服薬中の者については，医療保険者による特定保健指導を義務とはしない． ○前期高齢者（65歳以上75歳未満）については，積極的支援の対象となった場合でも動機づけ支援とする．	

(国民衛生の動向 2024/2025)

5．介護保険

　これまでの高齢者介護は，老人福祉と老人保健の2つの制度下で行われていたため，利用手続きの煩雑さ，利用者負担の不統一，行政部内の連携が不十分などの問題を抱えていた．そこで両制度を再編し，保健・医療・福祉の分野が総合して介護に当たることを目的とした介護保険制度が発足した．介護保険法は2000年4月1日より施行された．

　介護保険は介護サービスにかかわる給付と負担を行うための社会保険制度である．保険者は市町村であり，被保険者は40歳以上の者である．被保険者は65歳以上の第1号被保険者と40歳以上65歳未満の第2号被保険者に分けられる．

　要介護状態または要支援状態にあるかどうかの判定を行う要介護認定と介護サービスの利用手続きの流れについて図9-6に示す．利用者は市町村に設置された介護認定審

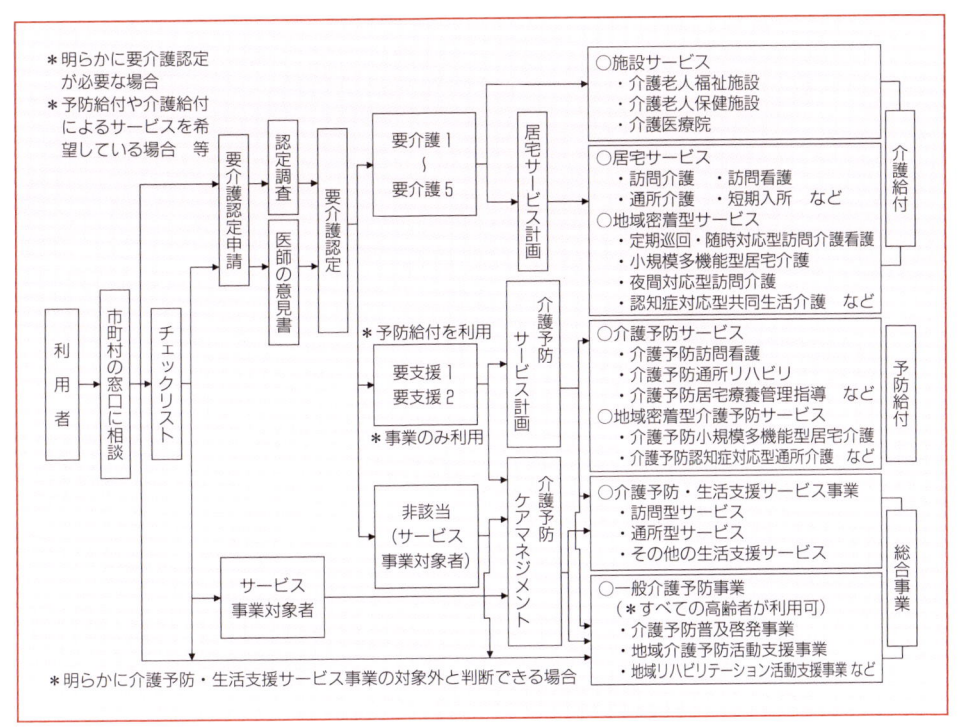

図 9-6 介護サービスの利用手続き
(国民衛生の動向 2024/2025)

査会で診査を受け，介護サービスが必要かどうか，必要であれば2つの要支援から5つの要介護レベルのいずれかで示される．

要介護度の判定レベルや，利用者の選択により，訪問介護（ホームヘルプサービス）事業，短期入所生活介護（ショートステイ），日帰り介護（デイサービス），認知症対応型老人共同生活援助事業（グループホーム）などの利用が行われる．

2005年に介護保険法が改正され，予防重視型システムへの転換が図られ，要支援者には予防給付が，介護保険非該当者にも地域支援事業の介護予防事業が行われることとなった．すべての高齢者を対象として，その機能レベルに応じた一貫性・継続性のある総合的な介護予防システムが確立され，その円滑な実施のため，全国に地域包括支援センターが新たに設けられた（図9-7）．これは市町村により設置され，保健師・社会福祉士・主任介護支援専門員などのチームアプローチにより，権利擁護や地域の体制づくり，介護予防の支援が行われる．

地域包括支援センターは地域包括ケアシステムの中核をなす．地域包括ケアシステムとは，高齢者が住み慣れた地域で自分らしい暮らしを人生最後まで続けることができるよう，住まい・医療・介護・予防・生活支援を地域の中で一体的に提供する仕組みである（図9-8）．

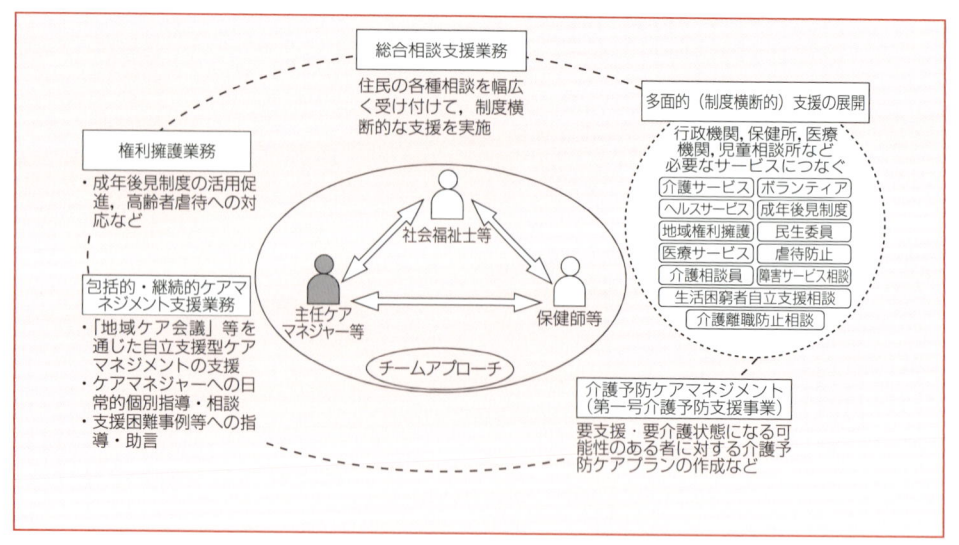

図9-7 地域包括支援センターの業務
(国民衛生の動向 2020/2021)

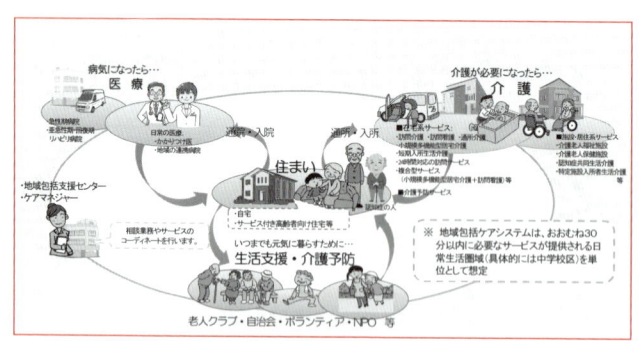

図9-8 地域包括ケアシステム
(厚生労働省)

6. 難病対策の現状

　1955年ころから，当時原因不明の神経病「スモン」対策が行政の手で進められた（後に，キノホルムが原因であることが明らかとなった）．このつづきとして，原因が明らかでなく，治療法が確立しておらず，経過が長く医療費もかさむいくつかの病気を難病と指定して行政的対策が進められている．難病の対象疾患は，多発性硬化症，ベーチェット病，再生不良性貧血，サルコイドーシスなど2024年4月現在341疾病にのぼる．これらの疾病に対して研究班をつくって調査研究を進めるとともに，医療費自己負担分の補助がなされている．また，2014年5月に「難病の患者に対する医療等に関する法律」（難病法）が成立した．

第10章 感染症とその対策

1. 感染症の意義と種類
    1）感染症の意義　　2）感染症の分類〔(1)真菌，原虫とその感染症/(2)リケッチア，スピロヘータ，クラミジアとその感染症/(3)細菌とその感染症/(4)ウイルスとその感染症〕
2. 発生要因
    1）感染と潜伏期
3. 感染症予防の原則
    1）感染源対策　　2）感染経路対策〔(1)直接感染/(2)間接感染〕
4. 免　疫
    1）免疫とその種類　　2）免疫作用　　3）予防接種

　私たちの生活環境は，各種の細菌（バクテリア），ウイルス，カビなどの微生物で満ちている．これら微生物のなかには腸内細菌など有用なものもあるが，病気の原因となる病原微生物もある．
　これらの微生物にはどのようなものがあるか，どのような経路で私たちの体内に入るのか，どのように感染・発症するのか，そしてどのようにすれば感染症を予防することができるのか——本章ではこれらのことを学ぶ．

1. 感染症の意義と種類

1）感染症の意義

　　　　　古来，病気は，悪魔，神，精霊，たたりなど，霊的なものの仕業で引き起こされるとする考えが一般的であった．もちろん，人間以外の動物にも，無意識的・本能的な健康

保持のための行動がある．暑さ・寒さ・風雨に対する対処方法，排泄場所の選定，身体の清潔維持，病気のときの安静などがこれである．

しかし人間の場合は，なぜある個人がこのような病気にかかったのかの説明を求める欲求が強いし，病人の属する集団の人びとがその説明に納得することによって，病人は心理的にその集団の一員としてとどまることができるのである．

ギリシャ・ローマ時代になって，ヒポクラテスやガレヌスは，病気にはさまざまな種類があること，ある病気はある時期や地域に多いこと，病気の原因として暑さや寒さ，空気や水が関係することなどの事実に気づき，記載している．とくに，ガレヌスの瘴気（しょうき）（ミアズマ）説は，腐敗した死体やどぶから瘴気というものが出，これが体内に入った場合，病気になることがあるとした．

16世紀になって，イタリアのフラカストリウスは，梅毒が接触によって伝染することをはっきり述べており，病気の病原体説を体系的に示した．この病原体（ジャーム germ）は，自己増殖し，伝染性があり，病気の流行を引き起こす原因物質であるとされている．

19世紀のはじめころには，し尿処理，清掃，上水道整備などの生活環境の浄化によって感染症の流行を防ぐことができることに，先駆者達は気づきはじめた．19世紀半ばのイギリスでは公衆衛生法が成立して，環境浄化が進み，感染症は減少しはじめた．

17世紀にオランダのガラス磨き職人レーヴェンフックは高倍率の顕微鏡をつくり，これによって次々と細菌や原生動物を目で見ることができるようになり，19世紀の終わり頃に花開いた近代的な細菌学へとつながった．

フランスのパスツールは，腐敗や発酵はある種の微生物によって起こること，コレラや狂犬病における免疫現象の成立などを明らかにした．

ドイツのロベルト・コッホは，家畜の炭そ病とコレラの病原菌を確定した．また日本の北里柴三郎は破傷風菌の培養，志賀潔は赤痢菌の発見に成功した．

ここに至って，感染症は細菌などの病原体（agents）によって起こされることが確定され，科学的方法にのっとった病気の原因究明が医学研究の主流になったのである．

急性感染症の流行は減少したが，結核や性病などの慢性感染症の流行は20世紀の半ばころまでつづき，人びとを苦しめた．

現代の日本では，かぜ，気管支炎，肺炎，肝炎，一部の食中毒，結核，性病，エイズ，インフルエンザ，新型コロナウイルス感染症（COVID-19）などがおもな感染症である．なお，感染症は赤痢，マラリア，インフルエンザなどのように汚染した水や昆虫などが媒介して，あるいは直接ヒトからヒトへ伝染する伝染性感染症と，膀胱炎，敗血症，破傷風などのようにヒトからヒトへ伝染することのない非伝染性感染症の2つに大別される．伝染性感染症は，以前は簡略に伝染病と呼ばれた．

表 10-1　おもな病原微生物の分類

真菌	白癬菌，カンジダ，クリプトコッカス
原虫	腟トリコモナス，マラリア原虫，トキソプラズマ
スピロヘータ	梅毒トレポネーマ，黄疸出血性レプトスピラ
細菌　グラム陽性球菌	ブドウ球菌，連鎖球菌，肺炎球菌（グラム陽性双球菌）
グラム陰性球菌	りん（淋）菌，髄膜炎菌
グラム陽性桿菌	ジフテリア菌，炭そ菌，ボツリヌス菌，結核菌，破傷風菌
グラム陰性桿菌	赤痢菌，腸チフス菌・パラチフス菌・ゲルトネル腸炎菌・ネズミチフス菌（サルモネラ），大腸菌，コレラ菌，百日咳菌
マイコプラズマ	
リケッチア	発疹チフス，発疹熱，ツツガムシ病
クラミジア	オウム病，そけいリンパ肉芽腫症，トラコーマ
ウイルス	日本脳炎ウイルス，ポリオウイルス，コクサッキーウイルス，エコーウイルス，ライノウイルス，肝炎ウイルスA，B，C，DおよびE，狂犬病ウイルス，インフルエンザウイルス，麻疹ウイルス，風疹ウイルス，痘そうウイルス，アデノウイルス，ヘルペスウイルス，エイズウイルス（HIV），ノロウイルス，新型コロナウイルス
その他	重症急性呼吸器症候群（SARS），エボラ出血熱，ウエストナイル熱など

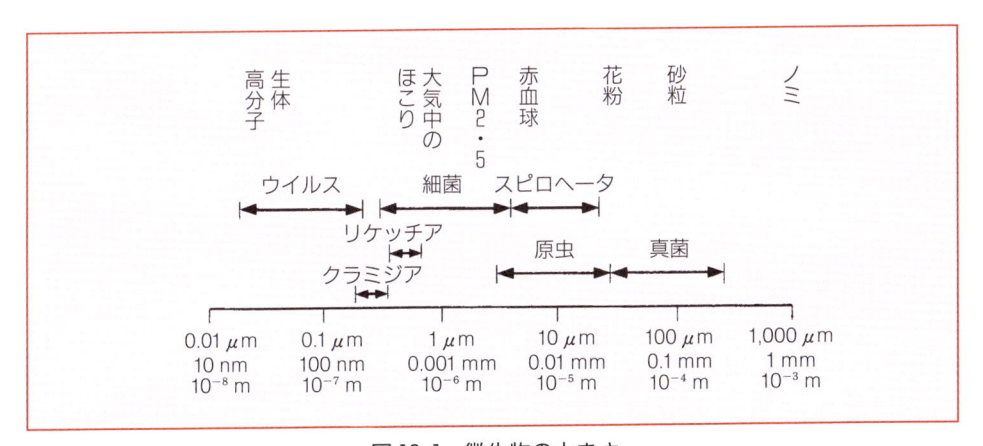

図 10-1　微生物の大きさ
μm：マイクロメートル，nm：ナノメートル

2）感染症の分類

　感染症は，その病原微生物の種類による分類，国内法規による分類，感染経路による分類などで分類される．

　病原微生物は，大別すると，真菌，原虫，スピロヘータ，細菌，リケッチア，クラミジア，ウイルスに分類される（**表10-1**）．

　微生物の大きさはμm（マイクロメートル）で表す．1μmは千分の1mm，1μmの千分の1が1nm（ナノメートル）である．微生物の種類別のおよその大きさを**図10-1**に示す．赤血球よりやや大きいのがスピロヘータと原虫で，真菌はそれらよりさらに大

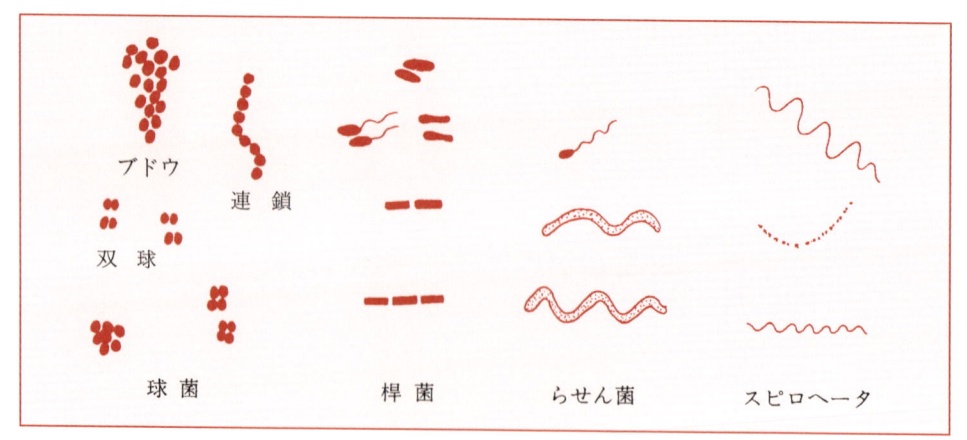

図 10-2 微生物の形

きい．多くの細菌は 0.5〜5 μm である．リケッチアとクラミジアは細菌よりやや小形で，DNA，RNA など 2〜3 個の生体高分子からできているウイルスはもっとも小さく，0.015〜0.15 μm 程度である．

細菌の形の基本は，球状ないし，それを引き伸ばした形である．球状のものを球菌，棒状のものを桿菌，らせん状になっているものをらせん菌という．スピロヘータや真菌には，糸状の長いものがある（図 10-2）．

細菌はさらに，グラム染色が陽性のものと陰性のもの，および形状が球状のものと桿状のものに分けられる．その組み合わせで，表 10-1 の細菌の分類のように分けられる．

(1) 真菌，原虫とその感染症

真菌は，カビと同じもので，構造は菌糸と胞子とからなる．真菌は，自然環境や家の中などいたるところにみられる．手足の水虫（白癬菌）はその一種であり，病気で体が弱ったとき（日和見感染症）や強力な化学療法を行ったとき（菌交代症）などに，もっと深部の肺や腎などの臓器に真菌症を起こすことがある．よく知られている真菌は，表 10-1 にある白癬菌，カンジダ，クリプトコッカスなどである．

原虫は，単細胞の下等動物である．この点が今までに述べた微生物と異なる．大きさは数十 μm の球形ないし楕円形だが，偽足を出して活動し，さまざまな形をとる．

代表的な原虫感染症は，腟トリコモナス，マラリアおよびトキソプラズマなどである．

腟には正常の状態で乳酸桿菌が常在し，細菌叢を形成している．これにより，腟を弱酸性に保ち，病原体の侵入・増殖を防いでいる．腟トリコモナスは性交により感染し，腟炎，尿道炎，膀胱炎を起こす．症状は，かゆみとおりものである．検査は，腟の分泌液をとって顕微鏡でトリコモナスを見つければよい．

マラリアは日本では発生せず，東南アジア，南アジア，アフリカ，南アメリカなどの熱帯，亜熱帯で，これを媒介するカ（蚊）の生息地に一致して広く流行している．これらの地域で感染した日本人が帰国して持ち込む例がふえている．マラリア患者の血液（このなかに原虫が含まれる）を吸ったハマダラカが，ほかの人を刺すことにより感染する．

マラリアはヒトに感染後2週間くらいの潜伏期ののち，激しい悪寒戦りつをもって発病し，高熱が数時間続いたあと発汗とともに解熱する．しばしば慢性に移行し，長期にわたって再発を繰り返す．

トキソプラズマは，大きさ3～8μm×2～4μm，核は1個で，鞭毛はない．感染は，ネコなどの動物の小腸壁で増殖したものが，子のう（オーシスト）を糞便中に排出，これに汚染された飲食物や十分に火を通さないブタの肝臓を食べたときなどに感染する．成人の感染では無症状のことが多い．妊婦への感染では，胎児に影響が及び，死産，早産を起こしたり，脳水腫，小頭症，知的障害などの先天異常を起こす．

(2) リケッチア，スピロヘータ，クラミジアとその感染症

リケッチアは，細菌とウイルスの中間の性状をもち，大きさ0.3×0.3～0.5μmの短い桿菌で，光学顕微鏡でみえる最小の微生物である．発疹チフス，ツツガムシ病などは，それぞれの種類のリケッチアで感染，発症する．いずれの疾病も，シラミ，ノミ，ダニ，ツツガムシなどの節足動物によって媒介され，発疹と発熱を伴う．

スピロヘータは，細長いらせん状の，長さ5～15μm，幅0.2～0.3μmくらいの微生物である．鞭毛はもたず，体のらせんでくるくる活発に運動する．

梅毒を起こすスピロヘータを梅毒トレポネーマという．主として性交によって感染する．感染後約3週間で，感染局所に初期硬結やリンパ節腫脹を起こす．次いで感染後3か月くらいで，皮膚や粘膜に特有な発疹が現れる．さらに3～5年後に，皮膚の梅毒性潰瘍や内臓のゴム腫が現れ，脳も障害される．

黄疸出血性レプトスピラは，黄疸と皮膚・粘膜の出血という症状をもたらす．ネズミの尿などで汚染された水や食物を介して，人間の皮膚や経口で感染する．

クラミジアは，以前はウイルスと考えられていた大きさ0.3～0.4μmの球状の微生物である．動物細胞内においてのみ増殖する．オウム病，そけいリンパ肉芽腫症などの病原体である．感染すると，男性では無症候の場合が多いが，女性では不妊，流産などを起こす．最近，性交の低年齢化に伴い，青少年のクラミジア感染が増加している．

(3) 細菌とその感染症

① **ブドウ球菌**：グラム陽性の球菌で，直径1μmくらい，ぶどうの房状にかたまっている（図10-2の左上）．ヒトの皮膚，気道にしばしば常在する．土や水の中にも存在する．皮膚に常在するブドウ球菌は抵抗力が弱ったときなどに，いわゆるできもの，にきびなど化膿性の皮膚炎を起こす．そのほか，切創の化膿，中耳炎，ひょうそ，腹膜炎を起こすこともある（日和見感染症）．ブドウ球菌は，化膿巣のうみにみられるように，種々の毒素（菌体外毒素，白血球毒素，エンテロトキシン）や酵素を産生し，その部分の組織を融解，破壊する．ブドウ球菌による食中毒は菌体外毒素によるもので，加熱しても有毒な場合が多い．

なお，菌体外毒素は細菌がつくって菌体外に排出する毒性の強いたんぱく質であり，菌は死滅していても菌体外毒素が残っていることがある．菌体内毒素は菌体内にのみ存在し，菌体がこわれて体外に出て，毒作用をもたらす．

メチシリン耐性黄色ブドウ球菌（MRSA）は，抗生物質メチシリンが効かないブドウ球菌である．病院内で患者がこの菌に感染（院内感染）して死亡することがある．

② **連鎖球菌**：グラム陽性の球菌で，直径1μmくらい，連鎖すなわちじゅず状に並んでみえる（図10-2の左）．連鎖球菌も，種々の毒素（発赤毒，溶血毒）や酵素を産生し，感染局所に化膿巣をつくったり，強い全身反応を起こす．また丹毒，産褥熱，敗血症，心内膜炎，扁桃炎，糸球体腎炎，リウマチ熱などの原因菌となる．

③ **肺炎球菌**：グラム陽性の双球菌で，柿の種が向かい合う形をしている（図10-2の左）．急性大葉性肺炎の原因菌である．

④ **りん（淋）菌**：グラム陰性の双球菌で，肺炎球菌と同様に，柿の種が向かい合う形で並んでみえる．性交によって感染する．男性では尿道炎を起こし，朝起床時に黄色の膿汁の排出をみる．女性では尿道炎，膀胱炎，腟炎を起こす．梅毒などとともに性行為感染症（STD）を起こす．

⑤ **大腸菌**：グラム陰性の桿菌である．大腸菌は腸管内の常在菌で，とくに大腸に多く，$10^8 \sim 10^{10}$（1億～100億）個/gも常在する．大腸内で炭水化物を分解し，酸やガスを出す．手術後や体力の弱ったときなどに大腸以外の臓器に侵入・増殖して，腹膜炎，胆のう炎，膀胱炎などを起こすことがある．し尿による飲料水の汚染は，水中の大腸菌の有無を調べる．O157やほかの病原性大腸菌はベロ毒素を産生し，幼児に出血性大腸炎を起こす．大腸菌数は海水浴場の海水，プールの水の汚染度の指標にもなる．

⑥ **サルモネラ**：グラム陰性の桿菌で，大腸菌と，形，大きさとも似ている．サルモネラのなかに，腸チフス菌，パラチフス菌，ゲルトネル腸炎菌，ネズミチフス菌などがある．サルモネラは鳥類の消化管内の常在菌で，鶏卵を介して，あるいはネズミの糞尿によってサルモネラに汚染された飲食物をとって食中毒を起こす．集団発生事件も多

い，サルモネラで汚染された飲食物をとってから12～36時間（潜伏期）で急に発症し，発熱，おう吐，腹痛，下痢を訴える．多くは数日で回復する．

⑦ **赤痢菌**：グラム陰性の桿菌である．1897年志賀潔によって発見，命名された．日本では少なくはなったが，まだ散発的流行がみられる．健康保菌者も多いので，感染源として注意を要する．感染後1～4日（潜伏期）で悪寒，発熱で発病し，腹痛，下痢を訴える．ひん回の下痢が特徴である．

⑧ **コレラ菌**：湾曲したコンマ状のグラム陰性の桿菌である．菌体の一端に1本の鞭毛を有し，非常に活発に運動する．経口感染で，潜伏期1～2日，急激に発症し，大量の米のとぎ汁様の下痢をひん回に起こし，おう吐も重なって短時間で脱水状態になる．東南アジア，インドなどのコレラの常在地との交流により，患者，保菌者の入国がしばしばあり，注意が必要である．

⑨ **百日咳菌**：グラム陰性の桿菌である．1～2週間の潜伏期ののち，咳やくしゃみが出はじめ，ひきずるような特有の咳が数週間続く．小児が罹患しやすい．病後に免疫が成立する．予防には百日咳ワクチンが有効で，ジフテリア・百日咳・破傷風の3種混合ワクチン（DPTワクチン）として接種される．

⑩ **破傷風菌**：大型のグラム陽性の桿菌である．嫌気性菌で，土中や動物の腸管内に広く分布する．ヒトのわずかな皮膚の傷から侵入，感染し，菌体外毒素を産生する．毒素は神経毒できわめて毒性が強く，筋肉の硬直，全身の痙攣発作を起こし，死亡する例も少なくない．潜伏期5～10日．予防にはワクチンが有効である．

⑪ **ボツリヌス菌**：グラム陽性の桿菌である．強力な神経毒を菌体外毒素として産生し，最近は食中毒の発生頻度は少ないが，ひとたび発生すると重篤になる．原因食摂取後12～24時間で胃腸症状が現れ，つづいて神経症状が現れる．すなわち視神経麻痺，動眼神経麻痺による眼症状，えん下困難，発声困難，運動神経麻痺，呼吸困難，循環障害などで3～6日で死亡することが少なくない．死亡率（致命率）が高い．日本では昔から「いずし」によるものが多く，北海道，秋田，青森などにみられた．嫌気性菌なので，真空パックして保存しても増殖は防げない．食品衛生を励行し，発病早期に抗血清を投与して重症化を防ぐ．

⑫ **ジフテリア菌**：グラム陽性の桿菌である．ジフテリア患者または保菌者の鼻咽頭より飛沫感染で，他人に伝染する．咽頭で増殖し，偽膜を形成，そこから菌体外毒素が血流中に入り，心筋，腎臓，神経系を侵し，重い症状を示すようになる．予防には，ワクチンが有効である．

⑬ **結核菌**：グラム陽性の桿菌である．アルカリ，消毒剤，乾燥に長時間耐える．アルコールにやや弱く，紫外線には弱い．

排菌している肺結核患者からの飛沫感染により伝染する．侵入した結核菌は，まず肺

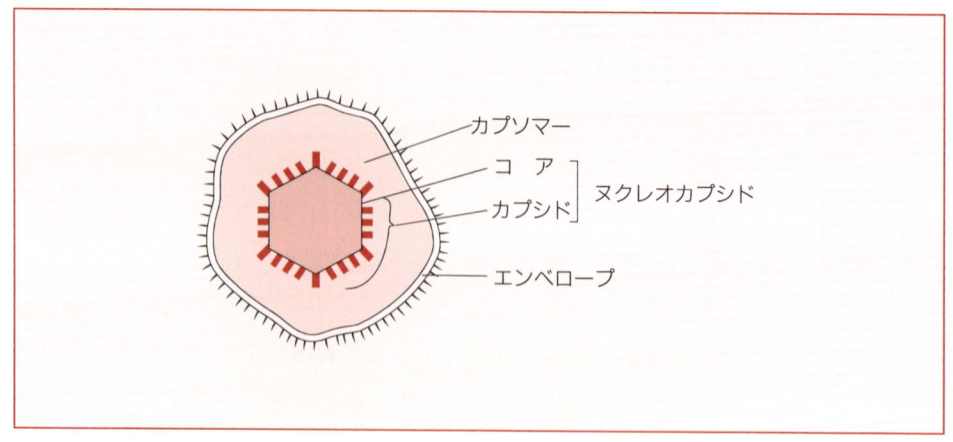

図10-3 ヘルペスウイルスを例にした成熟したウイルス（ビリオン）の微細構造の模式図

で増殖し，リンパ節に移行し，大きな病巣，空洞をつくり，排菌するようになる．症状は，微熱，体重減少，ねあせに始まり，咳，痰がひどくなる．慢性感染症である．結核は肺のみでなく，頸部リンパ節，腸などいたるところの臓器に病巣をつくる．予防対策として，ワクチンBCGの接種，感染の有無を調べるツベルクリン反応検査，陽性者や感染が疑われる者のX線検査など早期発見に努める．結核は明治時代以降近代化に伴って大流行した国民病であったが，昭和に入って死亡率は減少し，近年まで罹患率なども減少してきたが，1997年から新規結核登録患者数，罹患率が増加に転じ，1999年には「結核緊急事態宣言」が出された．

(4) ウイルスとその感染症

ウイルスは，細菌やリケッチアに比べていくつかの特性がある．それは，

(ⅰ) 大きさがずっと小さい．0.2〜0.015 μmなので光学顕微鏡では見えず，電子顕微鏡ではじめてその形態や構造を観察できる（図10-1）．

(ⅱ) ウイルスは，生きた特定の細胞の中でのみ増殖できる．いわば，細胞の寄生虫である．実験的には実験動物，ふ化鶏卵，組織培養などで培養する．

(ⅲ) 通常，コアにある1分子の核酸（RNAまたはDNA）と，それを取り囲むたんぱく質の外殻（エンベロープ）から成り立っている（**図10-3**）．

などである．

ウイルスは相手の細胞に吸着，侵入し，細胞内で増殖したあと細胞外に放出される．このとき，細胞は破壊されることが多い．放出されたウイルスは，さらに血液やリンパ液に入って全身に運ばれ，それぞれのウイルスが好む臓器の細胞に侵入し，増殖する．

次に，おもなウイルスと，それによる疾患や症状について述べる．

①アデノウイルス：プール熱，流行性角膜炎などの病原体．咽喉粘膜の細胞内で増殖

する.

②ヘルペスウイルス：皮膚のうす皮がはげて，その中に液体がたまるものを疱疹という．口唇ヘルペス，アフタ性口内炎などがそれである．感染すると神経細胞内で生きつづけ，免疫力が低下するとふたたび増殖する．そのため，神経に沿って帯状に疱疹ができ，激しい痛みを伴う（帯状疱疹）．

③日本脳炎ウイルス：日本のみならず，アジア全域に分布している．このウイルスをもつコガタアカイエカやイエカに刺されることにより感染する．大部分は感染のみで，発症に至るものはごく一部である．

④ポリオウイルス：急性灰白髄炎の原因ウイルスで，ポリオ（小児麻痺）を起こす．このウイルスは，ヒトからヒトへ経口感染または飛沫感染する．まず咽頭や腸管粘膜で増殖し，血中に入り，とくに脊髄神経細胞を侵し，上下肢の麻痺を起こす．わが国では1960年以降，弱毒性ポリオワクチン接種により激減した．根絶まであと一歩のところまできている．

⑤コクサッキーウイルス：無菌性髄膜炎，脳炎，心筋炎，手足口病などを起こす．

⑥エコーウイルス：乳児下痢症，夏季発疹症などを起こす．

⑦ライノウイルス：鼻かぜ，咽頭炎などのかぜ症候群の原因ウイルスである．かぜ症候群の10％程度は，このウイルスによるとされる．

⑧肝炎ウイルス：A型，B型，C型，D型およびE型肝炎ウイルスがある．A型肝炎は伝染性肝炎といわれ，大便から飲食物や水を介して経口的に感染する．地域的流行を起こす．B型とC型肝炎は，輸血，血清や粘液との接触により感染する（血清肝炎）．大部分のA型肝炎は完全に治るが，B型とC型肝炎は慢性肝炎，肝硬変，肝がんに移行する場合が少なくない．最近，C型肝炎に対する抗ウイルス薬が開発され，約90％程度完治するまでになっている．

⑨狂犬病ウイルス：狂犬病にかかっている動物に咬まれて感染，発症する人畜共通感染症の病原体である．日本には現在狂犬病はないが，外国からの移入が懸念される．

⑩インフルエンザウイルス：インフルエンザの流行を起こす病原体ウイルスである．A型（ソ連型，香港型など），B型，C型などいくつかの型がある．患者の喉にあるこのウイルスは，飛沫感染し，1〜2日の潜伏期ののち，一部（20％以下）の者が発症する．一部の者は，突然発熱し，頭痛，筋肉痛，関節痛などを訴え，そのあと咳，痰など呼吸器症状が出る．型の変化が起きやすく，新型のインフルエンザウイルスが登場して，ヒトからヒトへ感染すると爆発的な流行が起こる可能性がある．2009年メキシコでブタからヒトへ新型インフルエンザ（正式には，パンデミック（H1N1）2009）の世界的流行が起きた．

⑪麻疹ウイルス：はしかの病原ウイルスである．約10日間の潜伏期ののち，発熱と

かぜの症状が現れ，1～2日でいったん解熱し，ふたたび38～40℃の発熱をみる．発疹が顔面から躯幹，四肢へと広がるが，約1週間で解熱し回復する．幼児が必ずかかる感染症であったが，予防接種により，罹患する者はわずかになった．

⑫**風疹ウイルス**：数年ないし10年ごとに幼児や学童の間で流行が起こる．妊娠初期に妊婦が風疹に罹患すると，心臓奇形や先天性白内障などの先天異常が起こりうる．潜伏期は2～3週で，軽い発熱，顔から躯幹，四肢へと発疹が広がり，2～3日で消える．弱毒風疹生ワクチンの接種が有効であるが，最近，接種率の低下がみられる．また，1回接種では免疫力の低下が起こりやすく，接種を2回行うことになった．

⑬**痘そうウイルス**：古くから人類を苦しめてきた痘そうは1980年地球から根絶されたことが，WHOによって宣言された．ジェンナーの発見による種痘が功を奏した．

⑭**エイズウイルス**：エイズ（AIDS）は，acquired immunodeficiency syndrome（後天性免疫不全症候群）の略である．エイズは，HIV（human immunodeficiency virus：ヒト免疫不全ウイルス）といわれるエイズウイルスにより，リンパ球が破壊されることによる免疫不全で発症する症候群である．患者の血液，精液，母乳に含まれ，性交や血液製剤の輸液で感染する．胎盤を経る母子感染も起こる．

⑮**新型コロナウイルス（SARS-CoV-2）**：2019年末より中国の武漢市などから，本ウイルスによる感染症〔新型コロナウイルス感染症（COVID-19）〕の流行が急速に世界的に広がり，2020年3月にはWHOからパンデミック（pandemic）と判定された．下記のサーズと同類のコロナウイルスが原因であり，1918年に世界的に大流行し死者をもたらしたスペインかぜに準じる大伝染病である．

厚生労働省はこれを指定感染症に分類するとともに，検疫法による検疫感染症に指定した．2020年3月には特別措置法の改正による緊急事態宣言を出した．

主な感染経路は，感染者あるいは発病者の咽喉頭からの飛沫（液滴，ミスト）である．環境の空気が感染者の呼気で汚染され，それが他の人に吸入され呼吸器粘膜細胞から侵入して増殖する．症状はかぜと同様である．したがってその予防は，会話で飛沫を飛ばさないよう吸入しないようマスクをすること，密閉・密集・密接の3密を避けること，および接触感染予防を行うことである（p.226コラム参照）．

⑯**その他**：重症急性呼吸器症候群（SARS），エボラ出血熱，ノロウイルス（小型球形ウイルス），ウエストナイル熱などのウイルス感染症が問題になった．

2. 発生要因

1) 感染と潜伏期

　ふつう，病原体が宿主(しゅくしゅ)の体内に侵入して，足場を得て増殖するようになった場合を，感染という．多くの場合，感染によって宿主の組織にはある程度の変化が起き，抗体産生に導かれる．しかし，微生物が単に体内に生存するだけの場合もある．

　感染に引きつづいて病気になる場合があり，これを発病または発症という．症状が軽いか，はっきりしないで終わる場合もある．この場合を，不顕性感染という．

　感染後発病までの期間を潜伏期という．感染症ごとに一定の潜伏期をもっている．

　たとえば，ブドウ球菌による食中毒の潜伏期は3時間，腸炎ビブリオ食中毒のそれは6〜24時間，流行性耳下腺炎（おたふくかぜ）の場合は2〜3週間，インフルエンザは1〜2日である（表10-2）．

　感染症発症率は，感染症の種類によって異なるとともに，同一感染症でも，病原体の菌株やヒトの側の免疫力などでも異なる．

　潜伏期は，病原体が宿主に落ち着いて徐々に増殖し，その生活圏を広げつつある時期で，その間生体側は病原体を迎えうつ準備をはじめる．発病は，病原体やその毒素と生体が激しく反応して症状が現れたことを意味する．多くの感染症で，発熱がある．これは細菌毒素や組織たんぱく分解産物が，炎症誘発作用をもっているからである．

　感染症は，感染源，感染経路および宿主の感受性のかかわりあいにおいて発生する．この3つの因子は，感染症予防対策における3本柱でもある．すなわち，

表10-2 感染症の潜伏期の例

感染症	潜伏期
食中毒 ブドウ球菌によるもの	3時間
その他のもの	12〜24時間
コレラ，赤痢	1〜3日
マイコプラズマ肺炎	1〜2週
結核	4〜6週
麻疹	10日
インフルエンザ	1〜2日
流行性耳下腺炎，風疹	2〜3週
A型肝炎	1か月
B型肝炎	3か月
エイズ	数か月〜10数年
新型コロナウイルス感染症（COVID-19）	2〜3日

① **感染源**：病原体が存在し，これが増殖する場である感染源——患者，保菌者，感染動物など——があること．
② **感染経路**：感染経路——水，食物，昆虫，飛沫など——があること．
③ **宿主の感受性**：その病原体に対して感受性のある個体が存在すること．たとえば抗体を備えた個体は感受性が低い．

この3つの条件は感染症発生にとって必須の条件であり，感染症発生の3大条件という．3条件のうち1つ以上の対策が進めば，その感染症の流行は終息の方向に向かう．

3．感染症予防の原則

1）感染源対策

そこに病原体が感染巣をもっていて，ほかに感染させる能力をもっているのが感染源である．

患者は現に発症している者であり，強力な感染源となりうる．感染症の種類によって病原体の排出時期に差があるため，感染可能期間は異なる．学童によく流行する学校感染症については，出席停止期間を定め，感染源となることを防ぐ対策がとられている．

保菌者は，自覚症状がなく病原体を排出する者で，気づかずにどこでも歩きまわるので危険である．

ウイルス肝炎には，A型肝炎（伝染性肝炎）とB型肝炎（血清肝炎），およびC型肝炎（血清肝炎）がよく知られている．

A型肝炎は，糞便に汚染された飲食物の摂取により感染し，不顕性感染者が多く，一部に2〜5週間の潜伏期でA型肝炎の発症をみる．患者は発病後，数か月から長い場合は1年以上保菌状態をつづけ，糞便にA型肝炎ウイルスを排泄する．ただし感染可能時期は，発病時前後に限られることが多い．

B型肝炎の感染源は，ほぼ一生B型肝炎ウイルスを保持しつづける健康保菌者（キャリア）である．わが国のB型肝炎ウイルス保菌者は，110〜120万人といわれる．保菌者の血液やその他の体液の侵入によって感染する．妊産婦が保菌者の場合，分娩時に新生児に感染させ（垂直感染），新生児は保菌者となり，成人してB型肝炎を発症し，肝硬変や肝臓がんになる者も少なくない．この対策として日本では，現在，母子保健事業で新生児の感染が防止されるしくみ（新生児にワクチンを投与するなど）ができあがっている．

エイズについても同様のキャリアの問題があり，注意しなければならない．

感染源対策は，医師による患者の発見—届け出—隔離—消毒が基本的措置として従来行われてきた．これによって，未感染者と感染源を遮断しようとするものである．

施行後100年を経過した"伝染病予防法"を見直し，1999年に「感染症の予防及び感染症の患者に対する医療に関する法律」いわゆる"感染症法"が施行された．この法律に基づく感染症の分類等は表10-3のとおりである．

世界各地から持ち込まれる可能性のある感染症については，「検疫法」によって，海・空港での感染源であるヒトの検疫が行われる．2024年4月現在，日本では80か所の検疫海港と31か所の検疫空港が設けられている．

検疫法により「検疫感染症」に指定されているのは，ペスト，エボラ出血熱，クリミア・コンゴ出血熱，マールブルグ病，ラッサ熱，南米出血熱，マラリア，デング熱，痘そう，鳥インフルエンザ（H5N1，H7N9），中東呼吸器症候群（MERS），チクングニア熱，ジカウイルス感染症，新型インフルエンザ等感染症である．これらの感染症にすでに罹患している者の入国は，拒否できることになっている（「出入国管理令」）．

動物や昆虫が，感染源となる場合もある．たとえば炭そ（ウシ，ウマ），ブルセラ症（ウシ，ヤギ），ワイル病（ネズミ），ペスト（ネズミ），オウム病（トリ），ツツガムシ病（ネズミ），野兎病（ネズミ，ウサギ），高病原性鳥インフルエンザなどは，動物が感染源となる．これらの感染症はもともと，それぞれの動物の病気として存在するものが，たまたま人にも感染して病気を起こす性質をもっているのである．

昆虫が感染源となる感染症は，発疹チフス（シラミ），マラリア（カ），日本脳炎（カ）などである．昆虫の身体が病原体で汚染されて他所へ運ばれ，腸チフス，赤痢などの感染源となることもある．

2）感染経路対策

感染経路は，病原体が感染源からヒトに届く経路である．直接届く場合を直接感染といい，食物などを介して届く場合を間接感染という．感染症の種類によってある程度決まった感染経路をもっているので，それぞれの特徴を知り，予防対策をとる．

(1) 直接感染

直接感染は，性病などのように直接感染源に接触することによって感染する場合である．狂犬病，鼠咬症など病獣の咬傷から感染する場合や，破傷風，ガス壊そなど土壌からの病原体が皮膚の傷から侵入する場合もある．

梅毒，風疹，トキソプラズマ症，サイトメガロウイルス感染症，ヘルペスウイルス感

表 10-3 感染症の種類（感染症法に基づく分類）

感染症名など	性格
1類感染症 1 エボラ出血熱 2 クリミア・コンゴ出血熱 3 痘そう 4 南米出血熱 5 ペスト 6 マールブルグ病 7 ラッサ熱	感染力，罹患した場合の重篤性等に基づく総合的な観点からみた危険性が極めて高い感染症
2類感染症 1 急性灰白髄炎 2 結核 3 ジフテリア 4 重症急性呼吸器症候群（SARS） 5 鳥インフルエンザ（H5N1, H7N9） 6 中東呼吸器症候群（MERS）	感染力，罹患した場合の重篤性などに基づく総合的な観点からみた危険性が高い感染症
3類感染症 1 コレラ 2 細菌性赤痢 3 腸管出血性大腸菌感染症 4 腸チフス 5 パラチフス	感染力，罹患した場合の重篤性などに基づく総合的な観点からみた危険性は高くないが，特定の職業への就業によって感染症の集団発生を起こし得る感染症
4類感染症 1 E型肝炎　2 A型肝炎 3 黄熱 4 Q熱 5 狂犬病 6 炭疽 7 鳥インフルエンザ（H5N1, H7N9を除く） 8 ボツリヌス症 9 マラリア 10 野兎病 11 その他政令で定める感染症	動物，飲食物等の物件を介して人に感染し，国民の健康に影響を与えるおそれのある感染症（人から人への伝染はない）
5類感染症 1 インフルエンザ（鳥インフルエンザ及び新型インフルエンザ等感染症を除く） 2 ウイルス性肝炎（E型肝炎及びA型肝炎を除く） 3 クリプトスポリジウム症 4 後天性免疫不全症候群 5 性器クラミジア感染症 6 梅毒 7 麻しん 8 メチシリン耐性黄色ブドウ球菌感染症 9 その他省令で定める感染性の疾病	国が感染症発生動向調査を行い，その結果等に基づいて必要な情報を一般国民や医療関係者に提供・公開していくことによって，発生・拡大を防止すべき感染症

表 10-3（続き）

	感染症名など	性　格
新型インフルエンザ等感染症	新型インフルエンザ 再興型インフルエンザ 新型コロナウイルス感染症 再興型コロナウイルス感染症	新たに人から人に伝染する能力を有することとなったウイルスを病原体とするインフルエンザ（新型），かつて世界的規模で流行したインフルエンザであって，その後流行することなく長期間が経過しているものが再興したもの（再興型） 両型ともに，全国的かつ急速なまん延により国民の生命・健康に重大な影響を与えるおそれがあると認められるもの
指定感染症	政令で1年間に限定して指定される感染症	既知の感染症の中で上記1〜3類，新型インフルエンザ等感染症に分類されない感染症で1〜3類に準じた対応の必要が生じた感染症
新感染症	［当初］ 都道府県知事が厚生労働大臣の技術的指導・助言を得て個別に応急対応する感染症 ［要件指定後］ 政令で症状等の要件指定をしたあとに一類感染症と同様の扱いをする感染症	人から人に伝染すると認められる疾病であって，既知の感染症と症状などが明らかに異なり，その伝染力および罹患した場合の重篤度から判断した危険性が極めて高い感染症

（2024年4月現在．国民衛生の動向 2024/2025 を一部改変）

染症などは，産道ではなく，妊娠中母体の胎盤を経て感染などの影響を直接胎児に与えるものである．

(2) 間接感染

① 飛沫感染と塵埃感染

　上気道の粘膜や粘液に存在する病原体が，会話や，咳，くしゃみによって微細な飛沫となって空気中に飛び散り，それをほかの人が吸入することによって感染を起こす．これが飛沫感染である．咳やくしゃみで数千から数十万個の飛沫が飛ぶ．大粒子はすぐに落下するが，小粒子は比較的長時間浮遊し，飛沫粒子から水分が蒸発すると軽く小さい飛沫核となって，いっそう長時間浮遊する．

　落下した飛沫や衣服・ふとんに付着した飛沫が乾燥しふたたび舞い上がり，粉塵（塵埃，ほこり，ハウスダスト）となる．

　患者からの飛沫や塵埃は，病原体を多量に含む．インフルエンザ，ジフテリア，結核，猩紅熱，発疹チフス，発疹熱などの病原体は，乾燥に強いこともあって飛沫ないし塵埃感染を起こす．両者を総称して，「空気感染」ともいう．

② 介達感染

媒介するものが空気でなく，食器，血液，衣服，手指，医療器具を介するものがある．食中毒，B型肝炎などの場合である．これを介達感染という．

③ 水による感染

病原体に汚染された河川水，井戸水，水道水を飲用することによって感染がもたらされる場合である．これによって，その水を利用する集団に爆発的に流行が起きる．これを「水系流行」という．

水系流行を起こす疾患に，腸チフス，パラチフス，赤痢，コレラ，アメーバ赤痢，ポリオ，A型肝炎，ワイル病，角結膜炎（アデノウイルス）などがある．

上水道施設のある場合でも，塩素消毒の不完全，下水道管との誤った接続，不潔な水槽などで起こることがある．

④ 食物による感染

病原体で汚染された食物を食べることにより起こる感染である．腸チフス，パラチフス，A型肝炎，赤痢など，患者や保菌者の手指やハエにより食物が汚染された場合と，ブドウ球菌，好塩菌，ボツリヌス，サルモネラ，ノロウイルスなど，ヒトの咽頭・皮膚化膿創・手指・ネズミの糞尿などにより汚染された食物から感染が起こる場合がある．この場合の流行を，「食物による流行」という．

食物による流行の特徴は，発生が爆発的で，その食物を食べた人びとのみに発生がみられる．夏の食中毒の発生・流行が，この典型である．

⑤ 昆虫による感染

ハエやゴキブリが病原体を付着させて運ぶ場合で，腸チフス，パラチフス，サルモネラ症，赤痢，コレラ，ポリオなどが，この型の感染を起こす．

さらに，マラリアや日本脳炎のように，カなどの昆虫が病原体を体内にもち，人から人へ運ぶ場合がある．この型の感染症を，昆虫媒介感染症という．

宿主対策は，次の「4．免疫」で述べる．

4．免 疫

1）免疫とその種類

食物や水など生活環境要素に含まれる病原体が，人体内に侵入して増殖することを，感染という．

感染の結果，発熱・下痢・腹痛などの症状を起こし病気になった場合を，発症という．

インフルエンザの流行で，学校の同じクラスに属していても，感染しない人，感染しても発症しない人がいる．発症しても重い人と軽い人がいる．これらさまざまなグループに分かれるのは，人間側の個々の条件が異なるためである．

人間側の条件のうち，もっともよく知られているのは免疫である．麻疹のような感染症は，一度かかると一生にわたって二度とかからない．この現象を免疫という．

免疫には，先天免疫と後天免疫とがある．

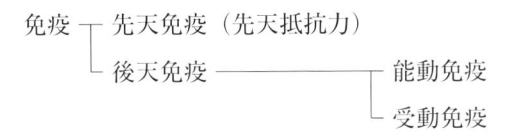

```
免疫 ┬ 先天免疫（先天抵抗力）
     └ 後天免疫 ─────┬ 能動免疫
                      └ 受動免疫
```

先天免疫は，人が生まれながらにしてもっている免疫あるいは先天抵抗力をいう．後天免疫は，感染後にしっかりつくられる能動免疫と受動免疫に分けられる．能動免疫は，病原体の感染（病後免疫）や，ワクチン接種（人工免疫）によって，個体が自らの力で獲得した免疫をいう．免疫を獲得した個体は，その病原体がふたたび侵入するとそれを見分け（識別し）て，免疫産生細胞がただちに抗体をつくり出す機構を備えている．

受動免疫は，個体の自らの力で免疫を得るのではなく，胎児が胎盤を通して，あるいは乳児が母乳を通して母体から免疫を得る場合や，速効的な免疫作用を期待して，その抗体を直接注射して免疫を得させるものである．たとえば，ジフテリア，破傷風の抗毒素血清やA型肝炎（伝染性肝炎），B型肝炎（血清肝炎）の予防のために，ヒト血清からつくられるガンマグロブリン製剤を注射する．これにより，素速く大量の抗体が体内に準備され，その感染症の予防や治療に役立たせることができる．

一般に能動免疫は自らその機序を獲得しているので永続きするが，受動免疫はつけ焼き刃なので，即効性にはすぐれるが免疫力は速やかになくなってしまう．

2）免疫作用

血液，鼻汁，咽頭の粘液，乳汁などの体液には多くのたんぱく質がある．その一種にガンマ（γ-）グロブリンがある．免疫作用をもつガンマグロブリンを，抗体または免疫グロブリンという．抗体は，白血球の一種であるBリンパ球によってつくられることが多い．

侵入した病原体が鼻咽頭の粘液に付着すると，抗体が病原体に作用して弱めたり，白血球による食菌作用を助けたりする．このようにして，抗体は感染と発症を防ぎ，また

感染症の治癒を促進するように働く.

抗体による免疫作用は,細菌,ウイルス,毒素,各種のたんぱく質が抗原として作用した場合に,抗原抗体反応が起こり,その結果免疫作用がもたらされる.

抗原抗体反応は,鍵と鍵穴の関係にある.気管支ぜん息やじん麻疹の発生に特定の物質が関係していることがあるのは,その例である.

抗体は,いろいろな方法で測定することができる.抗体の量あるいは強さを抗体価という.インフルエンザや日本脳炎がどの程度流行するかの将来予測のために,血清の抗体価を測定する.抗体価の低い人が多い場合は,将来,流行するおそれが強いと予想する.

抗原抗体反応による免疫作用は,その抗原に対してだけの生体防御作用であるが,対象を限定しない生体防御機構もあり,重要な働きをしている.

健康な皮膚や粘膜は,病原体の侵入を容易に許すものではない.涙・唾液・胃液には殺菌作用がある.粘膜の線毛運動は,粘液に付着した病原体を運んで排出する.また気管支には白血球や食細胞が遊走してきており,病原体をとらえてこれを消化する.

身体が病気などで衰弱したり,放射線治療や抗がん剤の使用で白血球が減ったりした場合には,これらの自然の生体防御作用が十分に働かず,感染・発症しやすくなる.

HIV（エイズウイルス）は免疫に関与するリンパ球を破壊する.

3）予防接種

人工的に生体に抗原を投与して感染を免疫学的に防ぐことを,予防接種（ワクチネーション）という.予防接種に際して投与されるのが,ワクチン（抗原）である.ワクチンを投与すると,それに対応した抗体が体内につくられる.

ワクチンには,毒力を弱めた弱毒性病原体を利用する生（なま）ワクチン,病原体を死滅させてその菌体の抗原を利用する死菌（不活化）ワクチン,および病原体の産生する毒素を弱毒化したトキソイドワクチンがある.また,最近では,新型コロナウイルス感染に対するワクチンとして,ウイルスのタンパク質をつくる遺伝情報を利用するmRNA（メッセンジャーRNA）ワクチンもある.

現在行われている予防接種は,**表10-4**のようなものである.

1994年に予防接種法が改正され,強制的な義務接種から,受けるよう努めなければならないという努力義務（法第8条）に変更された.また,副作用対策として,予診,問診の充実をはかるとともに,予防接種健康被害救済制度が整備された.

表 10-4 日本の現在の定期の予防接種

	対象疾病	（ワクチン）	接種 対象年齢等	標準的な接種年齢等	回数
A類疾病	ジフテリア 百日せき 破傷風 急性灰白髄炎（ポリオ）	DPT-IPV混合ワクチン，DPT混合ワクチン，IPVワクチン，DT混合ワクチン	1期初回　生後2〜90月未満	生後3〜12月	3回
			1期追加　生後2〜90月未満（1期初回接種（3回）終了後，6か月以上の間隔をおく）	1期初回接種（3回）後12〜18月	1回
		DT混合ワクチン	2期　　　11〜13歳未満	11〜12歳	1回
	麻しん 風しん	乾燥弱毒性麻しん・風しんの単独または混合ワクチン	1期　生後12〜24月未満		1回
			2期　5歳以上7歳未満の者であって，小学校就学の始期に達する日の1年前の日から当該始期に達する日の前日までの間にある者		1回
	日本脳炎	乾燥細胞培養日本脳炎ワクチン	1期初回　生後6〜90月未満	3〜4歳	2回
			1期追加　生後6〜90未満（1期初回終了後概ね1年をおく）	4〜5歳	1回
			2期　　　9〜13歳未満	9〜10歳	1回
	B型肝炎	組換え沈降B型肝炎ワクチン	1, 2, 3回目　1歳に至るまでの間	生後2〜9月の間	3回
	結核	BCGワクチン	1歳未満	生後5〜8月の間	1回
	Hib感染症	乾燥ヘモフィルスb型ワクチン	初回3回　生後2月以上生後60月に至るまで	初回接種開始は，生後2月〜生後7月に至るまで	3回
			追加1回		1回
	肺炎球菌（小児）	沈降13価肺炎球菌結合型ワクチン	初回3回　生後2月以上生後60月に至るまで	初回接種開始は，生後2月〜生後7月に至るまで	3回
			追加1回	追加接種は，生後12月〜生後15月に至るまで	1回
	水痘	乾燥弱毒生水痘ワクチン	1回目　生後12〜36月の間	1回目の注射は生後12〜15月に達するまで．2回目の注射は1回目の注射終了後6〜12月までの間隔をおく	2回
			2回目		
	ヒトパピローマウイルス（HPV）感染症	組換え沈降2価，4価，9価ヒトパピローマウイルス様粒子ワクチン	12歳となる日の属する年度の初日から16歳となる日の属する年度の末日までの間にある女子	13歳となる日の属する年度の初日から当該年度の末日までの間	3回
	ロタウイルス感染症	経口弱毒生ヒトロタウイルスワクチン	1, 2回目　出生6週0日後〜24週0日後まで	初回接種については，生後2月に至った日から出生14週6日後までの間	2回
		5価経口弱毒生ヒトロタウイルスワクチン	1, 2, 3回目　出生6週0日後〜32週0日後まで		3回
B類疾病	インフルエンザ	インフルエンザHAワクチン	ア　65歳以上の者　イ　60歳以上65歳未満の者のうち，一定の障害を有する者など		毎年度1回
	新型コロナウイルス感染症	未定	ア　65歳以上の者　イ　60歳以上65歳未満の者のうち，一定の障害を有する者など		毎年度1回
	肺炎球菌莢膜感染症	23価肺炎球菌莢膜ポリサッカライドワクチン	ア　65歳の者　イ　60歳以上65歳未満の者のうち，一定の障害を有する者など		1回

（2024年5月現在．国民衛生の動向 2024/2025 を一部改変）

コラム：新型コロナウイルスとその世界的流行

　新型コロナウイルス（SARS-CoV-2）による感染症〔新型コロナウイルス感染症（COVID-19）〕は，2020年のはじめから世界的に大流行した．コロナウイルスとは，王冠（コロナ：corona ギリシア語，crown 英語の王冠）で囲まれたように見える RNA ウイルスをいう（**図**）．かぜの原因のウイルスや，2012年以降発生している「中東呼吸器症候群（MERS）」ウイルスをはじめ，「重症急性呼吸器症候群（SARS）」ウイルスがコロナウイルスである．このうち，新型コロナウイルスは後者と同類である．コウモリが保有していたものがヒトに感染し広がった可能性が考えられている．

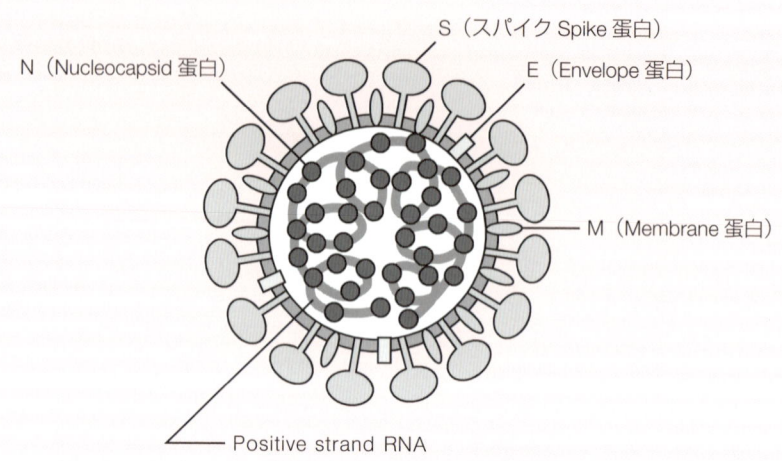

S（スパイク Spike 蛋白）
N（Nucleocapsid 蛋白）
E（Envelope 蛋白）
M（Membrane 蛋白）
Positive strand RNA

図　新型コロナウイルスの分子構造
直径は細菌の 1 μm の 1/10 の 0.1 μm 程度．スパイク状に球体を取り囲む蛋白質が王冠（コロナ crown）のように見えるのでその名がつけられた．中には RNA を長く連ねたひも positive strand が入っている．粘膜上皮細胞に付着した球体からこの連鎖の RNA が放出されて上皮細胞がやられる．
（新型コロナウイルス感染症 COVID-19　診療の手引き．第 10.1 版 Apr 2024．https://www.mhlw.go.jp/content/001248424.pdf）

　国は新型コロナウイルス感染症を，感染症法による分類で指定感染症に指定するとともに，検疫法による検疫感染症に指定した．また，2020年に改正された新型インフルエンザ等対策特別措置法の対象とされ，内閣総理大臣より緊急事態宣言が発出された．古くは天然痘，黒死病（ペスト）と同様の大流行である．

　症状はインフルエンザと同様で，感染後 1～2 日して発熱，咳，時に嗅覚・味覚の麻痺，重症になると肺炎，呼吸不全で死亡する．ほとんどの感染者は軽症で 1 週間以内に軽快して治る．

1. 感染様式：呼吸器などの粘膜細胞の表面に付着し，細胞膜から中に入り込んで増殖する．それが咳や発声で飛沫となって空気中に浮遊．それを近くに居る人が吸入して感染し（飛沫感染），体内で増殖を続けると発病する．ある会合で感染を受けた者が他の会合で数人に感染させ，この数人が元で感染が広がる．この数人の感染源者のことをクラスター（cluster：房，群れ，一団）という．

　咽頭，喉頭，気管支からの飛沫やつばなどが手指や身の回りの物品を汚染し，それを他の人が触って感染することもある．これを接触感染という．手指の消毒を行い，他人への接触感染を防ぐ．物品を汚染した場合，感染力は 1～3 日である．ペットや蚊やハエなどを介した感染はない．

2. 流行の現状：2019 年 12 月ごろから中国の武漢市で流行が始まり，湖北省全体に広がり，その後欧米でも急速に感染者が増加した．感染は過密住居地域での急拡大が特徴だが，死亡率は比較的低い．医療の対応が間に合わず，肺炎を起こし死亡する例も増えた．WHO は，2020 年 1 月 30 日に「国際的に懸念される公衆衛生上の緊急事態」を，さらに 3 月 11 日には，この流行を世界的流行（パンデミック pandemic）であると宣言した．

　2024 年 10 月までの WHO 発表の感染者数は多い国順に，米国 1 億 300 万人，中国

9,940万人，インド4,500万人，フランス3,900万人で，8番目に日本3,380万人，世界合計7億7,638万人．また，世界の死亡者数は706万人（感染者の0.9％），日本の死亡者数は7.5万人（感染者の0.2％）であった．これほどの大流行と感染・死亡の発生をもたらしたウイルス感染症は，1918年のスペイン風邪（感染者数5億人，死亡者数5,000万人，死亡率10％）に次ぐものであり，社会・経済に深刻な影響と被害をもたらした．新規陽性者数が急激に増える状況を「波」と表現しており，2020年4月頃の最初のピークとする流行を第1波として，その後，感染力の強い変異株の出現とともに周期的に「波」が発生しており，2024年8月には第11波のピークを迎えた．なお，「波」を経るごとに死亡率は下がっている．

3．感染予防対策：飛沫を飛ばさないよう，飛沫を吸入しないよう対策を講じる．それには，咳・くしゃみエチケットを心がけ，お互いにマスクを着用する，人と人との距離（social distancing：社会的距離）を十分とること，とれない場合は人と人との間に透明なアクリルパーテーションなどを張る．換気のない空間（密閉）を避け，エアコンや換気扇を使い，窓や扉を開いて，換気をよくする．いわゆる「3密（密閉・密集・密接）」を避けるよう工夫する．手指の消毒に努める．それでも，集会，行事，宴会，音楽会，ライブ，カラオケ，冠婚葬祭の集まり，その他の大会などはこれらの予防対策が困難なので，観客を集めないでの実施や集会自体をとりあえず中止することが普通になった．高校野球などは中止，2020年の東京オリンピック・パラリンピックは延期，大相撲やプロ野球は当初，観客なしで開催された．2021年に開催された東京オリンピック・パラリンピックは無観客で行われたが，その後，一般のスポーツ観戦では人数制限のもと，徐々に観客が導入されるようになり，2022年からは入場者数の制限が解除されるようになってきた．

　ワクチン接種は2021年から開始され，2023年9月現在，第7回目接種が開始された．回を経るごとに接種率は下がった．第1～2回は80％以上あった接種率も，第3回目は69%，第4回目は47％，第5回は26%，第6回は16％と下がった．2024年10月現在も，ワクチン接種を有料で受けることはできるが，基本的には，65歳以上の高齢者や基礎疾患をもつ60歳から64歳の人などが対象である（無料）．

4．予防対策の社会的経済的影響：2020年3月に学校での感染拡大をおそれた政府は，4月まで約1か月の休校を全国の幼稚園・小中高・大学に要請した．学童保育も休業となり，働く保護者，とくに母親たちが勤務をやめて家庭に戻らざるをえなくなった．職場では密集せずに通勤なしの自宅勤務，すなわちテレワークが増えた．情報社会としてPCが使えればどこでも働くことができたのは幸いであった．

　着用するマスクの需要が急増し，一時は全国的に手に入らなくなった．その後増産され，また政府は緊急的な対策として全国民に1世帯2枚ずつ布マスクを配布した．

　経済的には，いわゆる歓楽街の開業店舗の休業が続いた．また，国と国の間を行き来する際には入国から2週間，ホテルなどで隔離を強いられたため，観光目的の訪日外国人がほぼいなくなった．国内旅行の自粛も重なって，観光のための航空機，新幹線，観光バス，ホテル，旅館，みやげ，食事等々の利用者が激減し，関係業界は休業・廃業に追い込まれるケースもみられた．一方で，情報・通信産業は繁盛した．関係業界の休業・廃業による減収を補う意味で，国は一部の補填資金を支給した．

　2022年夏の第7波以降は，緊急事態宣言などの行動制限は行われず，同年10月には水際対策も緩和され，政府はコロナ対策を「社会経済活動との両立」に舵を切った．WHOは，2023年5月5日に前出の「国際的に懸念される公衆衛生上の緊急事態」を解除し，わが国も同年5月8日に，当初の感染症法上の指定感染症および新型インフルエンザ等感染症（新型コロナウイルス感染症：2類相当）から5類感染症に位置づけを見直した．訪日外客数も徐々に増え，2024年9月では，前年同期比では増加しており，台風などの影響で一時的な減少がみられたが，それでもコロナ禍前の水準に戻りつつある．

第11章 消毒法

1. 消毒法一般
   1）消毒法の定義　　2）病原微生物の種類
2. 消毒の種類
   1）物理的方法〔(1)熱/(2)光線/(3)音波/(4)濾過〕　2）化学的方法〔(1)フェノール類/(2)逆性石けん（陽性石けん）/(3)アルコール類/(4)塩素系消毒剤/(5)ビグアナイド系消毒剤/(6)ヨウ素系消毒剤/(7)重金属類/(8)アルデヒド系消毒剤/(9)酸化剤/(10)ガス滅菌/(11)消毒剤使用時の注意〕
3. 消毒の実際
   1）医療における消毒の意義　　2）対象と方法〔(1)加療者/(2)患者/(3)室内/(4)器具/(5)無菌的な手法〕
4. 医療関連感染（院内感染）の予防
   1）標準予防策（スタンダードプリコーション）　2）感染経路別予防策〔(1)接触感染予防策/(2)飛沫感染予防策/(3)空気感染予防策〕
5. 医療廃棄物
   1）医療廃棄物・感染性廃棄物処理の法的整備〔(1)医療廃棄物処理ガイドライン/(2)廃棄物処理法の改正/(3)廃棄物処理法に基づく感染性廃棄物処理マニュアル/(4)廃棄物処理法に基づく感染性廃棄物処理マニュアルの改正〕
   2）廃棄物の判定

1. 消毒法一般

　　人の生活環境にはさまざまな微生物が存在している．そのなかには，人にまったく無害なもの，人に感染して病気を引き起こすもの（病原微生物），健康であれば発症しないが抵抗力の弱い人や幼児・高齢者には病気を引き起こすもの，がある．一般に感染症の危険から身を守るためには，①病原微生物を除去すること，②病原微生物の身体への進入を防ぐこと，③個人の抵抗力を高めること，とされているが，医療の場では一般の環境より病原微生物が存在する可能性が高く，患者という抵抗力の弱い人がいることか

表 11-1 消毒法で使用する言葉

すべての微生物	増殖阻止：抗菌（antimicrobial）	殺さず阻止：静菌（microbiostasis）	滅菌（sterilization）
		殺して阻止：殺菌（microbiocide）	
	除去：除菌（removal）		
目的とする微生物	増殖阻止：抗菌（antimicrobial）	殺さず阻止：静菌（microbiostasis）	消毒（disinfection）
		殺して阻止：殺菌（microbiocide）	
	除去：除菌（removal）		

- 日本薬局方では殺菌，滅菌，消毒の3用語を用いている．
- 殺菌は，pasteurization ともいう．
- 医療分野での消毒は病原微生物（＝目的とする微生物）のみ殺菌または除菌し，感染対策として問題のない感染力価以下にすること．

ら，①と②がとくに重要である．

1）消毒法の定義

　病原微生物の感染を防ぐための技術が消毒法である．安全を守るという観点から，医療関係者が，正しい消毒法の知識をもつことが重要である．消毒法で使われる言葉を**表11-1**にまとめる．なお，防腐や保存（preservation）は，防腐剤や保存料（塩，砂糖，化学物質）や，低温下で微生物の増殖を阻止するので，静菌のひとつである．

2）病原微生物の種類

　微生物の大きさは，種類によって異なるが，たとえば大腸菌は長さ1～3 μm×幅0.5 μmの長方形，ブドウ球菌は0.8～1 μmの球形をしている．ウイルスはもっと小さく，球形のインフルエンザウイルスは，ブドウ球菌の約10分の1，すなわち0.1 μmくらいの大きさである．マイクロメートル（μm）とは，1,000分の1mm，すなわち，10^{-6} mである．このように，微生物の単体は目に見えないほど小さい．

2．消毒の種類

　消毒は，病原微生物を殺菌・除菌することであるが，患者の免疫力が弱っている場合には健康人には問題のない微生物でも発症する場合がある．このため，滅菌（すべての微生物を殺菌・除菌すること）が望ましい．微生物は，一般に熱と乾燥に弱い．この特

表 11-2 物理的消毒法

種類		条件	使用機器	効果		対象物件				
				芽胞	生存微生物	硝子	磁器	金属	繊維	その他
熱	乾熱	火炎滅菌法(焼却滅菌法)	直火で完全に炭化させる	ブンゼンバーナー,アルコールランプ他	○	−	○	○	○	○	不要となった物で焼き捨ててよい物
		乾熱滅菌法	表 11-3 参照	乾熱滅菌器	○	−	○	○	○		熱に安定したものに用いる
	湿熱	煮沸消毒法	沸騰水中に沈める 15 分以上	シンメルブッシュ煮沸消毒器	×	B型肝炎ウイルス	○	○	○	○	ゴム製品など
		低温殺菌法	62.8〜65.0℃の湯温中 30 分保持								牛乳, ワインなど
		平圧蒸気殺菌法	100℃の飽和水蒸気中 30 分暴露	コッホの蒸気釜	×	一部のウイルス	○	○	○	○	
			【間歇滅菌】80〜100℃の加熱水蒸気中 1日1回, 30〜60 分を 3〜5 回繰り返す. 休止中は 20℃以上		○		○	○	○	○	
		高圧蒸気滅菌法	表 11-3 参照	加圧滅菌器(オートクレーブ)	○	−	○	○	○	○	ゴム, 紙, プラスチック製品など
光線		日光消毒法	天気のよい日で 3 時間以上気象条件により効果が異なる								寝具, 衣服など
		紫外線殺菌(消毒)法	波長 260〜280 nm の紫外線 30 分〜1 時間照射	殺菌灯など	○	−					施設内の空中細菌, 物品表面の菌のみ
		放射線殺菌法	γ線, X線など照射				○	○		○	ゴム, プラスチック, ディスポ製品
音波		高周波殺菌法	2,450±50 MHz の高周波直接照射								水, 培地, 試液など
濾過		濾過滅菌法(細菌濾過法)	通常 0.22 μm 以下のフィルターが用いられる	濾過装置	○						気体, 水, 培地, 試液など

○:有効, ×:無効, −:該当なし　　(一部, 日本薬局方による微生物滅菌法参考)

徴をふまえて物理的な手段を用いて滅菌, 消毒する方法を物理的方法という. また, 化学薬剤を菌体成分と反応させて非特異的に細菌を死滅・変性させることで滅菌, 消毒する方法を化学的方法という.

1) 物理的方法

物理的方法の条件, 使用機器, 効果, 対象物件を, **表 11-2** にまとめる.

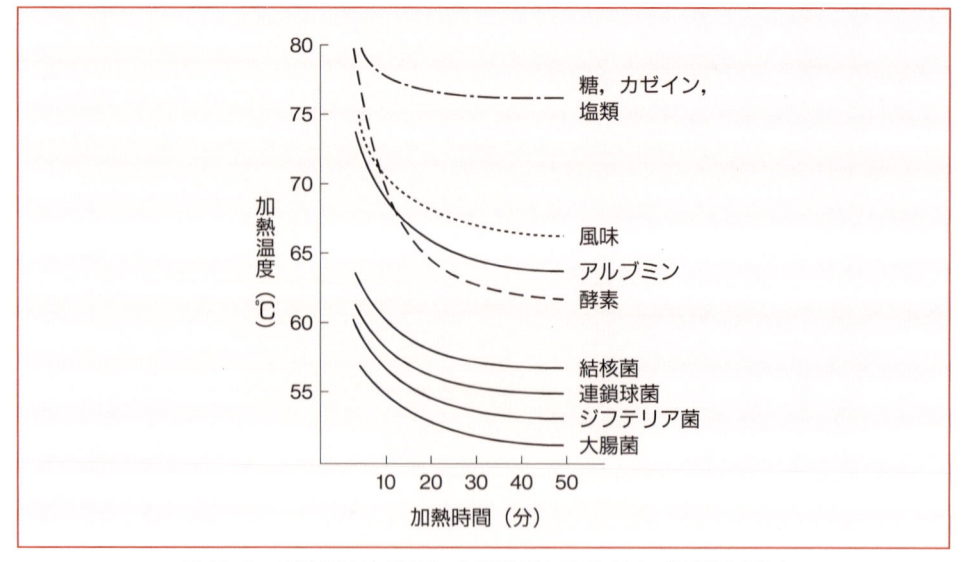

図 11-1 加熱温度と時間による物質の変性および細菌の死滅
新編臨床検査講座 22 微生物学・臨床微生物学,医歯薬出版,2004 の図を改変

(1) 熱

　微生物の発育に適した温度は 10〜45℃であり,大部分の微生物は高温に対しては抵抗力が弱く,すみやかに死滅する.熱を加えられると菌体の構成成分であるたんぱく質が熱変性を起こし,酵素の不活化を引き起こすからである.病原細菌の多くは,60〜65℃,30 分の加温で死滅する(**図 11-1**).しかし,破傷風菌やボツリヌス菌など,芽胞とよばれる厚い被膜でおおわれている菌は,100℃の加温に耐え,121℃,15 分の高圧蒸気滅菌でようやく死滅する.一般に,湿熱処理のほうが菌体のたんぱく質変性を起こしやすいため,乾熱処理よりも低い温度での滅菌が可能である.**表 11-3** に,乾熱滅菌と高圧蒸気滅菌に必要な温度と時間を示す.すべての滅菌器は定期的にチェックしなければならない.滅菌器への器具の装填は,製造元の説明書に従って,各包装の間に蒸気や空気が循環できるよう間隔を保つようにする必要がある.滅菌の有効性は,器具の滅菌を確認するために考案されている各表示(オートクレーブ済みの表示や生物学的な滅菌済み表示)などによって確認すべきである.

(2) 光　線

　日光消毒法は,紫外線の殺菌力と赤外線(熱線)の熱を利用したものである.紫外線〔4 章 2 - 1) - (3) - ② - ⓒ 紫外線参照〕は微生物の DNA 転写や複製を阻害し,死滅させる.紫外線は,物の表面部分や空気中の気中細菌に効果があるため,治療室や待合室などの殺菌に紫外線殺菌灯が使用されている.放射性同位元素から放出されるγ線,X線を利用したものが放射線滅菌法である.透過力が強いため,ディスポーザブル製品な

表11-3 高圧蒸気滅菌および乾熱滅菌に必要な温度と時間

滅菌法	温度（℃）	時間（分）
高圧蒸気滅菌（オートクレーブ，圧力鍋など） 必要圧：1平方インチ当たり15ポンド （101キロパスカル）	115 121 126 134	30 15 10 3
乾熱滅菌（電気オーブンなど）	160 170 180	120 60 30

(WHO-GPA/TCO/HCS/95/16 p.15 より引用)

ど，包装物内部の滅菌に利用される．

(3) 高周波

2,450±50 MHz の高周波を直接照射し，発生する熱によって微生物を死滅させる方法が高周波滅菌法である．おもに水，微生物検査の培地や試液など，高周波照射に耐えるものの殺菌に使用される．

(4) 濾 過

微生物よりも小さな孔径をもつ濾過フィルターを通すことにより菌を除去する方法である．フィルター孔径は，ウイルス用は 0.025～0.1 μm，細菌用は 0.45 μm 程度である．抵抗力の低下した患者を収容する無菌室は，空調施設に特殊なフィルターが備え付けられている．

2）化学的方法

殺菌作用のある化学薬剤のなかで消毒剤として望ましい条件は，次のとおりである．①広範囲の微生物に対して殺菌力をもつ，②血液や体液などの有機物存在下でも殺菌効果が衰えない，③効力が持続する，④人に対して無害，少なくとも毒性・発がん性・催奇形性がない，⑤使用方法が容易で水やアルコールに溶解しやすい，⑥容易に安く手に入る，⑦廃液が環境を汚染しない．これらすべての条件がそろう消毒剤は少ないので，消毒の用途により使い分けされている．化学的方法には，化学薬剤を液体で用いる方法と，気体で用いる方法がある．それぞれの方法における使用濃度と用途・効果などを**表11-4**に示す．

表 11-4 化学的消毒法

種類		濃度と用途				効果					備考
		皮膚手指	器具類	創傷粘膜	その他	一般細菌	芽胞	結核菌	ウイルス	真菌	
フェノール類	石炭酸（フェノール）		5％2時間		喀痰，排泄物（3〜5％，2時間）	○	×	○	×	○	人体への刺激が強いため，あまり使われなくなった
	クレゾール石けん液（カリ石けん50％含）	1％	2％		喀痰，排泄物（3％）	○	×	○	×	○	特有の刺激臭，皮膚・粘膜への刺激性，吸収による毒性あり．排出規制あり．あまり使われなくなった
逆性石けん（陽性石けん）	塩化ベンザルコニウム（オスバン）（10％）塩化ベンゼトニウム（ハイアミンT）（10％）	0.1％	0.5〜1％			○	×	×	△	○	毒性は低い．普通石けんとの混合不可．有機物存在下で効力低下．痘そうウイルスには効果あり．緑膿菌に対する殺菌作用は弱い
アルコール類	エタノール	70〜80％				○	×	○	△	△	毒性はほとんどない揮発性があり引火しやすい
	イソプロパノール	30〜50％				○	×	○	△	△	皮膚と眼に刺激性あり吸入毒性あり
塩素系*	塩素ガス	―	―	―	水道水の消毒						強い刺激と金属腐蝕性あり
	さらし粉	―	―	―	井戸水，プールの消毒						
	次亜塩素酸Na（市販品有効塩素：4〜6％/4〜6万ppm）	―	50ppm		プール（0.1〜1 ppm）汚染器具（500 ppm）芽胞（100 ppm以上）	○	○	×	○	○	B型肝炎ウイルスに有効大量の有機物存在下で無効皮膚刺激性あり．金属腐食性あり．遮光保存
ビグアナイド系	クロルヘキシジン	ヒビテングルコネート（20％）	0.05％	0.05％	×	0.5％アルコール溶液なども使用	○	×	×	×	△	有機物存在下で有効一部のグラム陰性菌に無効．皮膚刺激性なし普通石けんとの併用により殺菌力低下過敏症の人がいる
		コンセントレート（5％）		→	×	汚染器具，病室内清掃（0.05〜0.1％）	○	×	×	×	△	
		ヒビスクラブ（4％）		×	×		○	×	×	×	△	
ヨウ素系**	ヨードチンキ（2％）	原液	×		70％エタノール溶液2倍希釈	○	△	△	△	○	B型肝炎ウイルスは未確定．刺激が強いので，すぐにエタノールで拭き取る
	ポビドンヨード（ヨードホール）（10％）	75〜150ppm	20〜50ppm		汚染が著しい器具（200 ppm）	○	△	△	△	○	手術野の消毒に適している衣類を汚色させるが，水で洗い流せる

＊：結核菌は，痰や体液などの有機物と共存することが多く，薬物耐性も強いことから表に示す通常の濃度では効果が期待できない．

＊＊：ヨウ素系消毒剤は，比較的短時間のうちに揮発・失活することと，皮膚への刺激があるため，一定時間の浸潤が必要とされるB型肝炎ウイルスには効果が期待できない．

表 11-4 （続き）

種類		濃度と用途				効果					備考
		皮膚手指	器具類	創傷粘膜	その他	一般細菌	芽胞	結核菌	ウイルス	真菌	
アルデヒド系	ホルムアルデヒド（ホルマリン 37 ％）		1 ％		0.5～5 ％液として散布，拭き取りを行う	○	○	○	○	○	刺激臭あり 組織毒性あり 室内環境の殺菌消毒・噴霧可
	グルタールアルデヒド（2 ％）		1～2 ％			○	○	○	○	○	B型肝炎ウイルスに有効 皮膚，粘膜へ障害 粘膜収れん性（収縮性）あり
酸化剤	過酸化水素（オキシドール 3 ％）			原液	創傷面などの洗浄	○	×	△	△	×	光線，空気，振動などにより化学変化を起こし，効果が低下するので，保存に注意
色素類	アクリノール（リバノール）				創傷面の消毒	○					
ガス滅菌	エチレンオキサイドガス	×	→	×	湿度 40 ％の時，殺菌効果が最大	○	○	○	○	○	10～20％，2気圧，40～60℃，数時間反応．ガス自体が人に有害．滅菌完了後は，1～2日間放置する必要がある
	ホルムアルデヒドガス	アルデヒド系のホルムアルデヒドを参照									

○：有効，×：無効，△：一部無効，―：該当なし

※なお，含有量，希釈割合などは，一般的なものを示した．市販品によっては，若干異なる場合があるので注意が必要である
（山西弘一，他編：標準微生物学，第8版，医学書院，2002／古橋正吉：滅菌・消毒マニュアル，日本医事新報社，2001／岡田 淳，他：微生物学・臨床微生物学，補訂版，臨床検査講座，医歯薬出版，2004．以上より作成）

（1）フェノール類

　菌体たんぱく質を凝固・変性させ，細胞膜の機能低下や破壊などを引き起こすことにより，細菌を死滅させる．石炭酸（フェノール）やクレゾール石けん液などがある．石炭酸は，医学史上最初に用いられた消毒剤であるが，人への刺激作用が強いため，消毒剤としては最近ではあまり使われなくなった．しかし，今でも消毒剤の効力を示す指標として，石炭酸を基準とした石炭酸係数が用いられている．クレゾールは，水に溶けにくいため，石けん水に 50 ％の割で溶かしたクレゾール石けん水とし，用途に応じて適当な濃度に薄めて使用する．ただし，時間とともに消毒力が低下するため，少なくとも日に1度は交換する必要がある．特有の刺激臭と皮膚刺激性があるため，最近では使われなくなってきた．なお，原液は皮膚につくと，組織の壊死をきたすおそれがあるので，取り扱いには十分注意する必要がある．水道法〔4章2-2）-（2）-①：上水参照〕では，フェノール類の水質基準は，5 ppm 以下である．各都道府県レベルにおける公害防止条例などにより，排出規制を強化しているところもあるので，注意を要する．

(2) 逆性石けん（陽性石けん）

　普通の石けんは，水に溶けたときの陰イオンによる洗浄作用が主体であるのに対し，逆性石けんは，陽イオンによる菌体の細胞膜の損傷，および酵素たんぱく質の凝固変性による殺菌効果を有する．市販されている逆性石けんには，塩化ベンザルコニウム，塩化ベンゼトニウムなどがあり，いずれも10％溶液である．これらを適当な濃度に薄めて使用する．無味，無臭で，刺激性や経口毒性も少なく，フェノールよりもはるかに強い殺菌力をもつ．ただし，普通の石けんと混ざると化学反応を起こし，効果が低下する．また有機物存在下でも効果が低下するため，喀痰や排泄物などの汚物の消毒には使用できない．

(3) アルコール類

　細菌のたんぱく質変性や脂質の溶解，代謝機構の阻害により殺菌作用を呈する．おもに，エタノールとイソプロパノールが用いられている．エタノールの100％原液では，脱水作用が強すぎて，殺菌効果を低下させる．70～80％の濃度がもっとも殺菌力が強く，消毒用エタノールとして市販されているものは，すでにこの濃度に調整済みである．毒性がほとんどないことから，注射や手術時の皮膚の消毒などによく用いられる．イソプロパノールは，エタノールよりも殺菌力が強いが，皮膚や眼に対する刺激性がかなり強い．吸入毒性もある．

(4) 塩素系消毒剤

　微生物のもっている有機化合物と水に対する塩素の化学反応により生じる酸素の強力な酸化作用により，細菌が死滅する．塩素ガス，さらし粉，次亜塩素酸ナトリウムなどがある．塩素ガスは，おもに水道水の消毒に使用されるが，強い刺激性と金属腐食性があるため，ほかの用途では用いられない．さらし粉は，塩素ガスと同じ反応を起こすため，井戸水やプールなどの消毒に用いられる．次亜塩素酸ナトリウムは，一般細菌のほか，B型肝炎ウイルスにも有効であるため，広い用途で使用される．しかし，大量の有機物存在下では効果が低下する．

(5) ビグアナイド系消毒剤

　クロルヘキシジンは，ヒビテン，ヒビスクラブの名称で市販されているものである．手指・皮膚消毒，器具洗浄，病室内洗浄に用いられる．過敏症を呈する人がいるので，注意する必要がある．

(6) ヨウ素系消毒剤

ヨウ素の作用機序は，塩素系と同じであるが，塩素系よりも強い殺菌力をもつ．ヨウ素を利用した消毒剤に，ヨードチンキや，ポビドンヨード（ヨードホール）がある．ヨードチンキは，古くから使われており，ヨウ素をヨウ化カリウムとともにアルコールに溶かしたものである．適度に希釈すれば消毒効果が広く，手術野の皮膚や創面の消毒に使われる．ポビドンヨード（ヨードホール）は，イソジンとして市販されているもので，ヨウ素を非イオン系界面活性剤と結合させて水に溶かしたものである．消毒効果が広く，皮膚や粘膜への刺激が少ないことから，一般に広く使用されている．

(7) 重金属類

水銀，銀，銅など，重金属を用いた消毒剤である．イオンの状態で強い殺菌力を示すが，これらは，人に対する毒性も強く，また環境汚染問題から，今日は使用されなくなった．塩化第二水銀（昇汞：しょうこう），マーキュロクロムなどである．

(8) アルデヒド系消毒剤

アルデヒドのアルキル化活性により菌体たんぱく質の凝固作用を起こして殺菌する．ホルムアルデヒドやグルタルアルデヒドなどがある．ホルムアルデヒドは，ガス状でも液状でも使用される．ホルムアルデヒドの飽和溶液（37％）が，「局方ホルマリン」として販売されている．消毒用として1％溶液に調整されたものが，「局方ホルマリン水」である．広い部屋の消毒には噴霧する方法が用いられ，器具の消毒には，液中に2時間以上つける方法が用いられる．グルタルアルデヒドは，大部分の微生物に対して有効であるため，高圧滅菌のできない手術器具，カテーテル，内視鏡などの消毒に用いられる（2％溶液，30〜60分）．しかし，皮膚，粘膜の障害を起こすため，人への消毒には適さない．

(9) 酸化剤

酸化剤の殺菌は，遊離した活性酸素を利用したものである．3％過酸化水素水（オキシドール）が，創傷面の消毒に広く用いられている．色素類アクリジン色素の誘導体にアクリノールがある．その塩酸塩がリバノールである．創傷面の消毒に用いられる．

(10) ガス滅菌

ガス滅菌は，化学薬剤をガス状にして反応させることにより微生物を死滅させる方法である．代表的なものに，エチレンオキサイド（EO）ガス滅菌やホルマリンガス滅菌がある．エチレンオキサイドガスは，微生物のもつアミノ基，カルボキシル基，水酸基

などと強く反応し，微生物を死滅させる．加熱により滅菌することができないゴム製品，プラスチック製品，ディスポーザブル製品などの滅菌に使用される．ただし，このガスは発がん性が報告されており，労働安全衛生法による環境管理と健康管理が必要である．

(11) 消毒剤使用時の注意

① 使用濃度

消毒剤は，使用目的に応じて適切な濃度が異なる．濃度が濃い方が，必ずしも効果が高いというわけではない．必要以上の高濃度は不経済なうえに人体へ悪影響を及ぼすことがある．希釈して販売されている薬品もあるので，使用説明書をよく確認する．水道水に含まれる塩素や硬度の高い水の無機成分と反応すると，効果が薄れたり器具に結晶が付着したりすることがあるので，希釈は，精製水や，活性炭・イオン交換などの処理をした水を用いるのが望ましい．

② 使用温度

低温では効果が低下する．消毒剤の試験は通常20℃で行われていることから，20℃以上となるように加温して用いる．とくに冬季や寒冷地では注意を要する．

③ 手指の消毒

洗面器などに消毒剤を入れておき，手指を浸漬させて消毒する方法は，揮発，繰り返し使用，酸素との反応などによって消毒効果がなくなったり，消毒液内で菌が増殖したりする危険性があるので，望ましくない．一定量の液が出るポンプ式のボトルや，スプレーなどに入れて用いるのがよい．また，水分の拭き取りは，タオルを繰り返し使用せず，使い捨てのペーパータオルを使うのがよい．

④ 消毒剤の管理

消毒剤は一種の毒物と考えられるので，薬瓶の安全管理には十分注意する．遮光を要する消毒剤，密閉を要する揮発性の消毒剤，冷所保存が必要な消毒剤などがある．保存している消毒剤に抵抗性をもつ細菌で汚染されることがあるので注意する．

⑤ 薬液の廃棄

各薬剤の種類に応じて，定められた廃棄方法を守らなければならない．

3．消毒の実際

1）医療における消毒の意義

　　医療行為は人間を健康にするために行う．しかし，その行為によって感染症を引き起こすことがある．感染は加療者と患者の双方に生じるが，とくに患者は健康状態が衰えており，免疫力の低下などを伴っている場合が多いので，健康な人には問題のない微生物も発症の原因となりうる．

2）対象と方法

　　加療者自身が感染症に罹患していないことが前提である．加療者が患者に病気を移していては医療も何も〈あったものではない〉のである．加療者に問題がなければ，感染源は患者自身と室内環境である．ただし，その感染源を他の患者に移すのは加療者であることを忘れてはならない．繰り返される処置によって患者の血液や体液が器具に付着し，加療者の手指，ほかの器具，寝具や布類へ広がっていくのである．

(1) 加療者
① 物理的方法

　　手指は熱で滅菌することはできないので，化学的方法（薬剤による消毒）が中心となる．このとき，皮膚表面の垢や皮脂，付着している血液や体液に含まれる有機物が殺菌剤の殺菌力を低下させることがある．このため，まず手指を洗浄することが必要である．洗浄は以下の手順で行う．なお，水栓はペダル式がよいが，肘で操作できるものでもよい．指で回す必要がある水栓は，操作の前に手指と同じ方法で洗浄しておく．

　　ⓐ 爪を短く切り，やすりで爪の先をなめらかにしておく．これは爪の間を洗浄しやすくするとともに，患者の皮膚を傷つけることによる感染の危険を避けるためである．

　　ⓑ 煮沸消毒したブラシに石けんをつけて泡立てながら手のひら，手背，指，指先を十分に（3分間以上）洗い，温かい流水で15秒以上洗い流す．

　　温水は石けんの効果を高めるために使用する．熱すぎないように注意する．ブラシは皮膚表面を傷つけない程度の固さを選ぶ．

　　ⓒ 同様に前腕を肘関節の部分まで洗い，流水で洗い流す．

　　ⓓ 消毒したタオルなどで水分を拭き取る．

② 化学的方法

逆性石けん，グルコン酸クロルヘキシジン，ポビドンヨードなどを用いる．ブラシは爪の間まで殺菌剤に接触させる目的で使用し，ごしごしこする必要はない．

加療終了後は上記の洗浄消毒を行った後，再度，刺激の少ない石けんで洗い，手荒れを起こさないようにする．荒れた皮膚は病原微生物が入り込みやすいからである．ハンドクリームなどを使用してもよい．

(2) 患　者

患者は，感染の被害者であると同時に感染源でもある．加療前の問診をていねいに行う必要があるが，患者本人が罹患に気づいていない場合もあるので，消毒は問診の結果にかかわらず慎重に行う．

① 物理的方法

手指の消毒と同様，患者の皮膚が清潔であることが必要である．治療前に入浴し，清潔な衣服を着用するように指導するのがよい．入浴できない患者には清拭などを行ってもらうのが望ましい．手術用グローブや指サックの使用は，患者や加療者の保護につながる．とくに加療者の指に傷がある場合には使用すべきである．また加療者の手指に感染創のある場合にはその治癒を待って加療すべきである．

② 化学的方法

加療部位には創傷や感染などのないことが必要である．70％エタノールもしくは50〜70％イソプロパノールに浸した綿花を用いて，加療中心部から円を描くように拭き，アルコールを乾かすようにする．この後，触診した場合には，施術直前に指先を再度十分にアルコール綿で清潔にする必要がある．

(3) 室　内

① 物理的方法

加療を行う室内の気温と湿度は高めに設定することが多い．温度と湿度を保つために部屋を閉め切ることが多いが，清掃と換気を十分に行うことが必要である．部屋に入った途端独特の臭いがするような場合，かならず臭いの原因がある．ハウスダストやカビといった，室内環境汚染源〔第4章2-3)-(1)室内の生物学的環境要因参照〕を取り除くことが必要である．患者が空気感染や飛沫感染する疾病（インフルエンザなど）に罹患している場合は，次の患者の治療にかかる前に換気を行うことが必要である．加湿器に繁殖したレジオネラ菌〔第4章2-3)-(1)-①レジオネラ症参照〕で肺炎を起こす場合もあるので空調機器の管理も重要である．病原微生物，および身体の弱っている人には病原となりうる微生物の双方に対応する必要がある．十分な照明は，汚れの発見や

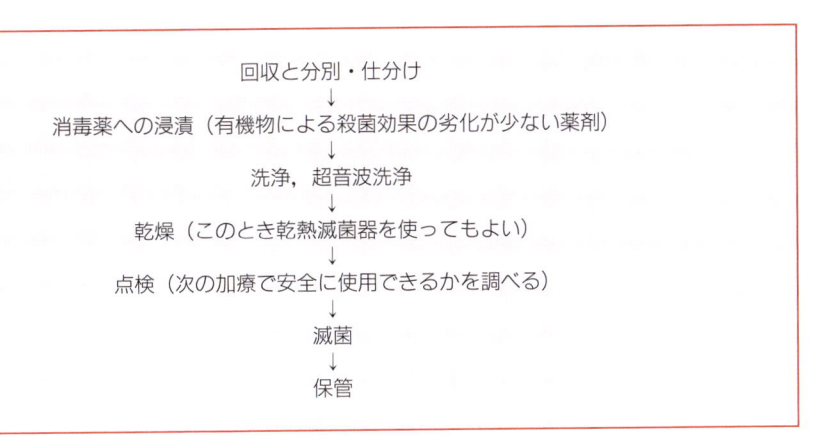

```
回収と分別・仕分け
       ↓
消毒薬への浸漬（有機物による殺菌効果の劣化が少ない薬剤）
       ↓
    洗浄，超音波洗浄
       ↓
乾燥（このとき乾熱滅菌器を使ってもよい）
       ↓
点検（次の加療で安全に使用できるかを調べる）
       ↓
      滅菌
       ↓
      保管
```

図 11-2　器具の処理の流れ

出血の確認など，感染予防の点からも必要である．滅菌済みの器具が置けるように滅菌した布でおおった治療台など，専用の作業野を設けるべきである．器具は使用するまで滅菌した布でおおっておくのが望ましい．

② 化学的方法

消毒用エタノールは芽胞には効果がない．塩素系・クロルヘキシジン・コンセントレート（5 %）やアルデヒド系ホルムアルデヒド（ホルマリン 37 %）は室内の飛沫・体液・血液などの有機物存在下でも殺菌効果がある．強力な薬剤は人体に影響があるので，室内の拭き取りを行う場合や噴霧する場合には，マスクや手袋の着用が望ましい．また，残留性のある薬剤もあるので，注意を要する．

(4) 器　具

シーツ，ガーゼ，タオル，白衣などの布類は，洗濯後，滅菌して，常に清潔なものが使えるように準備しておく．鍼や鍼管は基本的にディスポーザブルがもっとも安全である．しかし，ディスポーザブル鍼を使用することで，ほかの清潔操作までおろそかになってしまわないように注意する必要がある．化学的方法より物理的方法の方が滅菌効果は高いので，器具類はできるだけ熱に耐えるもの（ガラス製のカップやシャーレ，金属製ピンセットなど）を使用するのがよい．器具の処理の流れを図 11-2 に示す．

① 物理的方法

ⓐ 器具の使い分け

ディスポーザブル鍼はすべて，使用直後に専用の容器に廃棄する．一度使った鍼を滅菌処理せずに別の患者に使用してはならない．使用の前後にかかわらず鍼を鍼ケースのフトン床やガーゼ床に刺すことは感染を広げるので行ってはならない．再使用する鍼やほかの器具は，使用直後に適切な化学消毒剤に浸し，その後，洗浄剤入りの水，または

水に浸したのち，水洗いし包装して滅菌する．滅菌済みのパックは，安全で清潔な場所に保管し，十分に換気し多湿を避け，カビの発生を防ぐようにする．保管期限は，包装の種類によってさまざまである．鍼は試験管に入れ，綿花でふたをして滅菌後7日以内の使用期限を明記したラベルをつけて保管する．しかし保管方法が適切でなければ滅菌の有効期限は短くなる．包装の完全さを使用前に確認することが重要である．滅菌済みの鍼でもシャーレに出されたものは，シャーレが汚染されている可能性があるのでその日のうちに滅菌する必要がある．

ⓑ 方　法

熱に耐える器具は高圧蒸気滅菌，乾熱滅菌，煮沸を使い分けるが，乾熱滅菌は鍼を脆くする．煮沸は，芽胞やある種のウイルスに対して無効なので，蒸気滅菌や乾熱滅菌ができないときにのみ用いられるべき方法である．B型肝炎ウイルスやエイズウイルス（HIV）は煮沸後数分で不活化できるが，念のために煮沸は20分以上つづけるべきである．

② 化学的方法

化学的な消毒は，高温によって損傷されやすい器具に用いられる方法であり，煮沸や滅菌ほど信頼性は高くない．適切な濃度と浸す時間を守らなければ滅菌は不可能である．多くの消毒剤は，その適用される微生物の範囲が限られており，微生物の駆逐率も消毒剤によってさまざまである．消毒のさいは，手指の項で説明したように殺菌力を維持するために付着物を取り除き，完全に消毒剤に浸さなければならない．また消毒剤を洗い落とすさいには，器具が汚染されないように注意する必要がある．化学的消毒剤は，不安定で化学分解しやすい．また，腐食性があり，皮膚を傷害しやすいので手袋やマスクなどの着用が必要である．主要消毒剤を以下に示す．

ⓐ 塩素系の消毒剤，たとえば漂白剤など
ⓑ 2％グルタールアルデヒド溶液
ⓒ 70％エタノールまたは30〜50％イソプロパノール

アルコールは芽胞やある種のウイルスに対して無効である．

(5) 無菌的な手法

鍼は，刺入前には滅菌状態でなければならない．加療者は先端部に手指が触れないように扱う必要がある．長い鍼の場合は，鍼柄を持ち，鍼体は綿球もしくはアルコール綿花の上から保持する．手術用グローブや，指サックを用いれば鍼の汚染はより回避しやすい．

抜鍼にさいしては，滅菌綿花を用いて刺鍼部位を押さえる．これによって刺入部位への病原微生物の侵入を避けることができるし，加療者が使用済みの鍼や患者の体液に触

れないですむ．刺入部位を押さえるために用いた綿球などが血液や患者の体液で汚染された場合には専用の容器に廃棄する．

4．医療関連感染（院内感染）の予防

　アメリカの疾病管理予防センター（Centers for Disease Control and Prevention；CDC）は1996年に「病院における隔離予防策ガイドライン（Guideline for isolation precautions in hospitals）」を公表し，院内感染対策の基本的な考え方を示した．2007年にはその発展版（Guideline for Isolation Precautions：Preventing Transmission of Infectious Agents in Healthcare Settings 2007）が公表されており，限られた院内の感染（nosocomial infection）から，医療に関連した感染（healthcare-associated infection）へ，ヘルスケア全般について範囲を広げて言及している．ともに，患者を感染から守ると同時に，患者から医療従事者への感染を防ぐことが重要であるとの視点は共通している．医療関連感染（院内感染）の予防には，基本となる「標準予防策」と，具体的な感染経路に対応した「感染経路別予防策」がある．

1）標準予防策（スタンダードプリコーション）

　感染症が現在発生しているかいないかにかかわらず，また，対象とする病原体が未知の場合でも，患者と医療従事者の両方を感染の危険から守るためにとられる基本的な感染症予防策である．

　以下のものを感染の可能性がある物質とする．
　・汗を除くすべての体液（血液，喀痰，膿，胸水・腹水等）
　・傷のある皮膚
　・粘膜
　・排泄物（尿，糞便，吐物等）

　行うべき対策としては，以下のものがある．
　ⓐ これらの物質との直接接触防止：個人防護用具（マスク，ゴーグル，エプロン，手袋など）の使用．
　ⓑ これらの物質を扱った後の適切な手指衛生：手洗いや手指消毒．
　ⓒ これらの物質が付着した物の適切な処置：洗浄・消毒．
　ⓓ これらの物質による環境汚染防止：室内消毒や，汚染の可能性がある患者の個室

収容など．
　ⓔ 医療従事者自身の感染予防：ワクチン接種などによる安全対策．

2）感染経路別予防策

　第10章 p.218で述べたように，感染症は「感染源」「感染経路」「宿主の感受性」の3つの因子が揃ったときに発生する．院内では感染源となる病原体は多種にわたり，宿主（患者と医療従事者）の感受性もさまざまである．したがって感染経路対策が重要となる．感染経路別の予防策を以下に述べるが，いずれも標準予防策を行ったうえで，さらに実施すべきものである．

（1）接触感染予防策

　医療関連感染でもっとも頻度が高く重要な感染経路である．感染者から微生物が直接伝播する「直接接触感染」と，微生物に汚染した物や人を介して伝播する「間接接触感染」がある．
　予防策は以下のとおりである．
　ⓐ 患者は原則として個室収容（同じ病原体の保菌者および感染症患者は，集団隔離〔コホーティング〕も可能）．
　ⓑ 個室および集団隔離が難しい場合ベッド間距離を1m以上に保ち，カーテンなどによる障壁を設ける．
　ⓒ 医療器材（血圧計聴診器体温計など）は患者専用とする．
　ⓓ 複数の患者に使用する器具は，患者ごとに必ず洗浄または消毒する．
　ⓔ 患者や患者周辺環境に触れるときには個人防護用具を使用する．
　ⓕ 個人防護用具は病室退室前に外し，手指衛生を行う．
　ⓖ 患者の移動や移送が必要な場合は，感染部位や保菌部位を覆う．

（2）飛沫感染予防策

　咳，くしゃみ，会話などによって飛んだ飛沫を吸入することで伝播する．飛沫は水分を含んだ直径5μm以上の粒子で，飛ぶ範囲は1～2m以内である．飛沫核のように空気中を漂うことはないので特別な空調管理は必要としない．患者には感染予防の必要性を十分に説明しマスク着用などの理解を得る．
　予防策は以下のとおりである．
　ⓐ 患者は原則として個室収容（同じ病原体の保菌者および感染症患者は，集団隔離（コホーティング）も可能．

ⓑ 個室および集団隔離が難しい場合はベッド間距離を 2 m 以上に保ち,カーテンなどによる障壁を設ける.
ⓒ 個人防護用具医療従事者や面会者が飛沫予防策の必要な患者の部屋に入室する場合は,サージカルマスクを着用する.
ⓓ 患者の移動や移送が必要な場合は,サージカルマスクを着用させる.

(3) 空気感染予防策

飛沫核または感染病原体を含む塵が空気中に浮遊し,それを吸入することによって伝播する.空気感染を予防するには空調管理が欠かせない.微粒子用の高機能マスクを着用する必要がある.

ⓐ 独立空調で陰圧管理の個室が原則.
ⓑ やむなく集団隔離(コホーティング)する場合は,以下の点に留意する.
 ・同じ病原体に感染していること
 ・他の感染が認められないこと
 ・薬剤耐性(感性)の水準が同じ病原体であること
ⓒ 入退室時以外,扉は閉めておく.
ⓓ 病室内の空気は,外部へ排出する前や再循環前に HEPA フィルタを通す.
ⓔ 医療従事者をはじめ面会者は,N 95 マスク[*]またはそれ以上の高レベル呼吸器防護用具を着用する(事前のフィットテストおよび使用直前ごとのユーザーシールチェックが必要).
ⓕ 呼吸器防護具は,汚れ,破損があったら取り替える.
ⓖ 麻疹や水痘は免疫をもっている職員が優先的に対応する.麻疹・水痘に免疫のある人は,麻疹・水痘患者の病室入室時に N 95 マスクをつける必要はない.
ⓗ 患者には病室外に出ないように指導する.やむなく移動する際にはサージカルマスクを着用させる.

[*] N95 マスク:0.1〜0.3 μm の粒子(試験粒子:塩化ナトリウムエアロゾル約 0.075 μm)の捕集効率が 95 % 以上を保証されたマスク.

表 11-5　院内感染における感染経路別の主な病原体と疾病

感染経路	分類	病原体・疾病
接触感染	細菌	多剤耐性菌： ● メチシリン耐性黄色ブドウ球菌（MRSA） ● ESBL 産生菌（例，ESBL 産生大腸菌など） ● カルバペネム耐性腸内細菌科細菌（CRE） ● 多剤耐性緑膿菌（MDRP） ● ペニシリン耐性肺炎球菌（PRSP） ● バンコマイシン耐性腸球菌（VRE） ● 多剤耐性アシネトバクター（MDRA） クロストリジウムディフィシル（抗生物質の投与等で正常な腸内細菌叢が撹乱されて菌交代症が生ずることで発生する抗生物質関連下痢など），腸管出血性大腸菌，赤痢菌
	ウイルス	ノロウイルス，ロタウイルス，単純ヘルペスウイルス，水痘・帯状疱疹ウイルス，アデノウイルス（流行性結膜炎），風疹ウイルス，A 型肝炎ウイルス
	その他	ヒゼンダニ（疥癬）
飛沫感染	細菌	B 型インフルエンザ菌（Hib），百日咳菌，髄膜炎菌，ペスト菌，A 群溶血性連鎖球菌，
	ウイルス	ノロウイルス，インフルエンザ（空気感染も有り），RSウイルス，ムンプスウイルス（流行性耳下腺炎），風疹
		マイコプラズマ
空気感染	細菌	結核
	ウイルス	麻疹ウイルス，水痘・帯状疱疹ウイルス

Hib＝Haemophilus influenza B

コラム：サージカルマスクと普通のマスクとの違い
サージカルマスクは「内から外」の経路を防ぐもの，つまり，「他人に移さない」ためのマスクである．これに対して，普通のマスクは防塵マスクの一種なので，「外から内」の経路を防ぐもの，つまり，「自分の身を守る」ためのマスクである．N95 マスクは後者の一種である．医療従事者がサージカルマスクを着けるときは患者への感染を防ぐことが目的であり，N95 マスクを着けるときは患者からの感染を防ぐ事が目的である．したがって，上記の空気感染予防策で，医療従事者や面会者は N95 マスク，患者はサージカルマスクと記載している．

5．医療廃棄物

　廃棄物の処理を完全に行っていなければ，人の健康に貢献したことにはならない．危険な廃棄物が処理されなければ人の健康に危険を及ぼすことになる．医療行為を行った意味がなくなるのである．

1）医療廃棄物・感染性廃棄物処理の法的整備

(1) 医療廃棄物処理ガイドライン（1989年）
　厚生省（現厚生労働省）が発表した医療機関から出る廃棄物を適正に処理するための指針．医療機関から出る廃棄物のうち，血液が付いた注射器具などを病気感染の危険性がある「感染性廃棄物」と定め，適正処理の指針を定めた．

(2) 廃棄物処理法の改正（1991年）
　廃棄物に，特別管理廃棄物〔第4章2-2）-(7)廃棄物参照〕の制度を導入．感染性廃棄物は，「特別管理廃棄物」に含められ，処理基準や処理委託基準などが定められた．上記の厚生省の医療廃棄物処理ガイドラインは廃止された．

(3) 廃棄物処理法に基づく感染性廃棄物処理マニュアル（1992年）
　医療廃棄物処理ガイドラインに代わるものとして出された．

(4) 廃棄物処理法に基づく感染性廃棄物処理マニュアルの改正
　本マニュアルは何度か改正されており，2004年には，感染性廃棄物と判断するための基準を明確にするとともに，非感染性廃棄物ラベルの容器への貼り付けの推奨，産業廃棄物管理票（マニフェスト）制度の見直しと排出者責任の徹底を反映させた．また，2018年の改定では，国際的に脅威となる感染症への対応や，紙おむつの取り扱いについての一覧表が更新された．

2）廃棄物の判定と処理

　改正された感染性廃棄物の判定基準を**表11-6**に示す．通常，医療関係機関などから排出される廃棄物は，「形状」，「排出場所」および「感染症の種類」の観点から感染性廃棄物の該否について判断できるが，判断できない場合は，血液などその他の付着の程度や付着した廃棄物の形状，性状の違いにより，専門知識を有する者（医師，歯科医師および獣医師）によって感染のおそれがあると判断される場合は感染性廃棄物とする．なお，非感染性の廃棄物であっても，鋭利なものについては感染性廃棄物と同等の取扱いとする．図11-3に，判定の流れを示す．

　感染性廃棄物は，新たに設けられた「特別管理廃棄物」（爆発性，毒性，感染性などのある廃棄物）として，処理される〔第4章2）-(7)廃棄物参照〕．

表 11-6 感染性廃棄物の判定基準（2004 年改正）

医療関係機関などから発生する廃棄物	内　容
形状の観点	血液，血清，血漿および体液（精液を含む）（以下「血液など」という）
	手術などに伴って発生する病理廃棄物
	血液などが付着した鋭利なもの
	病原微生物に関連した試験，検査などに用いられたもの
排出場所の観点	感染症病床，結核病床，手術室，緊急外来室，集中治療室および検査室において治療，検査などに使用された後，排出されたもの
感染症の種類の観点	1類，2類，3類感染症，指定感染症および新感染症ならびに結核の治療，検査などに使用された後，排出されたもの
	4類および5類感染症の治療，検査などに使用された後，排出された医療器材，ディスポーザブル製品，衛生材料など

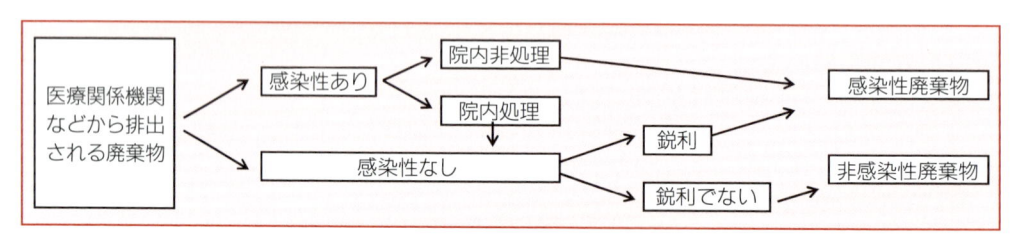

図 11-3　廃棄物判定の流れ

第12章 疫学

1. 疫学の概念と意義
   1）疫学の概念—病気の流行　　2）疫学の特徴と意義
2. 疾病の頻度の測定
3. 疫学調査研究の段階と実例
   1）記述疫学　　2）病気の原因—因果関係のモデルと判定　　3）分析疫学（①症例対照研究／②コホート研究）

1．疫学の概念と意義

1）疫学の概念—病気の流行

　昔からある種の病気は，ある人びとの間に，あるいはある時期的に「流行すること」が気づかれていた．

　その例をいくつか挙げてみよう．

　江戸時代の佐渡の金山では，坑内に入って鉱石を掘り出す坑夫に，咳をして息ぎれで動けなくなり，若くしてやせて死んでいく病気が多かった．これは，いまの珪肺である．

　ヒポクラテス全集『空気，水および土地』編のなかでは，乾燥した高地に住む人びとは活発で精悍だが，低湿地に住む人びとは肥満してゆったりとしていると記述されている．

　また，近年になって，イギリスのビクトリア時代の町の医師で麻酔医でもあったジョン・スノウ（1813～1858）は，産業革命後の労働者がスラム街をつくって住んだロンドンで流行したコレラやチフスが，人びとの間にどのように広がっていき，どのように終わっていったかを詳細に記録して，糞口（ふんこう）感染症の居住地での伝播様式を明らかにした．

また，明治時代の海軍軍医であった高木兼寛（かねひろ）(1849～1915) は，軍艦に乗った海兵が脚気にたおれる原因がその食事（白米偏重）にあることをつきとめ，完全に予防に成功した．

1492年，アメリカ原住民とヨーロッパとの交流をひらいたコロンブスは，アメリカのじゃがいも，銀，タバコ，梅毒をヨーロッパに広めるきっかけをつくった．喫煙の習慣はまたたく間に世界中に広がり，それと肺がんとの因果関係が明らかにされたのは，ようやく1957年の英国王室医学会の報告においてであった．先進国ではこれに疑いをさしはさむ者はほとんどなくなったが，発展途上国ではそれと知らされずに喫いつづけている．

2）疫学の特徴と意義

これらの歴史上の病気の流行に関する記載こそ，疫学の原点である．1988年ラストは，疫学は医学のうち「ある人間集団にみられる病気などの分布，原因および対策を扱う分野である」と述べている．もっと簡潔にいえば，疫学は「病気の流行現象を扱う分野である」（パーキン，1873）．

生物とその環境の相互関係を扱うのが生態学であるが，「疫学は病気の生態学である」ともいわれる．

疫学は英語ではエピデミオロジー（epidemiology）といい，(epi＝upon 上)＋(demi＝demos 人々)＋(logy＝logos 学) が合わさった言葉で，人びとの上に起こっている事象すなわち流行現象を扱うのが疫学ということになる．

当初は，19世紀に流行したコレラ，赤痢，痘そうなどの急性感染症の流行機序の研究が中心であったが，結核や性病にも，さらには非感染症の生活習慣病をもその対象に取り上げられるようになって今日に至っている．

予防医学は実践の体系であるが，その理論的根拠は疫学から得られた因果関係とリスクにある．つまり，疫学調査研究によって明らかにされた因果関係とリスクを，現実に応用して，環境改善，栄養改善，予防接種等の対策のための法律や制度の整備に援用することが予防医学である．

疫学調査でわかったことは，すぐ対策にむすびつけることができる．たとえば，1953年九州の水俣で発生した奇病は，漁民に多発し，沿岸の魚を多食する人びとに多発することがまずわかり，沿岸でとれた魚の食用を禁止することによって，奇病の新発生を著しく少なくすることに，ほとんど無費用で成功したのである．沿岸の魚に大量のメチル水銀が含まれており，それが水俣病の原因物質であることが明らかにされたのは，ようやく1959年のことであった．このように疫学調査でわかったことは，病気の原因と機

序が十分解明されていない段階でも対策が可能であるということである．

2．疾病の頻度の測定

　ある時期やある集団に病気が多発しているかどうか（集積性という）を知るには，病気を判定して数えること，そしてそれを率にして比較しなければならない．

　率には，ある期間内（多くの場合1年間）の疾病の発生を問題にする場合と，ある集団をある日に調査してその疾病の有無を問題にする場合とがある．前者を発生率または罹患率（incidence rate）といい，後者を有病率（prevalence rate）という．死亡という事象は，発生率のひとつとみなすことができる．

　発生率（罹患率）とは，ある人口集団における，ある一定の観察期間における疾病の発生頻度の率である．以前は罹患率と次に述べる累積罹患率を区別しないことがあったが，現在は，累積罹患率としないかぎり，分母は個々の観察人と期間の積の総和である観察人-期間（person-time），実際には人-年（person-year）とすることが多いが，分子は件数ないしは人数（person）とし，その比が罹患率となる（罹患率＝ある観察期間の新たな疾病の発症人数／一人ひとりの観察期間の総和である人-年）．罹患率の単位は通常，対年（/年，/year）であり，罹患率は時間当たりの疾病に罹患する危険度であるので，突き詰めれば，瞬時における病気へのかかりやすさ（のスピード）を表す指標といえる．また，死亡率（mortality rate）の場合も分母は同様に観察人-期間あるいは人-年になり，分子には死亡者数となる．したがって時間当たりの死亡の危険度といえる．

　累積罹患率は，罹患率と異なり，観察の最初に決められた人口集団の観察期間中の罹患数を人口集団で除したものである（累積罹患率＝観察期間の新たな罹患人数／最初に観察対象に規定された人口集団の人数）．

　罹患してほとんどの者が死亡するような疾患（たとえば白血病など）の場合は，罹患率と死亡率は近い数値になる．治療法が進歩したり早期発見が普及するとがんの治癒率が上がるので，発生率（大）と死亡率（小）の差は大きくなる．そこで，ある地域の発生率を知るために，発生が最初に確認された場所でそのことを登録することが行われる．結核の場合はすでに数十年，全国的に新発生の時点で登録されている．脳卒中やがんの登録は，ほんの限られた地域でしか行われていなかったが，健康増進法の施行で登録が徹底されつつある．

　有病率は，ある状態（高血圧，貧血，たん白尿，近視など）や疾患を保有してい

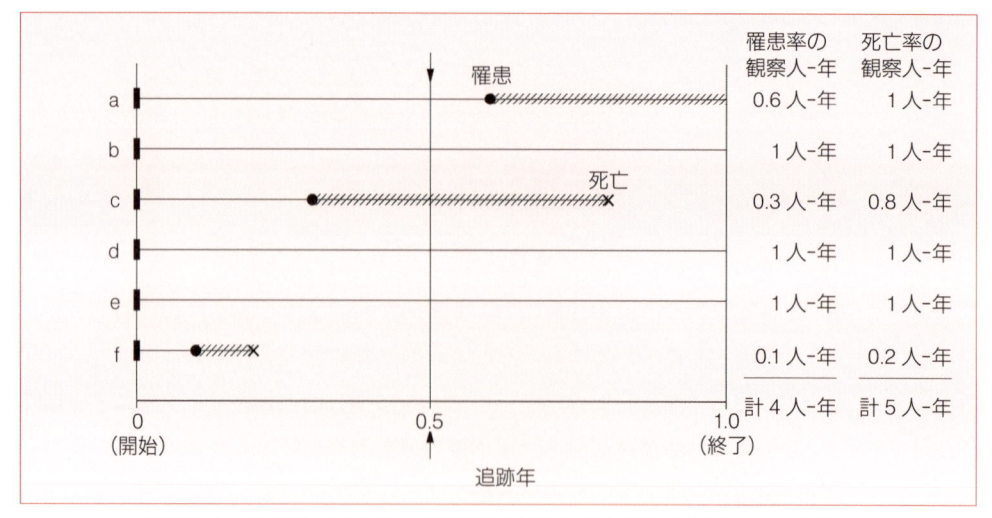

図 12-1 罹患率，死亡率，累積罹患率および有病率の算出方法の図解

とを数えて分子とし，その対象とした人口を分母にして求める．発生数はある期間内の出来事を数えるが，有病数はある一時点での断面での状態や病気の存在数を数える．

以上の罹患率，死亡率，累積罹患率および有病率の算出方法を，図で説明する（**図12-1**）．aからfまでの6人の1年間の追跡の結果，黒丸印の罹患した人数は3である．観察人-年は合計で4人-年である．ゆえに，罹患率は，

　　　罹患率＝3/4＝0.75/年

また，6人の1年間の追跡の結果，死亡者数は×印の2であり，その観察人-年は合計で5人-年であるので，死亡率は，

　　　死亡率＝2/5＝0.40/年

累積罹患率は，6名の集団を1年間追跡し，そのうち3名が罹患したので，

　　　1年間の追跡における累積罹患率＝3/6＝0.5

有病率は期間内の観察でなく，一時点の観察であるから，追跡を始めて半年後の0.5年を観察時点とすると有病数（斜線部分）は1であり，観察された人数は5であるから，

　　　有病率＝1/5＝0.2

である．

率の算出における分母について，疫学は人びとの間に起きた事件を問題にするので，その事件が起こりうる人びとを分母にするのがよい．この人びとを，危険曝露人口（population at risk）という．どの性・年齢にも起こりうる事件であれば，地域の人口を分母にする．この人口のことを母集団（population）という．死亡率の場合はふつう人口10万当たりで表す．乳がんや子宮がんの死亡率は女子人口を分母にするほうがよ

り正確だが，それ以外は性比に大差がないことがふつうなので，人口10万対としている．乳児死亡率は，出生数を分母として出生後1年未満の死亡数を分子として算出する．これなら出生率の異なる国際的比較にも，そのまま使うことが可能である．そのほか出生と直接関係する新生児死亡率は出生数を分母に，周産期死亡率は出生数に妊娠満22週以降の死産数を加えたものを分母に，死産率は出産（出生＋死産）を分母に，妊産婦死亡率は出生数または出産数を分母にそれぞれ算出されており，国内外の比較を可能としている．危険曝露人口とは，その出来事が発生しうる人口集団のことである．これが把握しにくい場合，便宜的にそれぞれに近い人口集団で代替することも多い．

2つの集団間の疾病頻度の比を相対危険（度）（relative risk）という．たとえば喫煙と肺がんの関係において，非喫煙群と喫煙群の肺がんの罹患率の比をとって相対危険を求めると，通常4〜10となるが，これは非喫煙群と比較して喫煙群は肺がんの頻度が4〜10倍高いことを意味する．また，2つの集団の罹患率の差は寄与危険（attributable risk）という．たとえば喫煙群の肺がんの死亡率が30.0で非喫煙群のそれは6.0の場合，その差の24.0が真に喫煙によって発生した死亡と考えられる．

3．疫学調査研究の段階と実例

疫学調査は，①まずその病気がどのように分布しているかをよく観察調査する，②その結果，その病気の原因はこれらしいという仮説を立てることができる，③次に，この仮説の検証を行う，という3つの段階を区別する．それぞれ記述疫学，分析疫学および介入研究（実験疫学）と名づけられている．

1）記述疫学

場所別にどこに，その病気が流行しているかをはっきりさせる．ある家族とその関係者に限られているのか，数十家族に流行しているのか，市町村別にみて特徴があるのか，あるいは都道府県別に発生率が異なるのか，などである．ある食中毒が数都道府県にまたがって発生したが，患者はその前日K市のある会館で食事をした小売商の団体客であったことがわかったとする．食事内容のどれが原因食品であるかは，一人ひとりの食べた食品を調べれば，食べた食べないと発病・非発病との関係からつきとめることができる．

性行為感染症（STD）やエイズについては，一人ひとりの性的パートナーとその関

係を追跡して，感染経路を明らかにすることもできる．

　経時的発生状況も，原因の仮説をたてるうえで重要である．多くの食中毒は，食後半日ほどで患者の発生をみる．エイズの潜伏期は3～8年である．インフルエンザのそれは1～2日であり，都市に流行がはじまって次に町村へ広がる．インフルエンザウイルスは閉めきって乾燥した屋内空気を介して人から人へ伝播するので，冬季の流行がふつうである．

　どのような人に病気が発生しているか．予防接種をしなかった人かもしれない．高血圧の人に脳出血は多く発生する．肥満者には糖尿病が多発する．B型肝炎の人は母親が保因者（キャリア）で垂直感染したかもしれないし，職業上注射針を誤刺することの多い人かもしれない．これらを宿主要因（host factor）という．

　宿主要因は，次のようにまとめることができよう．

　性，年齢，民族と人種，先天的要因として遺伝的素質，体格，体型，性格，感受性，職業，経済状態，生活水準，婚姻状態，家族生活など．これらの要因が，他の章に出てくる各種疾病や心身の状態にどう関係するかを考えてみてほしい．

　病気の因果関係は，宿主要因のほかに，生物学的環境要因，物理化学的環境要因，社会的環境要因などに分けられる．生物学的要因は微生物，花粉，昆虫，ネズミ，ペット，植生など，さまざまである．一部は第10章の「感染症とその対策」で学んだ．物理化学的環境要因の多くは，第4章「環境と健康」で学んだ．社会的要因は，第2章「健康」の健康増進などで学んだ．

2）病気の原因―因果関係のモデルと判定

　病気が起こる原因と機序は複雑である．インフルエンザウイルスとインフルエンザの発症のように，一対一に対応する場合もある．この場合は，病因としては単純である．しかしウイルスが侵入して体内で増殖し，症状を発するまでの過程は個人によってさまざまであり，なにが症状の重い軽いを決めるのか（宿主要因）は，よくわかっていない．

　感染症は単一要因説でほぼ説明できるが，生活習慣病や慢性疾患の病因は単一ではなく，多くの要因が相互に関係し合いつつ長い年月をかけて徐々に病的状態に移行する．この場合は多要因説（multi-causation of disease）でないと，病気や状態の成り立ちを説明できない．図12-2に，病因の2つのモデル――車輪モデルと因果の網モデル（虚血性心疾患を例に）を示す．後者の因果の網モデルは，かなり複雑である．しかし，主要な因果関係を明らかにし，その矢印をひとつでも切ることができれば，予防上は成功する．虚血性心疾患の例では，若いときからの肥満防止ができれば，ほぼ成功である．

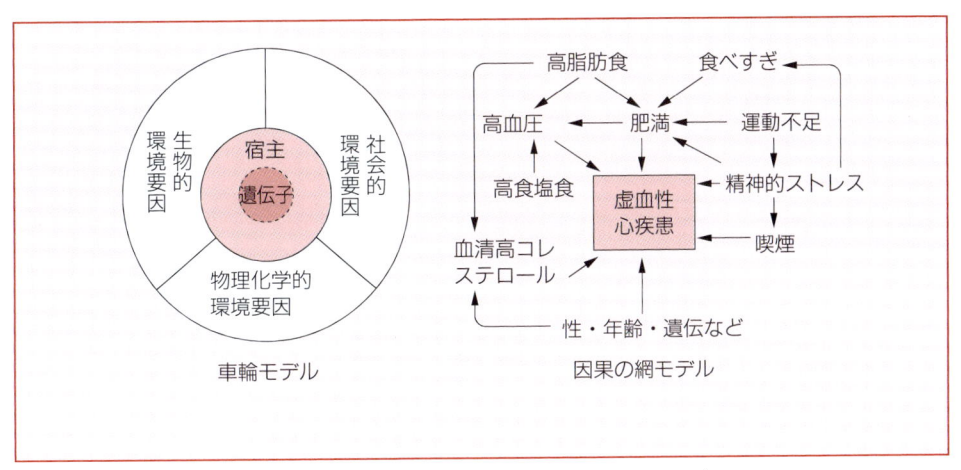

図 12-2 病気の成り立ちを説明する 2 つのモデル
—— 車輪モデル（左）と因果の網モデル（右）

表 12-1 因果関係の判定に関わる 9 つの判断基準

時間的な関係	曝露の時間的な先行
一致した関連	複数の疫学研究や観察で同様な関連の観察
強固な関連	高い相対危険
特異的な関連	1つの原因が1つの効果（疾病）だけをもたらす関連
整合性のある関連	既知の疾病の自然史や生物学的事実と矛盾しない
生物学的傾きのある関連	曝露量の増加に伴い相対危険が増加（量反応関係）
もっともらしい関連	生物学的常識に照らし矛盾しない
実験的な証拠の存在	動物実験などによる同じ結果の存在
類似の関連の存在	ほかの因果関係と類似していること

上の5つは米国公衆衛生局長諮問委員会（1964年）が，喫煙が肺がんの発生原因だとした5つの判断基準であり，下の4つは統計学者 Hill が 1965 年に追加したものである．

　因果関係の判定については，**表 12-1** に示すように9つの判断基準がある．しかしながら，時間先行性と整合性以外の基準はすべて経験的に考案されたものであり，すべてが絶対的条件というわけではなく，あくまでも疫学的因果関係を判断するための目安と考えるべきである．

3）分析疫学

　以上のようにして，ある病気や状態の分布がわかりその要因がおぼろげながら見当づけられる．この記述疫学調査に続いて，この仮説を数量的に検討するのが，次の段階の分析疫学調査である．

　肺がんの主要な要因は喫煙である，という仮説が立てられた．これを検証したい．この方法に次の①，②の2通りある．

表 12-2 症例対照研究結果
狭心症発作を起こした患者 100 名とその対照者 100 名の高コレステロール状況

		血清コレステロール血症		
		あり	なし	合計
狭心症発作	症例	60 (a)	40 (b)	100
	対照	20 (c)	80 (d)	100

誰でも考えつくことであるが，①は肺がん患者と対照者の2集団を設定し，両集団の喫煙習慣を調べ，肺がん患者集団に喫煙者が異常に高率であることを見つければよい．これを，症例対照研究という．

もうひとつの②は，いまから喫煙集団と非喫煙集団を設定して，それぞれの集団から人口当たり何人の肺がんが発生したかを比較検討し，前者にはるかに高率であることを確かめればよい．これをコホート研究という．

① 症例対照研究（case-control study）

すでに発症している者（症例）と，対照者とについて，ある要因に曝露された者の割合を比較する方法である．過去にさかのぼって調べるので，後向き調査（retrospective study）ともいう．対照には該当する病気にかかっていないことだけを問題にすればよいのであるが，ほかの要因の影響を除くために，性，年齢，職業などを等しくする対照を対〔ペア（pair）〕で選ぶことも多い．これをマッチド-ペア（matched-pair）法という．発がんの確率は加齢とともに加速的に大きくなるので，年齢分布を両群で等しくすることは，がんの分析疫学ではきわめて重要である．この年齢因子のように調べようとする要因以外の諸要因で，かつ病因として大きな影響をもつ要因を交絡因子という．

症例対照研究の一例を次に挙げる．

「狭心症発作を起こした直後の患者 100 名と対照者 100 名の血清コレステロール値を測定したところ，高コレステロール者は前者に 60 名，後者に 20 名であった．高コレステロール血症は，狭心症発作の要因であるという仮説を検討しなさい」

60％と20％とは常識的には大きな差であり，因果関係ありの仮説を支持したいが，その確からしさを統計理論によって数字的に示せれば成功である．曝露要因（高コレステロール）と罹患（狭心症発作）との関連の大きさはオッズ比（odds ratio）で示される．症例対照研究でのオッズ比は相対危険とみなされる．**表 12-2** のような 2×2 のクロス表をつくって，オッズ比を計算すると以下のようになる．

$$オッズ比 = \frac{a/b}{c/d} = \frac{a \times d}{b \times c} = \frac{60 \times 80}{40 \times 20} = 6.0$$

オッズ比は 6.0 となる．オッズ比は「曝露と疾病発生に関連があれば，症例群で曝露

表 12-3 喫煙と肺がんのコホート調査結果
全英国 35 歳以上医師約 6 万名の 4～5 年の追跡による.

	喫煙者	非喫煙者	合 計
曝露人年	98,090	15,107	113,197
肺がん死亡	83	1	84
訂正死亡率（対千人年）	0.85	0.066	0.74

資料：Doll & Hill：Brit. J. Med. 2；1071～81, 1956.

者の割合が高くなる．症例群と対照群で曝露者の割合の差が大きいほど，オッズ比は高くなる．曝露と疾病発生が無関係であれば，症例群と対照群の曝露者の割合は等しく，その場合にはオッズ比＝相対危険は 1 となる」ことから，本例題において，高コレステロール血症が狭心症発作の要因であるとみなしてよい．この関係は生物学的にも説明可能であって，実験的にも，またほかの研究者の結果にも同様の成績がみられるなどのことから，いっそう支持されるであろう（表 12-2）．

② コホート研究（cohort study）

コホートとは，300 人程度の古代ローマの軍隊の呼称である．このような集団を設定して，たとえば集団の喫煙者と非喫煙者を記録しておき，以後数年間追跡し，その間この 2 つの集団から何人の肺がん者が発生したかを数え，比率を求めて比較し，喫煙者に発生率が異常に高いことを証明するやり方である．

集団を設定して将来に向けて追跡するので，前向き調査（prospective study）とか追跡調査（follow-up study）ともいわれる．

喫煙が肺がんの大きな要因であることを証明した 1956 年イギリスのドールとヒルのデータを例として，次に述べよう．

「全英の 35 歳以上の医師約 6 万名を 4～5 年追跡した．（人数×年）を曝露人年として分母にした．その結果，非喫煙集団からは 1 名の，喫煙集団からは 83 名の肺がん死亡者が観察された．分母はそれぞれ 15,107 と 98,090 人年であったので，1,000 人当たりの率に直すと表 12-3 のように，それぞれ 0.066 と 0.85 であった．」

常識では明らかに，喫煙者集団に高率の肺がん死亡がある．そこで，相対危険を算出する．

相対危険＝リスク比＝0.85/0.066＝12.8

と，喫煙者は非喫煙者に比べ 12.8 倍肺がん死亡のリスクが高いといえる．

喫煙の寄与はどの程度かを知るには，寄与危険を計算する．つまり，喫煙者集団の肺がん死亡率 0.85 のうち，どのくらいが喫煙による死亡かを計算する．非喫煙集団にも，肺がんで死ぬ者がいるからである．

死亡率の対千人年を対10万人年に直すと喫煙と非喫煙集団それぞれ85と7になるので，85－7＝78．ゆえに，10万人年で喫煙者85のうち78は喫煙による肺がん死亡とみなしてよく，78/85 ≒ 92％となり，肺がん死亡の92％は喫煙に起因するといえる．

コホート研究は，その病気がまれなものほど出発点の人口を数多く設定しなければならず，また数多くの人を数年にわたって観察するので，手間すなわち多くの調査員と資金を必要とする大がかりな調査になる．しかしその利点は，先に計算されたように偏り（バイアス）の少ないデータが得られ，相対危険や寄与危険も計算できることである．

英米では20世紀の後半に，虚血性心疾患についてフラミンガム研究（Framingham study）が，肺がんについてドールとヒルの調査が，そしてすべての死因とライフスタイルとの関係についてカリフォルニア州アラメダ（Alameda）郡調査が，それぞれコホート調査として有名で，現在の健康づくり対策の科学的基礎をつくった．これらの研究の人類への寄与は，きわめて大きいものがある．

日本では，食中毒の疫学調査は発生の都度行われるが，長期のコホート研究では，九州の久山町の脳卒中が有名である．そのほか，平山調査，国立がんセンターの食事とがんのコホート研究，群馬県や宮城県の10年以上の住民コホート研究，その他がある．

第13章 保健統計

1. 保健統計の意義
2. おもな保健統計とその意義
    1）人口統計　2）疾病統計およびその他の保健統計
3. 主要な保健統計指標
    1）人口および人口増加率　2）性・年齢別人口構成　3）出生数と出生率　4）年齢別出生率および合計特殊出生率　5）粗死亡率　6）年齢別死亡率　7）年齢調整死亡率　8）死因別死亡率　9）生命表　10）有訴者率　11）受療率　12）致死率

1. 保健統計の意義

　保健統計は，衛生統計，厚生統計（英語では health statistics）ともいわれ，地域や国，さらに世界の人々の健康や疾病あるいはヘルスサービスに関連する事象を示す統計である．換言すると，ある集団（地域や国や世界）の死亡率や死因など，あるいは栄養状態や保健施設などの実情を把握するための統計で，集団間（たとえば都道府県間や市町村間あるいは日本と諸外国など）の比較をしたり，時代の推移（たとえば明治時代から現在までの日本の平均寿命の推移）を検討することによって，保健衛生に関するさまざまなことを知ることができる．したがって，保健統計は集団の健康問題を把握し，解決する方法を考えるもとになるきわめて重要な資料であると同時に，これによってさまざまな施策（たとえば少子化対策や福祉政策，あるいは医療制度など）や人々の保健行動の方向性がつくられてゆく．

表 13-1　日本のおもな保健統計・調査・報告

保健統計の分類	統計・調査・報告
人口統計	国勢調査，人口動態統計，人口移動調査，労働力調査，出生動向基本調査など
疾病統計	患者調査，感染症発生動向調査，結核登録者情報調査年報，食中毒統計調査など
医療統計	医療施設調査，病院報告，社会医療診療行為別統計，受療行動調査，医療扶助実態調査など
生活，環境，栄養，保健活動など	国民生活基礎調査，国民健康・栄養調査，学校保健統計調査，地域保健・健康増進事業報告，水道統計など

2．おもな保健統計とその意義

　保健統計には，人口に関するもの，疾病に関するもの，医療に関するもの，生活や環境あるいは栄養に関するもの，さらに保健活動に関するものなどさまざまな調査，報告に基づく多種類の統計がある（表 13-1）．いずれも保健統計として欠かせないものであるが，なかでも人口統計と疾病統計は基本的で重要な保健統計である．

1）人口統計

　人口統計は集団としての特性を把握するうえで，欠かせないものである．人口を構成するのは個人であるが，個人をいくら調べても集団をひとつの単位としてみなければわからないことがある．たとえば，現在日本人の平均寿命は男が 81 歳を，女が 87 歳をこえ，世界有数の長寿国となっているが，不幸にして 20 歳で死ぬ人もいるし，逆に平均寿命が 30 歳代あるいはそれ以下だった時代にも 80 歳，90 歳まで生きる人はいたはずで，日本をひとつの集団として観察したときに，はじめて現在の日本は長寿社会であるという人口現象が把握されることになる．

　人口現象を把握する人口統計は，人口静態統計と人口動態統計に分けられる．前者は人口規模や男女別，年齢別の人口構成などのようにある時点の状況を表すものであり，後者は出生，死亡，結婚，離婚などに関するもので，ある期間（通常 1 年間）に生じた事象を把握するものである．

　人口静態統計の代表例は国勢調査である．国勢調査は，1920 年以降第 2 次世界大戦終戦時の混乱時期を除き，5 年ごと（西暦で 1 の位が 0 と 5 の年の 10 月 1 日）に行われてきた．調査時点に日本に住んでいるすべての人（国籍を問わない）について，性，年齢，配偶関係，就業などを世帯単位に調べる全数調査である．

人口動態統計は市区町村への出生や死亡，結婚や離婚などの届け出に基づき，データが得られる．こうしたデータは，法律に基づいて，市区町村から保健所，都道府県，厚生労働省大臣官房統計部へ集計されてゆく．死亡届には死因が記載されるため，日本人がどのような病気で死亡しているかを把握することが可能となる．また，ある限定された目的をもったアンケート調査（たとえば出生動向基本調査）によってデータを収集することもある．

2）疾病統計およびその他の保健統計

疾病統計は健康状態や傷病状況などを把握する保健統計で，食中毒統計などの届出に基づくものと，患者調査などの抽出調査によって収集されるものがある．患者調査は3年に1回実施され，診療所や病院を抽出し，外来や入院患者の病名，医療費などを調べている．

国民生活基礎調査は1986年以降，3年に1回大規模調査を，そしてその中間の2年間は小規模で簡易な調査を行っており，自覚症状の有無や健康意識をはじめ，医療，福祉，年金，所得など国民生活の基礎的な事項を総合的に把握する調査として，世帯訪問による聞き取りでデータを集めている．なお，この調査は従来の厚生行政基礎調査，国民健康調査，国民生活実態調査，保健衛生基礎調査を統合したものである．

そのほか，身体状況，栄養摂取状況，食生活状況を調べる国民健康・栄養調査（毎年）や児童生徒などの定期健康診断（毎年）結果などがそれぞれ「国民健康・栄養調査報告」や「学校保健統計調査報告書」としてまとめられている．

このような調査や上述した人口統計調査によって収集されたデータが以下に述べるさまざまな保健統計指標の算出に使われる．

3．主要な保健統計指標

本節では，人口および人口増加率，性・年齢別人口構成，出生および死亡に関する人口統計指標，および有訴者率，受療率，致死率などの疾病統計について学ぶ．

出生に関する人口指標にはいくつかある．本節では一般によく使われる出生率と合計特殊出生率，および合計特殊出生率を算出するために必要な年齢別出生率について述べる．出生率や合計特殊出生率などの出生にかかわるさまざまな指標を総体的に把握した出生水準の程度を出生力という．

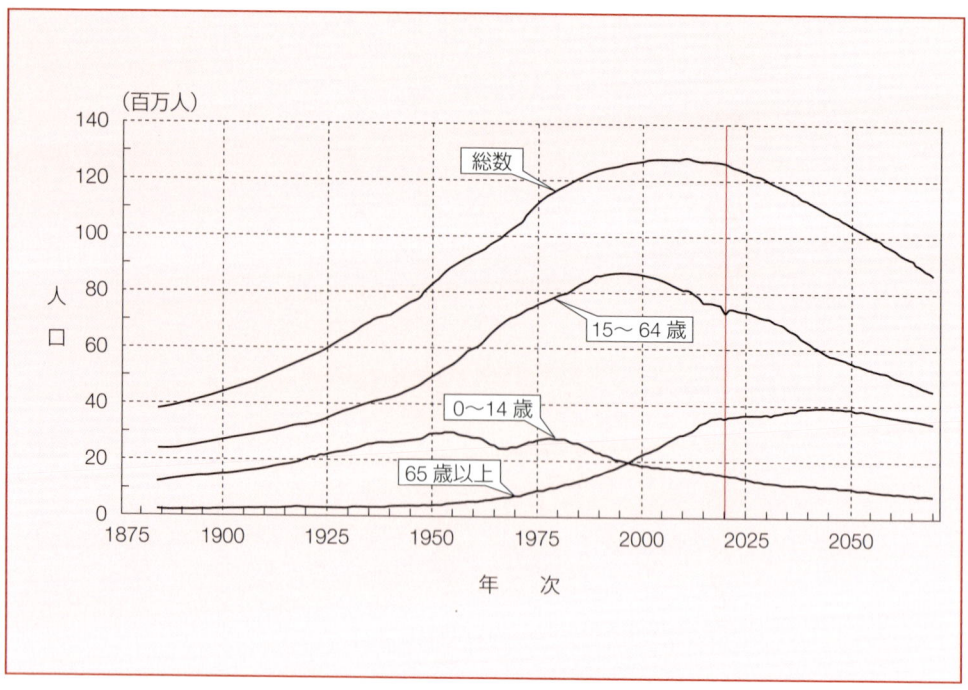

図 13-1　日本の人口および3区分別人口
総務省統計局『国勢調査報告』および国立社会保障・人口問題研究所「日本の将来推計人口」（2023年推計）
（国立社会保障・人口問題研究所：人口統計資料集 2024）

1）人口および人口増加率

　日本の人口は1880年代に4,000万人以下だったのが，1980年代には1億2,000万人を超え，100年間で約3倍になった（**図 13-1**）．この間の人口増加率は，第2次世界大戦末から終戦にかけての2年間に減少したことと，終戦直後とそれにつづく第一次ベビーブーム期（1947～1949年）および第二次ベビーブーム期（1971～1972年）に2%を超えた以外は，1980年代までほぼ0.5～1.5%で推移してきた．このようなほぼ一貫した人口増加は，明治初期以降の近代化の過程で経済が発展し，保健医療が充実したことに起因する人口現象といえる．一方，近年の人口増加率は低下し続け，2011年以降はマイナスに転じている．日本の総人口は2008年をピークに減少しはじめ，長期的な人口減少の時代を迎えた．2055年以降には日本の人口は1億人を下回ると推計されている（図 13-1）．こうした人口の動向が今後の社会，経済，保健医療などに与える影響はきわめて大きい．

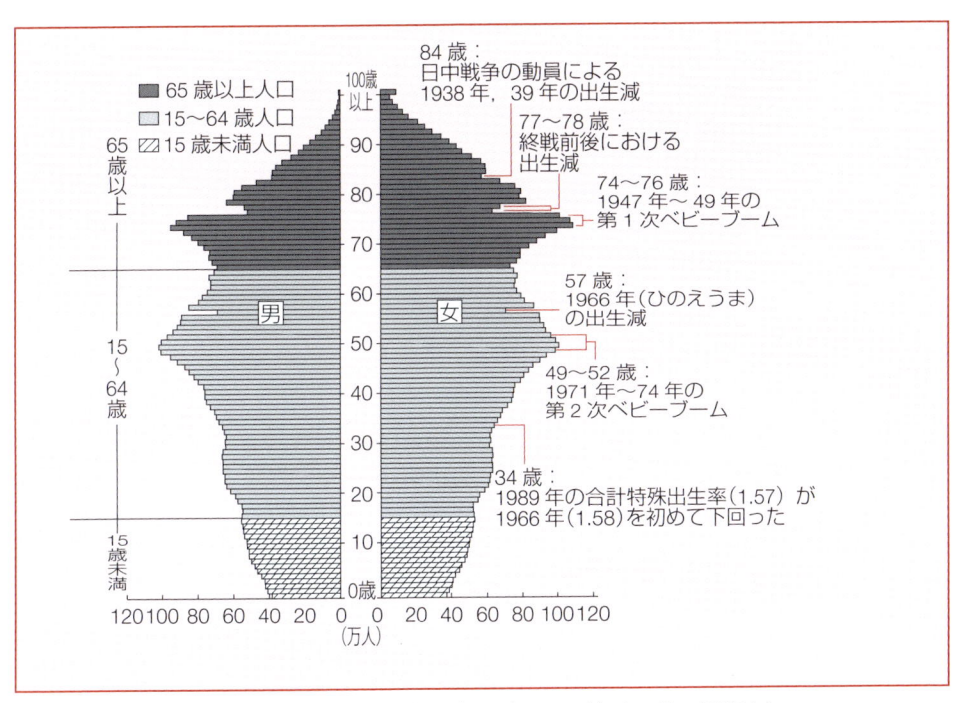

図 13-2　2023年の日本の人口ピラミッド（10月1日現在）
資料　総務省統計局「人口推計（2023年10月1日現在）」
（国民衛生の動向 2024/2025）

2）性・年齢別人口構成

　縦軸に年齢（一般に1歳あるいは5歳ごと），横軸の右の部分に女，左に男の人口を表した性・年齢別人口構成の図を人口ピラミッドという．図13-2に日本の最近の人口ピラミッドを示す．若年層の人口が相対的に少なく，下つぼまりの型（「つぼ型」という）をしている．また，74～76歳の第一次ベビーブーム期に生まれた世代，いわゆる「団塊の世代」と49～52歳の第二次ベビーブーム期に生まれた人口が突出していることがわかる．人口ピラミッドは人口静態統計であるが，この型を決定する要因は，約100年前から現在までの死亡率と出生率（人口動態）の水準の推移である（人口移動も要因となるが，本項では考慮外とする）．後述するように，日本では死亡率や出生率の低下が続いた結果，現在のような人口ピラミッドになった．このように人口ピラミッドには過去数十年の人口現象が反映される．一方，今後も同様の死亡率や出生率が続いた場合，将来の性・年齢別人口構成がどうなるかを推計することもできる．

　図13-3に1970年，2020年，2070年（推計）の人口ピラミッドを示した．このように人口ピラミッドの形がピラミッド型からつぼ型，さらに2070年のような形（棺おけ型と呼ばれる）に変化していくのは，主に子どもが減って高齢者が増えていくためであることがわかる．このように，現在の日本においては，総人口が減少しはじめただけで

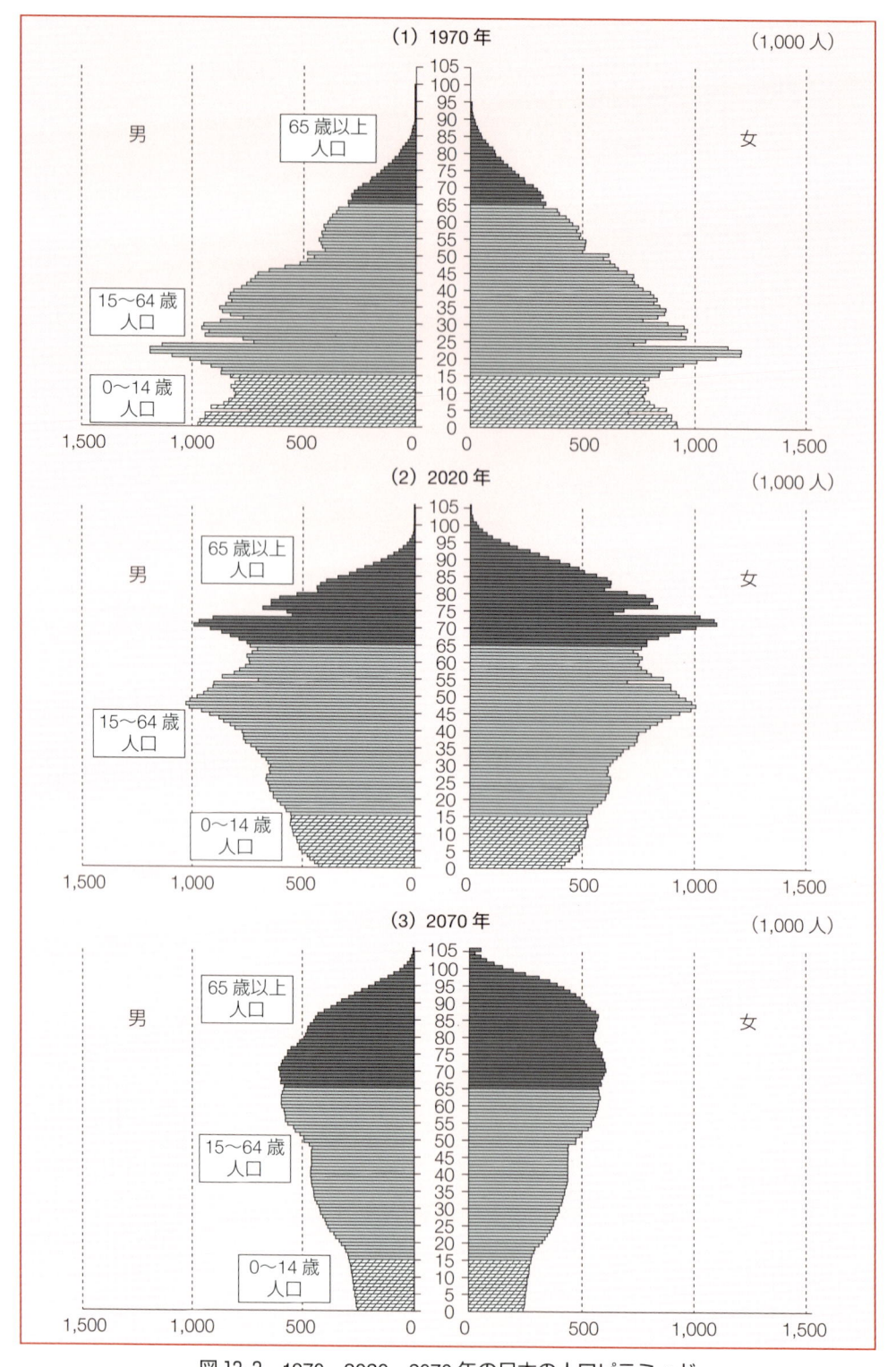

図 13-3　1970，2020，2070年の日本の人口ピラミッド

資料　総務省統計局「国勢調査報告」および国立社会保障・人口問題研究所「日本の将来推計人口」（2023年推計）による．（国立社会保障・人口問題研究所：人口統計資料集 2024）

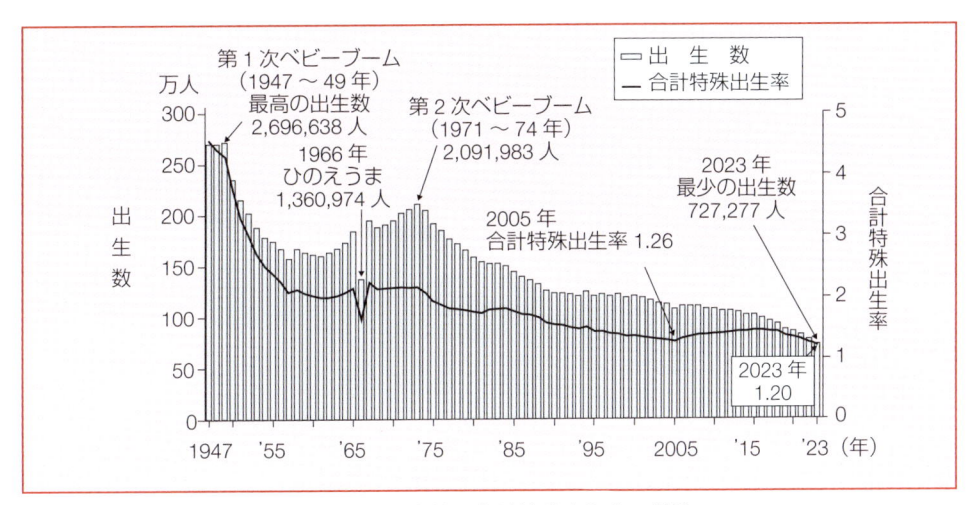

図 13-4 出生数と合計特殊出生率の推移
資料　厚生労働省「人口動態統計」（2023 年は概数である）
（国民衛生の動向 2024/2025）

なく，年齢別の人口構成において，少子・高齢化という大きな変化が起こっており，さらに，将来にわたってその傾向が強くなることが予測されている．

人口統計においては年齢によって人口を3区分する．65歳以上を老年人口，14歳以下を年少人口，15〜64歳を生産年齢人口という．老年人口と年少人口を合わせたものを従属人口という．人口ピラミッドの形の変化から，1970年から2020年までに老年人口の割合が増加し，年少人口の割合が減少したことがわかる（図13-3）．図13-1に3区分別人口の経年変化と将来推計を示したが，今後，65歳以上の老年人口数そのものはあまり増加しないものの，分母となる総人口が減っていくため，老年人口割合（全人口に対する老年人口の割合）が増加し続けることがわかる．

一般に，老年人口割合が7％以上を高齢化社会，14％以上を高齢社会，21％以上を超高齢社会と呼ぶ．日本の老年人口割合は1970年には約7％だったが，2005年に20％を超え，2023年には29.1％と，50年間で4倍以上に増加した．ヨーロッパ諸国が過去100〜200年の間にゆっくり高齢化が進行したのに対し，日本は高齢化のスピードが速いのが特徴である．将来人口推計によると，2030年には老年人口割合が30.8％，2050年には37.1％に達すると予測されており，保健，医療，福祉，労働，経済などさまざまな面で社会に大きな影響を与えることになる．

3）出生数と出生率

2023年の日本の出生数は約73万人であった（図13-4）．出生数の統計が取られるようになった1899年以降，2016年にはじめて100万人を下回り，以降さらに減少し続け

ている．ある人口の出生力を把握するうえで出生率はもっとも基礎的なデータである．出生率は以下の式のとおり，1年間の出生数を人口で除し，1,000倍したものである．

　　出生率＝1年間の出生数÷人口×1,000

人口1,000人当たりの1年間の出生数で表されるので，出生率（人口千対）と表記されることもある．

出生率の分母の総人口は，女性だけでなく男性も含み，年少人口，老年人口の割合などの人口構成の変動の影響も受ける．そこで，下記のような女性の人口を分母にした指標が用いられる．

4）年齢別出生率および合計特殊出生率

年齢別出生率はそれぞれの年齢の女性の出生率で，以下の式で表されるように，ある年齢の母から産まれた出生数をその年齢の女性の人口で除し，1,000倍した値（1,000人当たり）である．女性の人口には既婚，未婚などの区別なしに，すべての女性が含まれる．したがって，それぞれの年齢の出生力水準を示している．

年齢別出生率＝ある年齢の母から産まれた出生児数÷その年齢の女性の人口×1,000

1981年の年齢別出生率のピークは27歳前後であったが，2021年にはピークが30歳を超え，半数以上の女性が30歳以降に出産している（図13-5）．1980年の平均初婚年齢は夫で27.8歳，妻で25.2歳であったが，2020年には夫で31.0歳，妻で29.4歳と約4歳高くなっている．このような晩婚化が，出産年齢が高くなる原因となっている．

合計特殊出生率は，15〜49歳までの女性の年齢別出生率を合計したものである．意味としては，1人の女性が一生の間（実際には15〜49歳の間，この年齢を再生産年齢という）に生む子どもの数の合計である．そのような統計データを得るためには，ある世代の女性集団（コホートという）が50歳になるまで追跡しなければならない．これをコホート合計特殊出生率という．一方，ある期間（1年間）に注目し，その時点の1人の女性が一生の間に生む子どもの数は，その年の年齢別出生率（15〜49歳）を合計したものに相当する，として計算したものを期間合計特殊出生率という．単に合計特殊出生率という場合は，期間合計特殊出生率をさす．

大まかにいうと，合計特殊出生率が2.0を下回ると（すなわち，一人の女性が平均して生む男児と女児の数がそれぞれ1.0人を下回ると），次の世代（約30年後）の人口は減少しはじめる．日本では，1975年以降，合計特殊出生率が2.0を下回るようになった（図13-4）．その約30年後の2008年をピークに日本の人口は減少しはじめた（図13-

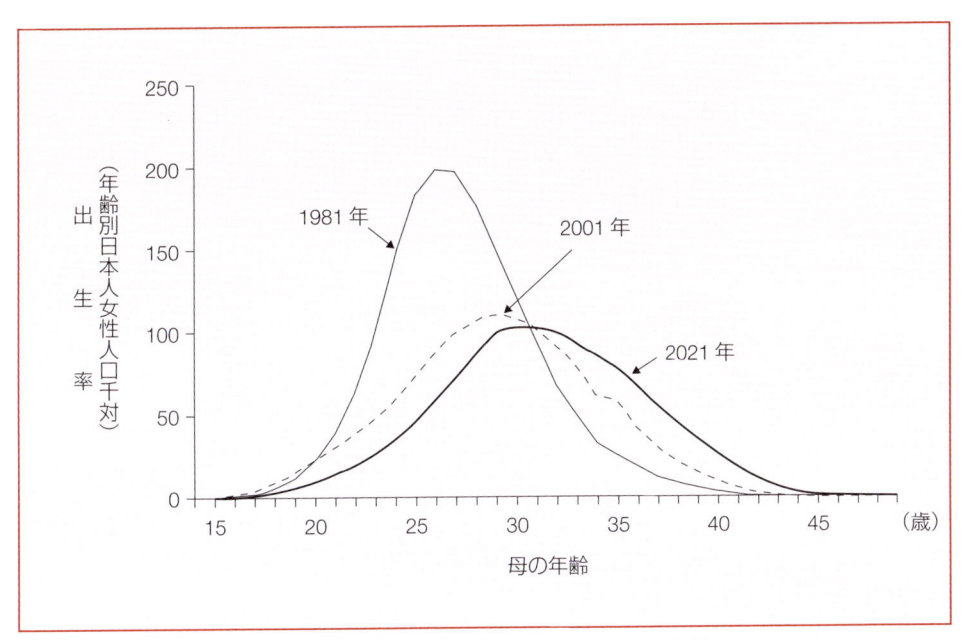

図 13-5 母の年齢別にみた出生率の年次比較

注　出生率は，厚生労働省「人口動態統計」と総務省「国勢調査　人口等基本集計」を基に，厚生労働統計協会で算出．

(国民衛生の動向 2023/2024)

1）．2006年に合計特殊出生率は 1.26 という最低値を示し，その後やや回復したが，2023年には1.20 となった（図 13-4）．このような出生力に関する指標に基づいて，日本の将来の人口減少を予測することができる．

5）粗死亡率

粗死亡率は人口 1,000 人当たりの 1 年間の死亡数を示す．計算式は以下のとおりである．なお，粗死亡率は多くの保健統計において単に死亡率と表記されている．7）で述べる年齢調整死亡率と比較する場合にのみ粗死亡率という用語が用いられる．

粗死亡率＝1年間の死亡数÷人口×1,000

日本の粗死亡率は，1950年に10.9 であったが，その後低下し続け，1980年には6.2になった．しかし，その後上昇し（表 13-2），2023年には13.0（概数）となっている．この上昇傾向は人口の高齢化を反映している．死亡率の高い高齢者が相対的に増加すれば，粗死亡率は当然上昇することになる．

表 13-2　粗死亡率・年齢調整死亡率（人口千対）の推移

	粗死亡率[1]			年齢調整死亡率[2]		年齢調整死亡率[3]	
	総数	男	女	男	女	男	女
1950 年	10.9	11.4	10.3	18.6	14.6	42.2	32.8
'60	7.6	8.2	6.9	14.8	10.4	37.5	27.8
'70	6.9	7.7	6.2	12.3	8.2	32.3	23.7
'80	6.2	6.8	5.6	9.2	5.8	25.7	17.9
'90	6.7	7.4	6.0	7.5	4.2	21.3	13.4
2000	7.7	8.6	6.8	6.3	3.2	17.6	9.8
'10	9.5	10.3	8.7	5.4	2.7	15.6	8.3
'20	11.1	11.8	10.5	…	…	13.3	7.2
'22	12.9	13.5	12.3			14.4	7.9
*'23	13.0	13.6	12.4			…	…

資料　厚生労働省「人口動態統計」（*は概数である）
注　1）年齢調整死亡率と併記したので粗死亡率と表したが，単に死亡率といっているものである．
　　2）年齢調整死亡率の基準人口は「1985年モデル人口」であり，年齢5歳階級別死亡率により算出した．
　　3）年齢調整死亡率の基準人口は「2015年モデル人口」である．

（国民衛生の動向 2022/2023，及び 2024/2025）

6）年齢別死亡率

　年齢別死亡率は，以下の式のように，ある年齢の死亡数をその年齢の人口で除し，1,000倍（100,000倍する場合もある）したものである．すなわち，ある年齢の人口1,000人あるいは100,000人当たりの死亡数である．

　　　年齢別死亡率＝ある年齢の死亡数÷その年齢の人口×1,000（あるいは100,000）

　一般に年齢別死亡率は出生から10歳ころまで低下し，その後年齢とともに上昇する．図13-6に1935年と2022年およびその間のいくつかの年の年齢階級別死亡率を示す．この間にいずれの年齢でも死亡率が低下したこと，乳幼児期の死亡率が際立って改善されたこと，1935年にみられた20歳前後の高い死亡率がみられなくなったことなどがわかる．この20歳前後の高い死亡率はおもに結核によるものであった．

7）年齢調整死亡率

　死亡率は年齢によって著しく異なるため，人口構成が粗死亡率に及ぼす影響は大きい．すなわち，年齢別死亡率は図13-6に示したように高齢者で高いので，各年齢の死亡率が不変であっても，高齢者の割合が大きい人口集団では，人口1,000人当たりで表す粗死亡率は高くなる．年齢調整死亡率はこうした年齢構成を補正して算出する指標である．基準とする年齢構成の人口を設定し，対象とする人口（たとえば2015年の日本

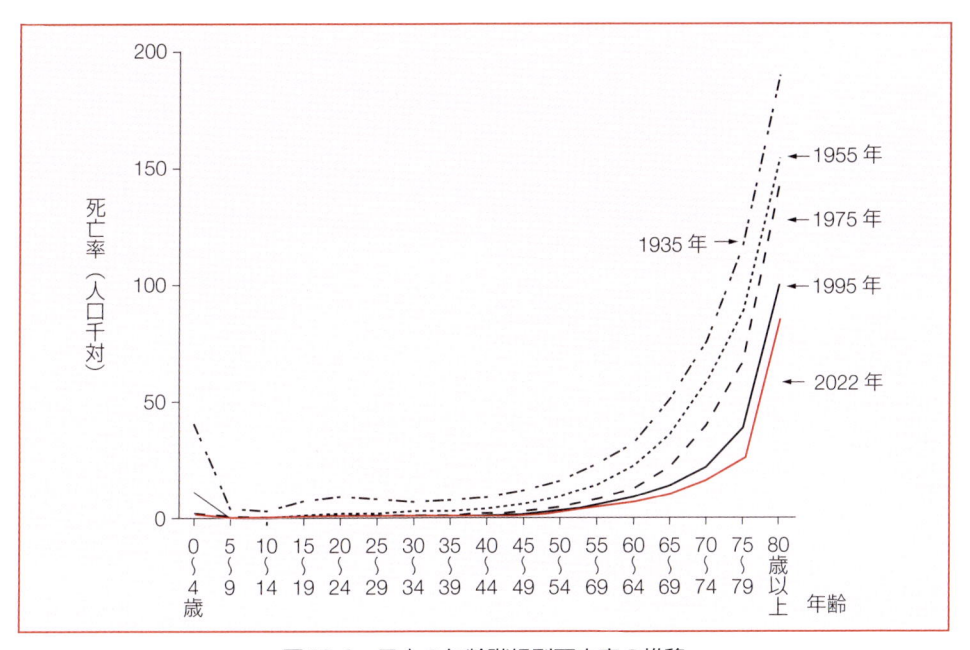

図 13-6 日本の年齢階級別死亡率の推移
資料　厚生労働省「人口動態統計」
注　2022 年は概数である．
（国民衛生の動向 2023/2024）

人口）の年齢別死亡率を，基準とした人口のそれぞれ対応する年齢の人口に乗じ，これらの値を加算して求められた死亡総数を基準人口で除し，1,000 倍することによって得られる．すなわち，対象人口の実際の年齢別死亡率を基準人口の年齢構成に当てはめて算出し直した指標といえる．計算式は以下のように表すことができる．

$$\text{年齢調整死亡率} = \Sigma\,(\text{基準人口の各年齢の人口} \times \text{それぞれの年齢に対応する対象集団の年齢別死亡率}) \div \text{基準人口}$$

年齢調整死亡率は人口構成が異なる集団の死亡水準の比較や，時代とともに人口構成が変化する特定の集団の死亡水準の推移を検討するのに適している．これまで，日本の年齢調整死亡率の算出には，基準人口として 1985 年モデル人口が適用されてきた．このモデル人口は 1985 年の人口構成に基づいて作成されているが，実際の人口構成とは異なり，年齢は 5 歳階級ごとにまとめられ，性別もない標準化されたものである．しかし，ピラミッド型に近い 1985 年モデル人口は現在の人口構成と大きく異なっているため，新たに 2015 年モデル人口（つぼ型に近い）が提案され，2020 年の統計データから適用された．

表 13-2 に日本の年齢調整死亡率（1985 年モデル人口および 2015 年モデル人口を適用）を粗死亡率と同時に示す．2015 年モデル人口を適用したことにより，年齢調整死

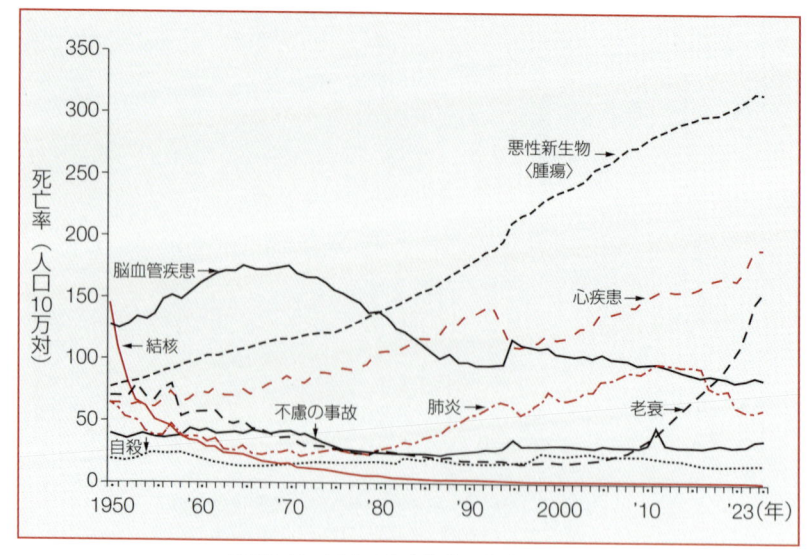

図13-7 日本の死因別死亡率の推移

資料　厚生労働省「人口動態統計」
注　2023年は概数である．
　　死因分類はICD-10（2013年版）準拠（2017年適用）による．
　　なお，1994年まではICD-9による．

（国民衛生の動向 2024/2025）

亡率は2〜3倍高い値になった．これは基準人口を1985年型から高齢者の割合の多い2015年型に変更したため，高齢者の死亡率の重みが増したためである．しかし，粗死亡率が1980年ころから上昇傾向を示しているのに対して，年齢調整死亡率は，いずれのモデル人口を用いた場合にも，1980年以降もほぼ一貫して低下してきていることがわかる．

8）死因別死亡率

　人はさまざまな原因で死ぬが，それを集団として把握したものが死因別死亡率である．死因別死亡率は地域や時代によって異なり，その地域差や推移を把握し，対応を検討するうえで重要である．死因別死亡率は以下の式に示すように，それぞれの死因で死亡した人数を人口10万人当たりで表したものである．

　　死因別死亡率＝死因別死亡数÷人口×100,000

　図13-7に日本の主要な死因による死亡率の年次推移を示す．1950年代に結核による死亡率が急激に低下し，1981年に悪性新生物が脳血管疾患を上回って死因の1位になった．その後，心疾患が1985年に脳血管疾患を上回り，肺炎が2015年頃まで増加傾向

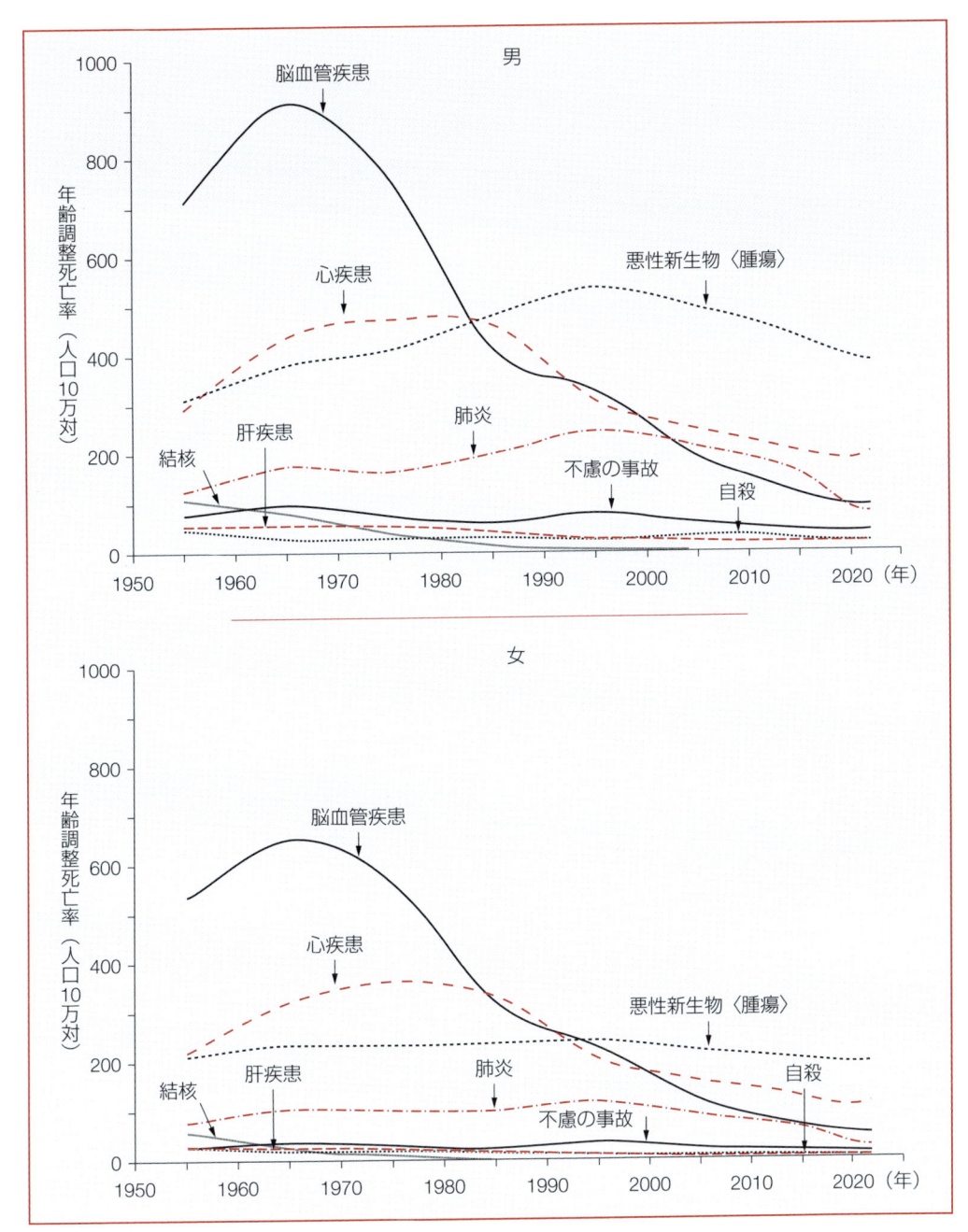

図 13-8 日本の死因別年齢調整死亡率の推移
資料 厚生労働省「人口動態統計」
注 年齢調整死亡率の基準人口は「2015年モデル人口」である．
死因分類は ICD-10（2013年版）準拠（2017年適用）による．
なお，1994年までは ICD-9 による．
（国民衛生の動向 2024/2025 の表 11 より作成）

にあった．老衰は2018年に脳血管疾患を上回り，3位となっている．1994～1995年に脳血管疾患と心疾患の死亡率が大きく変化しているが，この変化は適用される国際的な死因分類の変更（ICD 9 → ICD 10）による影響が大きな要因である．このように，死因統計については，適用される死因分類や死亡診断書の改正などに留意して経時的変化を見る必要がある．

一方，それぞれの年齢によって，主要な死因は異なる．たとえば悪性新生物は40歳代以降の主要死因である．したがって，人口の高齢化が強く反映されることになる．年齢調整死亡率の項で述べたように，死因別死亡率についても年齢構成を補正することの意味は大きい．図13-8に男女別に主要死因の年齢調整死亡率の年次推移を示した．悪性新生物が図13-7で見た粗死亡率のようには上昇していないこと，むしろ1995年以降は低下傾向にあることなどがわかる．脳血管疾患や心疾患など，個別の疾患の死亡率の年次推移については，9章3.で詳述している．

9）生命表

生命表は，ある集団の死亡率，生存率を予測するための統計ツールである．たとえば人口10万人の集団について，今後，新たな出生がなく，移動による人口の増減もないと想定した場合，その10万人の人口がこの先100年くらいの間にどのように減っていくかは，年齢ごとの死亡確率だけによって決まる．そのパターンは，子どもが多く死ぬか，あるいは高齢まで生き残るか，などの年齢ごとの死亡状況によって異なるはずである．そこで，ある時点におけるその集団の年齢調整死亡率がその後100年間以上変わらないと仮定すると，10万人からスタートした人口がこの先どのように変化するかを予測することができる．このために用いられる年齢ごとの生存数，死亡率などを示した表が生命表である．

生命表を用いることで，ある年齢に達した人が今後平均して何歳まで生存し続けられるか，すなわちその年齢における平均余命を予想できる．0歳における平均余命が「平均寿命」である．ここで注意すべきことは，たとえば2024年における日本人の平均寿命は，2024年に亡くなった日本人の実際の寿命の平均値ではない，ということである．2024年における日本の年齢別死亡率が今後100年以上変化しない，という条件でシミュレーションを行い，2024年における0歳の人間が今後平均して何歳まで生き残るかを生命表で予測した数値が「2024年における日本人の平均寿命」である．

生命表には，生命関数と呼ばれる死亡率，生存数，死亡率，定常人口，平均余命などが含まれる．生命関数を用いた平均余命の求め方の実際は複雑なので，ここでは図を用いて簡略化して説明する．

(1)

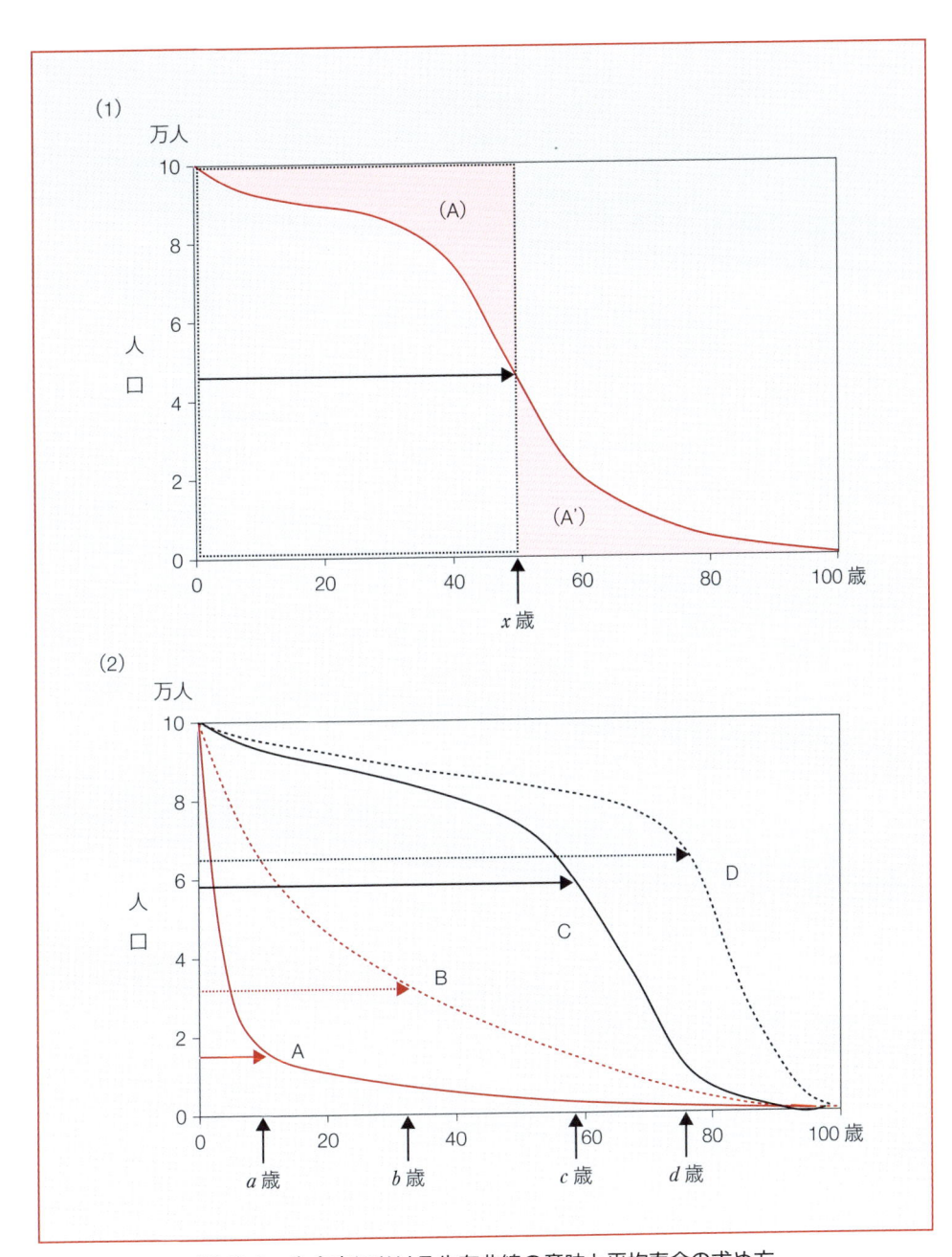

(2)

図 13-9　生命表における生存曲線の意味と平均寿命の求め方

図 13-9（1）に赤線で示したのは生存曲線と呼ばれるもので，人口 10 万人が各年齢における死亡確率に従って減っていった場合の年齢ごとの人口を示している（実際には 100 年以上生存する者もいるが，この図では便宜上 100 歳までとしている）．生存曲線の下の部分の面積（個々人の生存年数の合計）を人口 10 万人で割った値が 0 歳平均余命，すなわち平均寿命である．図の（A）と（A'）の部分の面積が同じになるように作成したのが点線の四角で，この面積は生存曲線の下の部分の面積と同じになる．したがって，この図の x 歳が平均寿命となる．

平均余命は 0 歳だけでなくさまざまな年齢について求められる．図の（1）での x 歳における平均余命は，（A'）の部分を用いて同じように求めることができる．現在の日本人男性の平均寿命は約 81 歳であるが，生命表を用いて 85 歳における平均余命を求めることも可能である．

生命表を用いて平均寿命を求めることはシミュレーションであるため，図 13-9（2）のように，さまざまな条件でのシミュレーションを行うことができる．たとえば，A は乳幼児の死亡率が著しく高い場合の生存曲線である．この場合，平均寿命（a 歳）は 10 歳前後となる．縄文時代はこのような状況だったかもしれない．しかし，平均寿命が 10 歳代のこの集団においても高齢まで生き残る人はいたはずである．B の生存曲線では乳幼児と若年者の生存率が A より改善されたため，平均寿命（b 歳）が少し伸びている．江戸時代の平均寿命は 30 歳代と言われるが，おそらく B のような状況だったのだろう．一方，乳幼児期と若年者の死亡率が顕著に改善されると，C のように生存曲線は著しく変化し，平均寿命（c 歳）も大きく伸びる．さらに D のように高齢者の死亡率も低下すると，平均寿命（d 歳）がさらに伸びて，現在の日本の状況に近づく．

このように，平均寿命が徐々に伸びてきた要因のうち，第一に貢献したのは乳幼児の死亡率の低下であることがわかる．近年の日本の平均寿命の延伸は，さらにこれに高齢者の死亡率の低下も加わって起こっている．

図 13-10 に日本および欧米諸国の平均寿命の推移を男女別に示す．日本の平均寿命はほぼ一貫して延長してきたことがわかる．欧米の先進国でも日本と同様順調に平均寿命が伸びてきたが，日本の女性の平均寿命が特に高いことがわかる．一方，2020 年以降，日本を含む多くの国で男女とも平均寿命が低下している．これは COVID-19 による死亡率を反映している．

2019 年の日本人の健康寿命（日常生活に制限のない期間の平均）は，男で 72.68 年，女で 75.38 年であり，平均寿命との差が男で約 9 年，女で約 12 年ある．現在，健康寿命の延伸，および平均寿命と健康寿命との差を小さくすることが，国民の健康増進において大きな目標となっている．

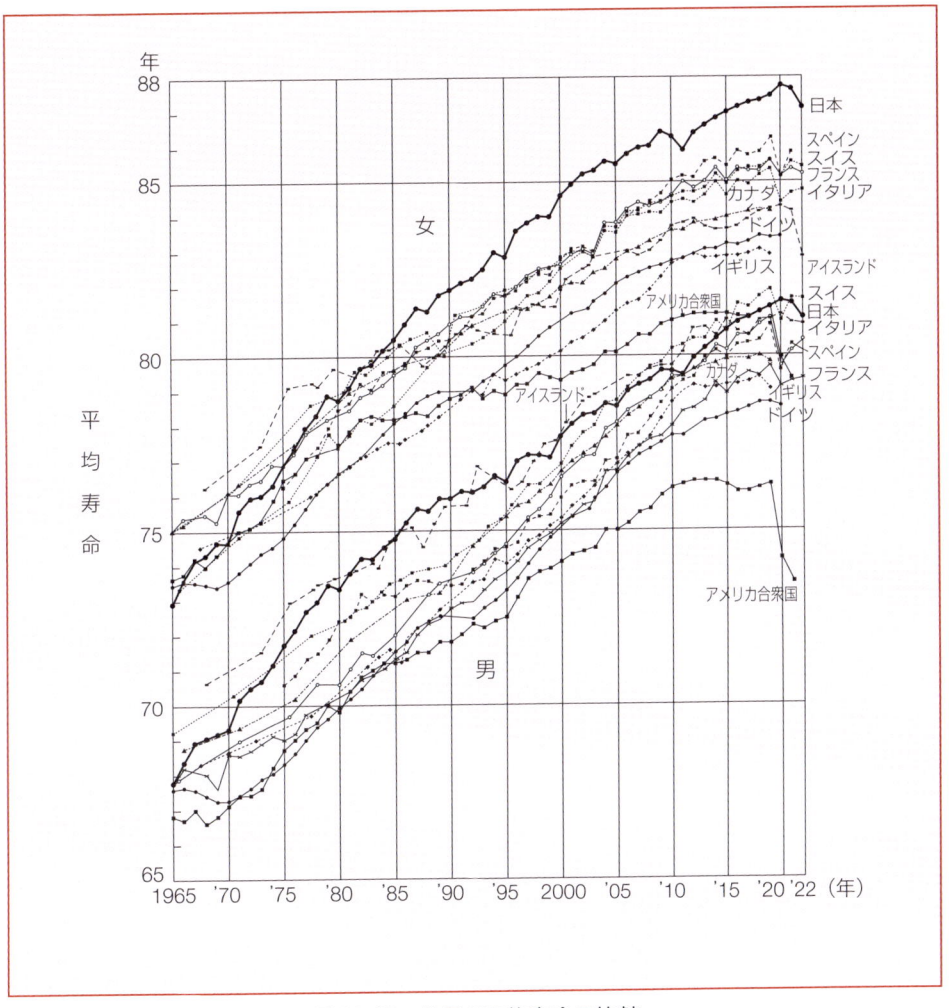

図13-10 各国の平均寿命の比較
資料　UN「Demographic Yearbook」等
注　1）1971年以前の日本は，沖縄県を除く数値である．
　　2）1990年以前のドイツは，旧西ドイツの数値である．
（国民衛生の動向 2024/2025）

10）有訴者率

　有訴者とは，在宅で病気やけがなどで自覚症状のあるものをいうが，日常的に就床の者は含まない．有訴者は国民生活基礎調査（3年ごとの大規模調査）によって把握される．国民生活基礎調査では，日常生活への影響を実態的に把握するという観点から，自覚症状，通院状況，生活影響を調査している．有訴者率は以下の式によって算出される．

　　　有訴者率＝調査日の有訴者数÷世帯人員×1,000

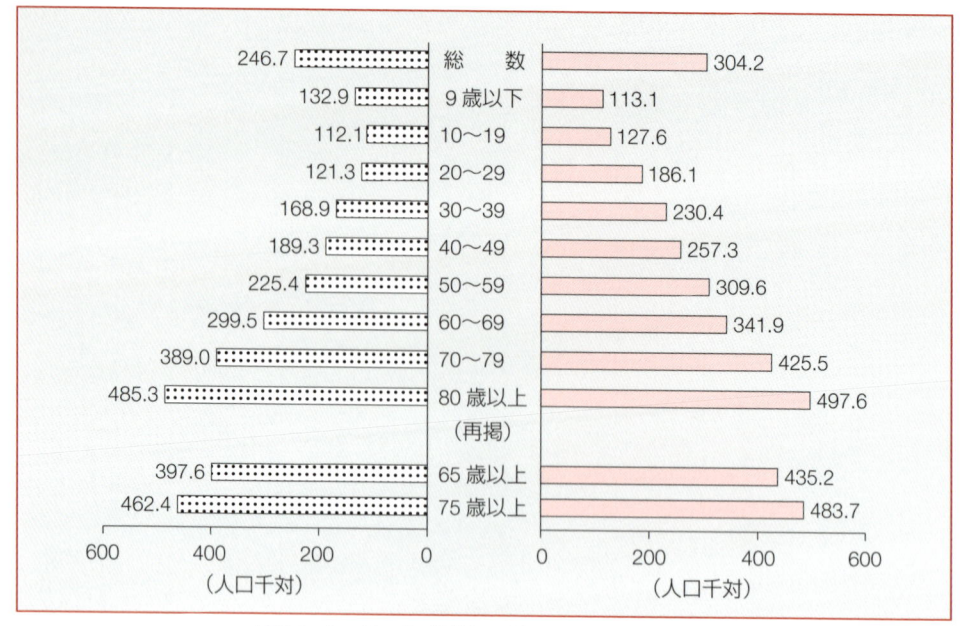

図 13-11　性・年齢階級別有訴者率（2022年）
資料　厚生労働省「国民生活基礎調査」
注　　総数には年齢不詳を含む.
（国民衛生の動向 2024/2025）

性・年齢階級別の有訴者率を図 13-11 に示す．全年齢でみると男性（246.7）より女性（304.2）が高いこと，9 歳以下の年齢階級では男子が女子より高いが，10 歳以上のすべての年齢階級で女性が男性より高いことがわかる．また，男女とも 10～19 歳の年齢階級でもっとも低く，年齢階級が高くなるに従って上昇している．有訴者の訴えとして多い症状は，性・年齢によって異なるが，全年齢でみると男女とも腰痛，肩こりなどである．

11）受療率

受療率は，患者調査により把握される．患者調査は 3 年に 1 回 10 月中旬の 3 日間のうち医療施設ごとに定めた 1 日に行われる．そこで得られるデータに基づき，受療率が以下の式のように，人口 10 万人当たりで計算される．

受療率＝調査日（3 日間のうち医療施設ごとに指定した 1 日）に
　　　　医療施設で受療した推計患者数÷人口×100,000

2020 年 10 月の調査日に全国の医療施設で受療した推計患者数は，入院が 121 万人，外来が 714 万人である．全国の入院受療率は 960，外来受療率は 5,658 で，これは調査日に人口の約 1.0 ％が入院しており，約 5.7 ％が外来を受診したことを示している．

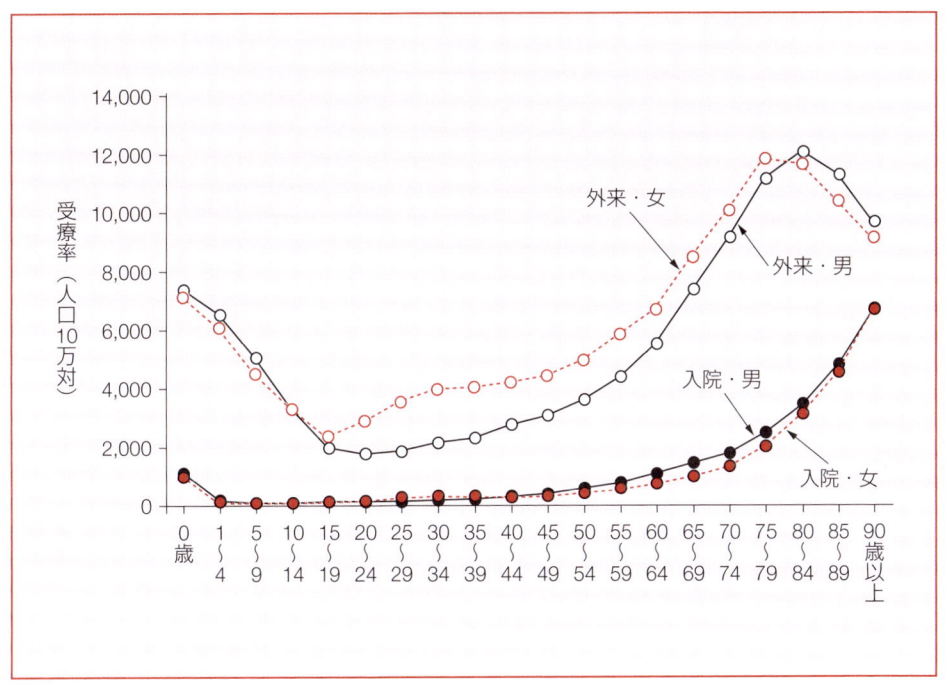

図 13-12　性・年齢階級別受療率（入院と外来，2020 年 10 月）
資料　厚生労働省「患者調査」
（国民衛生の動向 2023/2024）

図 13-12 に性・年齢階級別受療率を示す．入院による受療率は 10～14 歳以降，年齢とともに高くなることがわかる．また，外来による受療率は，男では 80～84 歳，女では 75～79 歳がもっとも高いこと，10～14 歳までは男子が女子より高いが，15～19 歳以降は 80 歳以上を除くすべての年齢階級で女性が男性より高いことなどがわかる．

12) 致死率

致死率（致命率）は，ある疾患に罹患した患者総数に対する，その疾患での死亡数の割合を示すものであり，以下の式で表される．

致死率＝ある疾患による死亡数÷その疾患の患者数×100

致死率は治療法の進歩や感染症であれば集団の抗体保有状況などによって，大きく影響される．いくつかの新興・再興感染症を中心にその致死率を以下に示す．ラッサ熱の致死率は感染者の 1～2 %，入院患者の 15～20 %，エボラ出血熱は 25～90 %，マールブルグ病は約 50 %，クリミア・コンゴ出血熱は 15～40 %，ペストは 10 %程度（未治療では 50 %を超える）である．また，2002 年に中国で発生した重症急性呼吸器症候群

（SARS）ではおよそ9.6％と推計されている．新型コロナウイルス感染症（COVID-19）による世界主要国の致死率を調査した報告によると，パンデミック初期の2020年2月に8.5％だったのが，2022年8月には0.27％まで低下した．これはワクチン接種の広がりと治療の効果，感染による免疫獲得，ウイルスの変異による弱毒化が関与していると考えられている．

主要な保健統計指標について述べてきたが，そのほか受診率，罹患率，通院者率，病床利用率，平均在院日数などもある．また，母子に関する重要な保健統計指標に乳児死亡率や妊産婦死亡率などがあるが，これらについては第7章の母子保健を参照してほしい．

本章で学んだように，保健統計は集団の人口学的特徴を把握すると同時に，人々の健康や疾病あるいはヘルスサービスに関連する事象を示す統計であり，それらの諸指標によって，保健衛生に関するさまざまなことを知ることができる．したがって，保健統計は集団の健康問題を把握し，それを解決する方策を考えるためのきわめて重要な資料であり，これによって適正な施策や人々の保健行動の方向性がつくられてゆく．

索 引

欧文

α 線　*90*
γ 線　*90*
A 型肝炎　*202*
acceptable daily intake
　63
activities of daily living
　73
adequate intake　*53*
ADI　*63,106*
ADL　*73*
ADP　*74*
AI　*53*
AIDS　*216*
antimicrobial　*230*
ATP　*74*
ATP-CP　*74*
attributable risk　*253*
β 線　*90*
B 型肝炎　*218,242,254*
bioaccumulation　*126*
biomagnification　*126*
BMI　*45*
BOD　*122*
body mass index　*45*
Bq　*90*
BSE　*71*
BSE 検査　*71*
case-control study　*256*
COD　*122*
cohort study　*257*
Co-PCB　*110*
COPD　*27*
CP　*74*
dB　*86,89*
dB（A）　*87*
DDT　*109*
DEP　*97,108*
DES　*127*
DG　*53*
diagnostic and statistical
　manual of mental
　disorders　*152*

dietary allowance　*51*
dietary reference intakes
　52
dishes　*43*
disinfection　*230*
DNA　*210*
DO　*122*
DSM　*150,151*
DSM-Ⅳ　*152*
DSM　*151*
EAR　*52*
ecosystem　*78*
ED　*126*
EER　*52*
estimated average require-
　ment　*52*
estimated energy require-
　ment　*52*
ExTEND2005　*134*
FAO　*63*
Fechner　*87*
FFA　*72*
follow-up study　*257*
foods　*43*
Gy　*90*
HACCP　*66*
hazard analysis and critical
　control points　*66*
HDL コレステロール　*72*
HDL-C　*72*
HIV　*216,224,242*
host factor　*254*
Hypokinetic disease　*72*
Hz　*86*
IAEA　*92*
ICD　*150,151,152*
ICD-10　*152,196*
IEI　*99*
incidence rate　*251*
IPCC　*130*
IR　*93*
IRS　*134*
JCO 臨界事故　*92*
JECFA　*63*

Joint Expert Committee on
　Food Additives　*63*
JSH2014　*198*
law of Roux　*73*
LCA　*134*
LDL-C　*72*
Leq　*87*
matched-pair　*256*
MCS　*99*
microbiocide　*230*
microbiostasis　*230*
mortality rate　*251*
MPN　*122*
MRSA　*212*
n-3 系の脂肪酸　*48*
n-6 系の脂肪酸　*48*
NEA　*93*
NEET　*149*
NOAEL　*62,106*
no observed adverse effect
　level　*62*
odds ratio　*256*
OECD　*93*
PAHs　*116*
pasteurization　*230*
PCB　*109,164*
PCB 事件　*70*
PCDD　*110*
PCDF　*110*
person-time　*251*
person-year　*251*
PFC エネルギー比　*47*
pH　*122*
PHC　*9*
POPs　*108,126,127*
population　*252*
population at risk　*252*
preservation　*230*
prevalence rate　*251*
prospective study　*257*
public health　*1*
QOL　*43,73,74*
quality of life　*73*
RDA　*52*

recommended dietary allowance　52
relative risk　253
removal　230
retrospective study　256
RNA　210
SARS　216
S：M：P　48
SPEED'98　127
SPM　97
SS　122
STD　253
sterilization　230
Sv　90
TCA　74
TCDD　110
tentative dietary goal for preventing life-style diseases　53
TEP　108
TG　72
tolerable upper intake level　53
UL　53
UNCED　126
UV　94
VDT作業　139,140,144
VLDL-C　71
VOC　97
$\dot{V}O_2max$　72
WHO　5,6,8,9,12,27,63,147
WHO憲章　6,8
X線　90

ア行

アウグスト乾湿計　82
アクリルアミド　108
アスベスト　97
アスマン通風乾湿計　82
アデノウイルス　214
アデノシン三リン酸　74
アデノシン二リン酸　74
アトピー性皮膚炎　116
アニサキス　70
アネロビックエクササイズ　73
アフタ性口内炎　215
アルコール　25,58,166
アルコール依存　154
アルコール依存症　151,154
アルコール依存対策　161
アルツハイマー型痴呆　154
アルドリン　108
アルマアタ宣言　6,9
アレルギー　99,116
アンドロゲン阻害作用　128
あんまマッサージ指圧師　34
悪臭　125
悪性新生物　193,270
尼崎公害訴訟　117
安全管理　140
安全性　62
イソプロパノール　234,236
イタイイタイ病　119
インフォームド・コンセント　38
インフルエンザ　13,225,254
インフルエンザウイルス　215
いじめ　159
医師　30,35
医療　34
医療過誤　39
医療施設　36
医療制度　35

医療廃棄物　246
医療費　38
医療保険　36,37
医療保護入院　158
医療保障　34,36
胃がん　58,193,194
硫黄酸化物　97,132
育児介護休業法　163
石綿肺　144
一次予防　16,177
1歳6か月児健康診査　168
1日許容摂取量　63
1類感染症　220
一価不飽和脂肪酸（M）　48
一酸化炭素　27,97,139
一酸化炭素中毒　144
一般廃棄物　113
一連続作業時間　24
医療関連感染　243
因果関係　250,254,255
因果関係の判定　255
因果の網モデル　254
院内感染　212,243
飲酒　25,58
ウィーン条約　128
ウイルス　7,209,210,230
ウイルス肝炎　218
ウイルス性食中毒　69
うつ病性障害　153
牛海綿状脳症　71
牛トレーサビリティ法　71
後向き調査　256
奪われし未来　127
運動　23,24,58,72,191
運動習慣　45,74
運動不足病　72
エアロビックエクササイズ　74
エイズ　5,216,253
エイズウイルス　216,242
エコーウイルス　215
エストロゲン類似作用　128
エタノール　236,240
エチレンオキサイド（EO）ガス　237

索引

エネルギー　52
エネルギー移動　79
エネルギー摂取量　45
エネルギー必要量　52
エンゼルプラン　8
栄養　31,41,72,104
栄養機能食品　51
栄養教諭　49
栄養士　30
栄養失調　54
栄養所要量　51
栄養素　46,51,104
栄養段階　79,126
栄養必要量　51
栄養不足　49
衛生委員会　145
衛生学　1,2,4,5,7,8,9
衛生管理者　145
衛生行政　20,22,28,29,32
衛生研究所　29
衛生統計　259
疫学　249,250
疫学調査　250,253
オーシスト　116
オートクレーブ　232
オゾン層の破壊　128
オゾンホール　128
オッズ比　256
おたふくかぜ　217
緒方正規　5
屋内残留性散布　134
音圧　86
温室効果　130
温暖化防止京都会議　131
温熱　82

カ行

カタ温度計　83
カドミウム　111,119,123
カネミ油症事件　70,110
カリウム　47,58
カルシウム　48,55,59,166
カロリー　51
ガス状物質　96
ガレヌス　2,3,208
ガンマグロブリン　223
がん　27,48,58,59,190,193,195
がん検診　195
がん死亡率　193
がん登録　195
化学的環境要因　138
化学的酸素要求量　122
化学物質性食中毒　69
化学療法剤　5
加工食品　60
加湿器肺　116
加齢　192
可視光線　93
花粉症　116
家族計画　169
華氏　82
蚊　211
過重労働　145
過度の飲酒　45
過敏性肺炎　116
芽胞　232
介護保険　204
介護保険法　7,204
介護予防　17
介達感染　222
介入研究　253
回虫　57
貝原益軒　5
外因性内分泌撹乱化学物質　8
外部環境　78
覚醒剤取締法　154
隠れ肥満者　46
偏り　258
活性汚泥　103
葛藤　156
学校環境衛生　181
学校保健　159,173,174
学校保健活動　176
学校保健行政　22
枯葉剤　110
廁　117
肝炎ウイルス　215
肝がん　194
肝吸虫　58
看護婦（師）　35
乾熱滅菌　232,242
患者　14
患者調査　150,158,260,276
換気　98,115
間接喫煙　27
感覚温度　83
感覚公害　123,125
感情障害　152
感染　222
感染経路　218,219,253
感染経路別予防策　244
感染源　218
感染症　55,167,190,207,217
感染症の予防及び感染症の患者に対する医療に関する法律　8,31,33,220
感染症法　8,31,33,220
感染性廃棄物　247
感染巣　217
感度　20
管理濃度　139
関電美浜2号機伝熱管損傷　92
緩速濾過法　102
環境　77
環境基準項目　120,121
環境浄化　208
環境適応能　13
環境と人間の相互作用　78
環境ホルモン　8,126
環境問題　7,118,125
環境要因　1,78
観察期間　250
観察人−期間　251
観察人−年　251,252
眼炎　94
眼精疲労　93
キシレン　98
キャリア　254
きのこ中毒　68
きゅう師　35
危害分析重要管理点方式　66
危険曝露人口　252,253
危険要因　194
気管・気管支がん　193
気管支　193
気分障害　150,151,152,153,158

奇形　　93, 110
記述疫学　　253
飢餓　　133
飢餓草子　　117
鬼門　　85
基準人口　　269
基地騒音　　124
寄生虫性食中毒　　70
寄生虫予防法　　6, 7
寄与危険　　253, 257
揮発性有機化合物　　99
期間合計特殊出生率　　266
機能障害　　13, 14
機能性表示食品　　51
偽陰性者　　20
偽陽性者　　20
北里柴三郎　　6, 208
喫煙　　26, 27, 58, 250
喫煙率　　26
逆性石けん　　234, 236
客観的健康　　13
90％レンジ　　87
休養　　24, 58, 191
急性灰白髄炎　　215
急速濾過法　　102
虚血性心疾患　　72, 74, 196, 197, 200, 254
許容閾値　　139
許容濃度　　139
共済組合　　37
狂犬病ウイルス　　215
京都議定書　　131
狭心症　　196
業務上疾病　　143, 145
凝固剤　　61
局所振動　　90
金属中毒　　144
筋力トレーニング　　74
クラミジア　　209, 212
クリプトスポリジウム　　103, 116
クレアチンリン酸　　74
クレゾール　　234, 235
クワシオルコル　　54
グラム陰性　　212, 213
グラム陽性　　212, 213
グリコーゲン　　74
グルコース　　72

グレイ　　91
具合がわるい　　14
空気感染予防策　　245
空調病　　116
燻蒸　　104
ケイソン病　　95
ケースワーカー　　149
下水　　103
珪肺　　138, 144, 249
経口感染症　　55, 64
経口的寄生虫症　　55
経済協力開発機構　　92
血圧　　58, 198
血液のがん　　194
結核　　116, 190, 268, 270
結核菌　　213
結核検診　　200
結核予防法　　6, 7
結腸がん　　74
健康　　11, 12
健康管理　　18, 22, 145
健康管理活動　　18
健康項目　　120, 121
健康診断　　179, 191, 195
健康増進　　16, 22, 189
健康増進法　　53, 195, 251
健康相談　　181
健康づくり　　22
健康づくりのための運動指針　　75
健康づくりのための運動所要量　　74
健康日本21　　43, 55, 75, 171
健康保険　　37
健診　　19
検疫感染症　　219
検疫法　　219
検診　　19
憲法　　12
原子力機関　　92
原虫　　209, 210
減圧症　　144
減圧病　　95, 144
減塩　　48
コクサッキーウイルス　　199
コッホ　　3, 4, 6, 208

コプラナーPCB　　110
コホート　　258
コホート研究　　256, 257, 258
コレステロール　　4, 59, 72
コレラ菌　　213
ゴールドプラン　　8
ゴールドプラン21　　202
ゴキブリ　　222
ごみ　　110
子育て支援　　169, 171
子ども・子育て応援プラン　　169
固形粒子状物質　　96
五類感染症　　220
工業用水法　　124
公害　　6, 7, 118
公害対策基本法　　6, 7
公衆衛生　　12
公衆衛生学　　1, 2, 5, 7, 8, 9
公衆衛生法　　208
公的扶助　　36
公費医療　　36
交通事故　　141
光化学オキシダント　　97
抗菌　　230
抗原抗体反応　　224
抗酸化ビタミン　　47
抗生物質　　5
抗体　　223
厚生統計　　259
後天性免疫不全症候群の予防に関する法律　　8
後天免疫　　223
航空機騒音　　124
高圧蒸気滅菌　　232, 242
高血圧　　45, 48, 58, 74, 192, 196, 198
高血圧症　　45, 72, 198
高血圧治療ガイドライン　　198
高次脳機能障害　　151
高周波殺菌法　　231
高度経済成長　　7
高比重リポ蛋白コレステロール　　72
高齢者医療確保法　　7, 195, 202

高齢者の医療　37	最大酸素摂取量　73,74	歯科技工士　35
高齢者の保健福祉対策　202	催奇形性　62,98,110	地盤沈下　124
高齢化社会　265	3歳児の健康診査　168	次亜塩素酸　103
高齢社会　265	殺菌　230	次亜塩素酸ナトリウム　236
鉤虫　56	三類感染症　220	次世代育成支援法　163
合計特殊出生率　261,266	産業医　145	自覚的健康　13
合成添加物　60	産業革命　2	自己実現　13
国際原子力機関　92	産業廃棄物　113	自殺　149,158
国際原子力事象評価尺度　93	産業保健　137	自傷他害　156,158
国際障害分類　13	酸化防止剤　61	自閉的　156
国勢調査　260	酸欠症　95,144	児童虐待　172
国民医療費　38,191	酸性雨　98,132	児童虐待の防止等に関する法律　172
国民健康・栄養調査　45,48,63,74,260,261	酸素欠乏症　144	児童相談所　160
国民健康保険　37	残留化学物質　104	児童福祉法　6
国民生活基礎調査　260,261,275	残留性有機汚染物質　126	事務所衛生基準　139
国立環境研究所　6,7	シーベルト　91	時間先行性　255
国立公害研究所　6,7	シックハウス症候群　99	疾患　14
国連環境開発会議　126	ジクロロメタン　98	疾病　14
骨粗鬆症　55,59,72,74,192	ジフテリア菌　213	疾病統計　260,261
骨密度　73	し尿処理　117	疾病の自然史　15
黒球　83	じん肺　143	疾病発生予防　173
	じん肺法　145	実験疫学　253
サ行	子宮がん　194,195	社会的環境要因　138,254
サクセスフル・エイジング　193	市町村　31	社会的支援　73
サリドマイド系睡眠薬　164	市町村保健センター　31	社会的不利　13,14
サルコペニア　46	死因別死亡率　270	社会復帰　16
サルバルサン　3	死菌ワクチン　224	車輪モデル　254
サルモネラ　66,212	死産率　164,253	煮沸　244
サルモネラ食中毒　66	死の四重奏　198	主菜　46
作業環境測定法　138	死亡診断書　196	主食　46
作業条件　139	死亡リスク　198	主流煙　26
作業療法士　34	死亡率　74,199,251,252,267	酒類　25
砂漠化　130,132	自然毒性食中毒　69	種痘法　6,7
再生産年齢　266	至適温度　139	受診率　195
再生不良性貧血　206	志賀潔　6,208,213	受動喫煙　27
再発防止　16	刺激感覚曲線　87	受動免疫　223
細菌　211	思春期やせ症　155	受療率　261,276
細菌学　208	指定感染症　221	周産期死亡　166
細菌性食中毒　64	指定添加物　60	周産期死亡率　164,253
最確数　122	脂肪エネルギー比率　47	周波数　86
	脂溶性　107,126	終末期医療　39
	脂溶性ビタミン　54	集積性　251
	紫外線　94,128	集団検診　19,20,195
	紫外線殺菌灯　232	柔道整復師　35
	視能訓練士　34	重度精神遅滞　93
	歯科医師　30,35	獣医師　30
	歯科衛生士　35	

索引

宿主の感受性　217
宿主要因　254
出生率　261, 265
出生力　261
准看護婦（師）　35
循環器検診　200
循環器疾患　190, 196, 198
循環器病センター　198
順化　81
順応　81
助産師　164
助産婦（師）　35
除菌　230
少子化　9, 169
少子化問題　169
昇華　156
省エネルギー（省エネ）　85
消毒　230
症例対照研究　252
硝酸ミスト　98
傷病　14
障害者基本法　157
障害者自立支援法　157
瘴気説　208
上水　103
浄水　103
食育　49
食育基本法　49
食育推進基本計画　49
食塩　48, 58, 196, 198
食事指導　199
食事摂取基準　52
食習慣　42, 63
食生活改善　31
食生活指針　43, 49
食中毒　31, 64, 249, 250
食中毒患者数　65
食品　41, 43, 59, 61
食品衛生監視員　63
食品衛生法　6, 31, 60, 63, 69
食品添加物　59, 61, 69, 106
食品添加物専門家委員会　63
食物繊維　46, 59
食物網　115
食物連鎖　80, 126

食料自給率　49
食糧大量生産　133
食糧農業機関　63
植物性自然毒　69
職業性難聴　138
職業病　137, 143, 149
心筋梗塞　196
心疾患　48, 196, 197, 270
心身症　154
心臓疾患　196
心臓病　48, 58, 199
心臓病死亡率　199
身体活動　74
身体活動レベル　53
身体障害者　13
神経症　154, 156, 158
振動　86
真菌　209
診療所　36
診療放射線技師　35
診療報酬請求明細書　37
新エンゼルプラン　169, 170
新感染症　221
新興・再興感染症　5, 8, 278
新生児　166
新生児死亡　167
新生児死亡率　164, 253
人格障害　152
新型コロナウイルス　216, 226
人口静態統計　260, 263
人口増加率　261, 262
人口動態統計　31, 260, 261
人口統計　260
人口の高齢化　9, 260, 265
人口ピラミッド　263
人工免疫　223
塵埃感染　219
スクリーニング　20
スクリーニング検査　19
スズ　112
スタンダードプリコーション　243
ストックホルム条約　126
ストレス　24, 73, 145

スピロヘータ　209, 211
スポーツ　73
スリーマイルアイランド事故　92
水銀　111
水系流行　222
水質汚濁　119
水素イオン濃度指数　122
水道法　102
水溶性　126
垂直感染　218, 254
推定平均必要量　52
推奨量　52
推定エネルギー必要量　52
推定平均必要量　52
睡眠　24, 191
睡眠時間　141
睡眠障害　152
膵臓がん　193, 194
健やか親子21　7, 171
セベソ　127
世界保健機関　63
世界保健デー　9
生活活動強度　51
生活習慣　190
生活習慣病　5, 7, 22, 45, 52, 58, 72, 191, 193, 200, 250
生活習慣病検診　199
生活習慣病予防対策　191
生活の質　39, 43, 73, 74
生活リズムの乱れ　45
生産年齢人口　265
生存曲線　272
生存率　195
生体内蓄積　126
生態学　250
生態系　76, 115
生物化学的酸素要求量　122
生物学的環境要因　115, 254
生物学的適応　80
生物種の減少　133
生物多様性　115
生物濃縮　126
生命関数　272
生命表　272

成人・高齢者健康診査　199
成人・高齢者保健　189
成人病　190
成人保健　189
性行為感染症　249
性・年齢別人口構成　263
性病予防法　8
政令市　29
清拭　240
精神医療　149,155
精神衛生　147
精神衛生活動　159
精神衛生法　156
精神科病院　157
精神障害　150
精神障害者　157
精神障害者保健福祉手帳　157
精神遅滞　153,156
精神的健康　147,148
精神の健康　148
精神病　155
精神保健　147,149
精神保健及び精神障害者福祉に関する法律　157
精神保健教育　155
精神保健指定医　157
精神保健相談員　160
精神保健福祉活動　156
精神保健福祉士　149
精神保健福祉センター　160
精神保健福祉法　31,156
静菌　230
整合性　255
赤外線　93
赤痢菌　213
切断点　20
摂氏　82
接触感染予防策　244
摂食障害　149,152,155
説明と合意　39
積極的支援　202
先天奇形　166
先天性風疹症候群　164
先天免疫　223
専門職者　34,35

潜函病　95,144
潜水（夫）病　95,144
潜伏期　217
全身振動　89
前立腺がん　193,194,201
前立腺肥大　201
ソーシャルサポート　73
ソーシャル・ネットワーク　27,28
ソーシャルワーカー　149
措置入院　31,158
粗死亡率　267
双極性障害　153
早期新生児死亡　166,167
早期新生児死亡の実数　167
早期治療　15
早期発見　15,17
相対危険　253,257
総括安全衛生管理者　142
総合保健　9
騒音　86,164
騒音計　87
騒音性難聴　89,144
躁うつ病　153
臓器移植　40
尊厳死　40

【タ行】

タッチ・アンド・ゴー　124
タバコ　26
ダイオキシン　98,110
タンパク加水分解物　107
たんぱく質　54,166
多価不飽和脂肪酸（P）　48
多環芳香族炭化水素　116
多種化学物質過敏状態　99
多要因説　254
大気汚染　96,118
大気組成　94
大量飲酒者　161
体温調節　83
体格指数　45
体力　13
対人関係網　27,28

対年（/年，/year）　251
耐容上限量　53
胎児　93,110
胎児性アルコール症候群　164
胎児性水俣病　122
胎内被曝　93
退行　156
大腸がん　60,193,195
大腸菌　212,230
大脳機能　148
第一次医療　36
第一次ベビーブーム期　262,263
第一次予防　15,16,149
第10回国際疾病分類　152
第三次医療　36
第三次予防　16,17,149
第二次医療　36
第二次ベビーブーム期　262,263
第二次予防　15,17,149
単極性障害　153
単調作業　139
炭水化物　54
団塊の世代　263
チーム・アプローチ　160
チェルノブイリ事故　92
地域保健法　8,9,29
地球温暖化　95,128
治癒率　195,251
知的障害　153
致死率　261,277
致命率　277
蓄積　106,126
窒素　95
窒素固定　95
窒素酸化物　97,132
腟トリコモナス　210
中間施設　160
中性子線　90
中性脂肪　72
朝食欠食　45
超高齢社会　265
超低比重リポ蛋白コレステロール　72
腸炎ビブリオ　66,217
腸炎ビブリオ食中毒　66

腸管出血性大腸菌食中毒 67
調整 80
調整力 192
聴覚 86,87
聴感補正回路 87
沈黙の春 109
追跡調査 257
通院医療 158
通院者率 191
通勤時間 141
痛風 59
坪井次郎 5
テトラクロロエチレン 98,99
ディーゼルエンジン排気粒子 96
ディーゼル排気粒子 117
デイ・ケア医療 159
ディスポーザブル 241
ディルドリン 108
デポジット制 113
てんかん 151
低周波音 90
低比重リポ蛋白コレステロール 72
適応 80
適応障害 152,154
適正体重 45
適中度 20
鉄 54,166
鉄道騒音 124
天然添加物 61
伝染病予防法 6,7
電磁波 90
電離放射線 90
トキソイドワクチン 224
トラホーム予防法 6,7
トランス脂肪酸 107
トリエチル鉛 112
トリクロロエチレン 98
トリコスポロン 116
トリハロメタン 103
トリブチルスズ 112
トルエン 98
トレーサビリティ 71
土壌汚染 123
痘そうウイルス 216

等価騒音レベル 87
統合失調症 150,152
糖尿病 45,58,72,74,190,198
動機づけ支援 202
動物性自然毒 69
動脈硬化 48,58,196,198
特異的予防 16
特異度 20
特殊健康診断 143
特定悪臭物質 125
特定健康診断 202
特定保健指導 202
特定保健用食品 50
特別管理廃棄物 113,247
毒性試験 63,106
鳥飼病 116

ナ行

ナトリウム 55,58
慣れ 81
内因性精神障害 151
内部環境 78
内分泌撹乱化学物質 126
鉛 112
鉛脳症 112
難病対策 206
ニート 149
ニコチン 26
二酸化炭素 95,130
二次感染 64
二次予防 199
二重胎児 111
二類感染症 220
21世紀における国民健康づくり運動 43,55
日本国憲法 28
日本人の食事摂取基準 48,52
日本脳炎ウイルス 215
肉食文化 133
日常生活動作 73
入院医療 157
乳がん 193
乳化安定剤 61
乳化剤 61
乳児健診 168

乳児・1歳6か月児・3歳児の健康診査 168
乳児死亡 167
乳児死亡率 7,167,253,278
乳幼児 166
乳幼児突然死症候群 166,167
乳幼児保健 166,168
任意入院 158
妊産婦死亡 165
妊産婦死亡率 165,253,278
妊産婦保健 165
認知症 154,192
寝たきり老人 192
熱線 93
熱帯雨林 130,133
熱中症 144
熱中性温域 83
年少人口 265
年齢3区分 265
年齢調整死亡率 194,268
年齢別死亡率 268
年齢別出生率 261,266
ノロウイルス 216
能動免疫 223
能力障害 13,14
脳血管疾患 199,270
脳死 40
脳卒中 48,58,199
農夫肺 116
農薬 70
農薬安全使用基準 70
農薬取締法 70

ハ行

ハウスダスト 100,116,240
ハエ 222
ハマダラカ 211
ハンター・ラッセル症候群 119
バイアス 258
パスツール 3,4
パブリックヘルス 1
パラジクロロベンゼン 98

パラチオン　108
パリ協定　130,131
はしか　199
はり師　34
破傷風菌　197
肺炎球菌　196
肺がん　27,59,193
肺気腫　27
肺吸虫　57
肺結核　213
胚死　93
配偶者　27
廃棄物　32,113,246
白癬菌　210
白内障　94,128
曝露要因　256
発がん　48
発症率　190
発生率　251
晩婚化　169
ヒポクラテス　2,3,208
ヒポクラテス全集　249
ビグアナイド系消毒剤　236
ビタミン　47,51,166
ビタミン類　54,55,61
ビタミンA　54,55
ビタミンB₁　55
ビタミンB₂　55
ビタミンC　55,61
ビタミンD　54,55
ビタミンE　54,55
ビタミンK　54
ビル用水法　124
引きこもり　149
皮膚がん　128,194
肥大　73
肥満　45,57,59,72,74,198
肥満傾向　196
肥満傾向児　45
肥満の判定　45
非電離放射線　90
非ふるえ熱産生　83
砒素粉乳事件　70
飛沫感染　213,219
飛沫感染予防策　244
疲労感　140

疲労症状　140
被保険者　37
被用者保険　37
微生物　207
必須アミノ酸　54
百日咳菌　213
日和見感染症　210
標準予防策　243
病因　254
病院　36
病気　12,15
病原微生物　4,229
敏感度　20
フェノール　235
フラン　109
フロン　128
ブドウ球菌　67,210,217,230
ブドウ球菌食中毒　67
プール熱　214
プライマリヘルスケア　6,9
プリン体　59
フレイル　46
ふぐ中毒　69
不登校　149,159
浮遊物質量　122
浮遊粒子状物質　97
風疹（しん）　164,225
風疹ウイルス　215
副菜　46
副流煙　26
福祉事務所　160
福島第一原発事故　92
物質循環　79
物的環境要因　138
物理化学的環境要因　254
物理的環境要因　138
分析疫学　253,255,256
文化的適応　80
ヘプタクロル　108
ヘルスプロモーション　6
ヘルペスウイルス　214
ベーチェット病　206
ベクレル　91
ベロ毒素　67,212
ペスト　3,4
ペッテンコーフェル　3,4,5

ペニシリン　3
ヘルスツーリズム　134
平均寿命　7,272
平均余命　272
ホメオスタシス　78
ホルマリンガス　237
ホルムアルデヒド　98,237,241
ボツリヌス菌　68,213
ボツリヌス菌食中毒　68
ポストハーベスト農薬　104
ポビドンヨード　234,237
ポリ塩化ビフェニール　164
ポリオ　215,225
ポリオウイルス　215
保因者　254
保菌者　218
保健学習　177
保健管理　176,179
保健機能食品制度　50
保健教育　176,179
保健師　30
保健指導　178
保健所　6,29,30,155,160
保健所法　9
保健統計　259,260,261
保健婦（師）　35
保険者　37
保存　230
母子愛育班　168
母子及び寡婦福祉法　163
母子健康センター　32,168
母子健康対策　163
母子健康手帳　164,168
母子健康法　163
母子保健　163,168,170
母子保健活動　168
母子保健推進員　164,168
母子保健法　164,168,172
母集団　252
母体保護　169
母体保護法　169
包括医療　9
放射線　90,164
放射線障害　93,144

放射線滅菌法 232
法律 33
飽食 49
飽和脂肪酸 42
飽和脂肪酸（S） 48
防かび剤 61
防腐 230
膀胱がん 194
膨張剤 61
本態性環境非寛容症 99

マ行

マイクロ波 94
マイクロメートル 230
マッチド－ペア 256
マラリア 211
麻しん 225
麻疹ウイルス 215
麻薬及び向精神薬取締法 154
前向き調査 257
慢性気管支炎 27
慢性疾患 51,58,155
ミアズマ説 208
ミネラル 46,50
未熟児出生割合 164
水俣病 119
6つの基礎食品 46
無機物 80
無作用量 62
無酸素運動 74
無毒性量 62
メタボリック症候群 22, 202
メタン 97,130
メチシリン耐性黄色ブドウ球菌 212
メチル水銀 111,122
メディカルチェック 76
メンタルヘルス 74
目安量 53
滅菌 230
免疫 222
免疫作用 223
モデル人口 269
モントリオール議定書 128

もんじゅナトリウム漏えい事故 92
目標量 53
森林太郎（鷗外） 5

ヤ行

やせ 46
薬剤師 30,35
薬物依存 149,154
薬物乱用 154
薬物療法 153
輸入農産物 104
有機塩素系化合物 109
有機鉛 112
有機金属系化合物 111
有機スズ 112
有機水銀 111
有機物 80
有機溶剤中毒 144
有機リン系農薬 108
有酸素運動 72,74
有訴者率 191,261,275
有病率 251
遊離脂肪酸 72
ヨードチンキ 237
予防医学 250
予防接種 224
幼児 166
溶存酸素量 122
腰痛 72,144
養生訓 5
四日市喘息 118
四類感染症 220

ラ行

ライフサイクルアセスメント 134
ライノウイルス 215
ライフスタイル 23,45, 191,196
乱用 25
リケッチア 209,211
リサイクル 113,114
リスク 48,250
リスク・ファクター 194
リターナブル容器 114

リハビリテーション 149, 158,159,199
りん（淋）菌 212
理学療法士 34
罹患率 74,251
流行性耳下腺炎 217
粒子状汚染物質 100
粒子線 90
硫酸ミスト 97
料理 43
倫理 38,39,40
臨床検査技師 35
ルーの法則 73
累積罹患率 251,252
レーザー光線 94
レジオネラ 115,240
レジスタンストレーニング 73
レセプト 37
レトルト食品 60
連鎖球菌 212
老化 192,193
老人 191
老人医療 37
老人福祉センター 32
老人福祉法 202
老人保健法（→高齢者医療確保法） 7,195,202
老人保健法（→高齢者医療確保法）による医療 37
老年人口 265
老年人口割合 265
労働安全衛生行政 22
労働安全衛生法 137,142, 145
労働環境 138,139
労働基準法 6,163
労働災害 137,141,142
労働者災害補償保険法 138

ワ行

ワクチン 224
ワクチン接種 223
ワシントン条約 133

【著者略歴】

浜崎 景
- 1971 年　東京都に生まれる
- 1996 年　三重大学医学部医学科卒業
- 1996 年　三重大学医学部附属病院第 3 内科
- 1997 年　国立津病院内科
- 1998 年　三重県立総合医療センター内科
- 2004 年　富山医科薬科大学大学院博士課程修了
- 2004 年　富山医科薬科大学研究員　和漢研究所
- 2006 年　アメリカ国立衛生研究所博士研究員
- 2008 年　富山大学研究員　和漢医薬学総合研究所
- 2008 年　富山大学助教　医学部公衆衛生学講座
- 2013 年　富山大学准教授　医学部公衆衛生学講座
- 2021 年　群馬大学大学院教授　医学系研究科公衆衛生学分野

姫野 誠一郎
- 1955 年　佐賀県に生まれる
- 1980 年　東京大学医学部保健学科卒業
- 1982 年　東京大学大学院医学系研究科保健学専攻修士課程修了
- 1985 年　東京大学大学院医学系研究科保健学専攻博士課程単位取得退学
- 1985 年　北里大学助手　薬学部公衆衛生学教室
- 1993〜1994 年　ヴァンダービルト大学医学部客員研究員
- 1995 年　北里大学講師　薬学部公衆衛生学教室
- 1996 年　北里大学助教授　薬学部公衆衛生学教室
- 1996 年　東京大学非常勤講師　医学部人類生態学教室
- 2003 年　徳島文理大学教授　薬学部衛生化学教室
- 2011 年　日本学術会議連携会員　毒性学分科会
- 2019 年　内閣府食品安全委員会専門委員　汚染物質等専門調査会
- 2020 年　昭和大学客員教授　薬学部社会健康薬学講座衛生薬学部門

出嶋 靖志
- 1961 年　大阪府に生まれる
- 1986 年　東京大学医学部保健学科卒業
- 1988 年　東京大学大学院医学系研究科保健学専攻修士課程修了
- 1990〜1991 年　ボリビア人類生態学調査に従事
- 1991 年　東京大学大学院医学系研究科保健学専攻博士課程単位取得退学
- 1991〜1995 年　杏林大学助手　保健学部保健学科人類生態学教室
- 1995〜2002 年　杏林大学講師　保健学部保健学科人類生態学教室
- 2002〜2007 年　杏林大学助教授　保健学部保健学科人類生態学教室
- 2004〜2007 年　杏林大学大学院助教授　国際協力研究科
- 2007〜2009 年　杏林大学准教授　保健学部環境保健学・人類生態学教室
  杏林大学大学院准教授　国際協力研究科, 保健学研究科
- 2009〜2015 年　杏林大学教授　外国語学部
  杏林大学大学院教授　国際協力研究科, 保健学研究科
- 2015 年〜　杏林大学教授　保健学部
  杏林大学大学院教授　保健学研究科, 国際協力研究科
- 2021 年〜　日本衛生学会認定　衛生学エキスパート

笹澤 吉明
- 1968 年　群馬県に生まれる
- 1991 年　群馬大学教育学部保健体育専攻卒業
- 1993 年　群馬大学大学院教育学研究科修士課程教科教育専攻（保健体育専修）修了
- 1997 年　群馬大学大学院医学系研究科博士課程社会医学系（公衆衛生学専攻）修了
- 1997 年　群馬大学助手　医学部公衆衛生学講座
- 2002 年〜　群馬大学学内講師　医学部公衆衛生学講座
- 2002 年　ミシガン大学客員研究員　公衆衛生学部疫学講座
- 2002 年　テキサス大学客員助教授　公衆衛生学部行動科学講座
- 2005 年　高崎健康福祉大学助教授　短期大学部児童福祉学科
- 2006 年〜　琉球大学准教授　教育学部生涯健康教育コース
- 2017 年　琉球大学准教授　教育学部保健体育専修

| 衛生学・公衆衛生学第2版 | ISBN 978-4-263-24169-1 |

1991年 5 月20日　第 1 版第 1 刷発行
2004年 1 月20日　第 1 版第14刷発行
2005年 3 月10日　第 2 版第 1 刷発行
2025年 1 月10日　第 2 版第21刷発行

編集　公益社団法人
　　　東洋療法学校協会

　　　浜　崎　　　景
著者　姫　野　誠一郎
　　　出　嶋　靖　志
　　　笹　澤　吉　明

発行者　白　石　泰　夫

発行所　医歯薬出版株式会社
〒113-8612　東京都文京区本駒込 1-7-10
TEL.(03)5395―7641(編集)・7616(販売)
FAX.(03)5395―7624(編集)・8563(販売)
https://www.ishiyaku.co.jp/
郵便振替番号 00190-5-13816

乱丁，落丁の際はお取り替えいたします．　　　　印刷・壮光舎印刷／製本・明光社
©Ishiyaku Publishers, Inc., 1991, 2005. Printed in Japan

本書の複製権・翻訳権・翻案権・上映権・譲渡権・貸与権・公衆送信権(送信可能化権を含む)・口述権は，医歯薬出版(株)が保有します．
本書を無断で複製する行為(コピー，スキャン，デジタルデータ化など)は，「私的使用のための複製」などの著作権法上の限られた例外を除き禁じられています．また私的使用に該当する場合であっても，請負業者等の第三者に依頼し上記の行為を行うことは違法となります．

JCOPY ＜出版者著作権管理機構 委託出版物＞
本書をコピーやスキャン等により複製される場合は，そのつど事前に出版者著作権管理機構(電話03-5244-5088,FAX 03-5244-5089,e-mail:info@jcopy.or.jp)の許諾を得てください．